Psychische Erkrankungen in der Bevölkerung

Forum der Psychiatrie

Herausgegeben von
Johann Glatzel, Helmut Krüger
und Christian Scharfetter

Neue Folge 19

Horst Dilling, Siegfried Weyerer, Rolf Castell

Psychische Erkrankungen in der Bevölkerung

Eine Felduntersuchung zur psychiatrischen Morbidität und zur Inanspruchnahme ärztlicher Institutionen in drei kleinstädtisch-ländlichen Gemeinden des Landkreises Traunstein/ Oberbayern

unter Mitarbeit von
K. Artner,
A.-M. Biener,
W. Bruder,
D. Feike,
W. Friedrich,
H. Hirsch,
R. Hirsch,
H. Kienle,
R. Kohl,
H. Lisson,
H. Martens,
M. Rhein,
D. Scheiner,
K.-H. Schweitzer
und J. Thaler

Ferdinand Enke Verlag Stuttgart 1984

Professor Dr. Horst Dilling

Klinik für Psychiatrie der
Medizinischen Hochschule Lübeck
Ratzeburger Allee 160
2400 Lübeck

Dr. Siegfried Weyerer

Psychiatrische Universitätsklinik
Nußbaumstr. 7
8000 München 2

Professor Dr. Rolf Castell

Kinderpoliklinik der Universität
Pettenkoferstr. 8a
8000 München 2

CIP-Kurztitelaufnahme der Deutschen Bibliothek

Psychische Erkrankungen in der Bevölkerung:
e. Feldunters. zur psychiatr. Morbidität u. zur Inanspruchnahme ärztl. Institutionen in 3 kleinstädt.-ländl. Gemeinden d. Landkreises Traunstein/Oberbayern / Horst Dilling . . . unter Mitarb. von K. Artner . . . – Stuttgart: Enke, 1984
(Forum der Psychiatrie; N.F., 19)
ISBN 3-432-93761-X

NE: Dilling, Horst [Mitverf.] ; GT

Satz: Composersatz Heinrich-Jung, 7120 Bietigheim-Bissingen
Druck: Betz-Druck GmbH, 6100 Darmstadt-Arheilgen

Geleitwort

„Producing an epidemiology of mental illness and health, therefore might well be medicine's prime goal of tomorrow" („Die Entwicklung einer Epidemiologie psychischer Störungen könnte das vordringlichste Ziel einer Medizin von morgen sein") hat *Tsung Lin*, damals Direktor der psychiatrischen Abteilung der Weltgesundheitsorganisation in Genf und selbst einer der bedeutendsten Epidemiologen seiner Zeit, 1963 geschrieben. Dieser Ausspruch ist fürs erste überraschend. Würde man heute nicht von der Kostenexplosion in der Medizin sprechen, der Überspezialisierung und Technisierung, den Massenkrankheiten, wie Krebs und Herzinfarkt, der Umweltverschmutzung, der Überbevölkerung, Überalterung usw.?

Was hat *Lin* damals gemeint? Ich habe ihn merkwürdigerweise nie gefragt. Aber aus der guten Kenntnis seiner Person und der damaligen Situation kann kein Zweifel sein, daß er vorausgesehen hat, daß in den nächsten Jahrzehnten immer wieder psychosoziale Störungen auftreten werden, und daß die Medizin oder genauer gesagt, die Psychiatrie, in ihrer derzeitigen Organisation auf Vorbeugung oder Heilung in diesem Umfang denkbar schlecht vorbereitet ist.

Es mag dies daran liegen, daß die Hauptursachen der Zunahme psychischer Krankheiten, die ja nicht Geisteskrankheiten im engeren Sinne betrifft, sondern vor allem psychogene und psychosomatische Reaktionen, auf gesellschaftliche Veränderungen zurückzuführen sind.

Das Tempo des Kulturwandels, Wertverfalls, der Informationsüberflutung, Passivierung, Unsicherheit und Angst sind wohl die wesentlichsten Faktoren. Die Mediziner werden nur dafür zuständig sein, entsprechende vorbeugende und therapeutische Maßnahmen vorzuschlagen oder gar durchzuführen.

Die Sozialpsychiater werden aber jene Gruppe sein müssen, die für die Politik die Warnzeichen setzen muß, wo, wie und in welchem Ausmaß alarmierende Zahlen von psychosozialen Störungen feststellbar sind – oder richtiger eine Untergruppe, die psychiatrischen Epidemiologen, sind dazu berufen. Das ist keine leichte Arbeit, mit der man rasch und spektakulär entweder berühmt oder gar reich wird. Die methodischen Schwierigkeiten in der Zusammenarbeit zwischen Medizin und den Sozialwissenschaften sind enorm, und es gibt viele Fallgruben beim wissenschaftlichen Arbeiten. Als einer, der relativ früh damit begonnen hat, über solche Probleme empirisch zu arbeiten und der als Gutachter der Deutschen Forschungsgemeinschaft die Arbeit der Autoren ein wenig begleiten durfte, kann ich sagen, daß hier vorbildlich sauber und realistisch gearbeitet wurde, und daß es ganz besonders verdienstvoll ist, daß ländliche Regionen untersucht wurden, die sonst wegen der spezifischen technischen Schwierigkeiten eher gemieden werden.

Lesbare, überzeugende Arbeiten, wie hier eine exemplarisch vorliegt, werden dazu helfen, auch Behandlungssysteme aufzubauen, die ökonomisch tragbar, und Vorbeugungsmaßnahmen zu entwickeln, die sinnvoll sind.

Es ist mir eine echte Ehre und Freude, dieses Buch mit einigen Zeilen einbegleiten zu dürfen und ihm eine breite Leserschaft bei Medizinern, Sozialwissenschaftlern, Planern und vor allem auch Politikern und Menschen, die sich für brennende Zeitfragen interessieren, zu wünschen.

Wien, Dezember 1983 *Hans Strotzka*

Vorwort

Die vorliegende Untersuchung entstand, gefördert durch die Deutsche Forschungsgemeinschaft im Rahmen des Sonderforschungsbereichs 116, Psychiatrische Epidemiologie, an der Universität Mannheim, als die dritte in einer Serie von epidemiologischen Untersuchungen im südöstlichen Oberbayern. In einer ersten Studie, 1970/71 beginnend, wurde die administrative Prävalenz in psychiatrischen Einrichtungen, vor allem bei niedergelassenen Nervenärzten und in den psychiatrischen Krankenhäusern untersucht (*Dilling* und *Weyerer* 1978). In der folgenden Studie interessierte uns die Häufigkeit psychischer Störungen in den Praxen praktischer Ärzte und Allgemeinärzte (*Dilling, Weyerer, Enders* 1978). Von Anfang an allerdings war unser Augenmerk auf die psychiatrische Morbidität in der Bevölkerung selbst gerichtet, eine Untersuchung, die wir nach den genannten quasi vorbereitenden 1975 bis 1978 durchführen konnten. Beteiligt an dieser Studie waren Mitarbeiter der Psychiatrischen Klinik der Universität München (Direktor: Prof. Dr. *H. Hippius*) sowie an einer zusätzlichen Untersuchung an Kindern und Jugendlichen Mitarbeiter der Kinderpoliklinik der Universität München (Direktor: Prof. Dr. *H. Spieß*). Waren bereits umfangreiche vorbereitende Arbeiten notwendig, so war die Sammlung und Auswertung der Ergebnisse noch zeitaufwendiger, so daß der abschließende Bericht erst jetzt vorgelegt werden kann.

Es sei an dieser Stelle den Kollegen im Sonderforschungsbereich, besonders auch den beiden Sprechern, Herrn Prof. Dr. Dr. *H. Häfner* und Herrn Prof. Dr. Dr. *M. Schmidt* für die jahrelange Zusammenarbeit herzlich gedankt, sowie Herrn Dr. *G. Moschel* für seine nie versagende organisatorische Hilfe und Herrn Prof. Dr. *B. Cooper* für die immer wieder geleistete Beratung bei epidemiologischen Problemen. In München haben wir zahlreichen, hier nicht genannten Helfern bei der Untersuchung zu danken, besonders aber den Direktoren der beteiligten Kliniken, Herrn Prof. Dr. *H. Hippius* und Herrn Prof. Dr. *H. Spieß* für ihr Engagement bei unserem Vorhaben. Herrn Prof. Dr. *D. v. Zerssen* danken wir für die Beratung bezüglich Anwendung der Beschwerdenlisten, Herrn Prof. Dr. *W. Feuerlein* für die Überlassung einiger wichtiger Fragen zur Feststellung des Alkoholismus. Ohne die wohlwollende Unterstützung durch das Bayerische Innenministerium und die Regierung von Oberbayern, die Gesundheitsämter, den Landrat von Traunstein, die Bürgermeister der beteiligten Gemeinden, die örtliche Presse, den Ärztlichen Kreisverband des Landkreises Traunstein, sowie ganz besonders die in den Untersuchungsgemeinden niedergelassenen Kollegen, wäre diese Arbeit nicht möglich gewesen. Ihnen allen sei unser herzlicher Dank ausgesprochen.

Derzeit werden von einem der Autoren (*S. Weyerer*) gemeinsam mit *M. Fichter* und Mitarbeitern der Psychiatrischen Klinik der Universität München, die im Rahmen dieser Studie interviewten Personen nach einem Zeitraum von 5 Jahren nachuntersucht. Daß es möglich ist, wiederum im Rahmen des SFB 116, eine derartige Folgestudie durchzuführen, erhöht den Wert der hier vorgelegten Befunde, von denen wir hoffen, daß sie bei Planungen zu einer Verbesserung der psychiatrischen Versorgung der Bevölkerung nützlich sein können.

H. Dilling *S. Weyerer* *R. Castell*

Inhalt

Teil I

Psychische Erkrankungen in der Bevölkerung bei Erwachsenen und Jugendlichen

H. Dilling, S. Weyerer

1 Einleitung

In den letzten Jahren ist in der Bundesrepublik Deutschland ein wachsendes Interesse an der Psychiatrie im allgemeinen und sozialpsychiatrischen Fragestellungen im besonderen festzustellen. Ein Beleg dafür ist die 1975 erschienene „Enquête zur Lage der Psychiatrie", in der zahlreiche Vorschläge zur Verbesserung der psychiatrischen Versorgung gemacht werden. Im Vergleich zu England, Skandinavien und den Vereinigten Staaten gehen die Reformbestrebungen hierzulande in geringerem Maße mit empirischen Untersuchungen einher, aufgrund derer die Neuerungen zu beurteilen und möglicherweise zu modifizieren wären. Dieses betrifft zum einen die epidemiologische Forschung auf dem Gebiet der ambulanten psychiatrischen und der allgemeinärztlichen Versorgung, der bedingt durch die Entwicklung neuer psychopharmakologischer und sozialtherapeutischer Behandlungsangebote eine große Bedeutung in der Betreuung psychisch Kranker zukommt. Vor allem aber fehlen Untersuchungen über psychische Erkrankungen in der Allgemeinbevölkerung. In Deutschland waren seit den Untersuchungen von *Brugger* (1931, 1933, 1937) aus den 30er Jahren keine psychiatrischen Feldstudien mehr durchgeführt worden.

Ursprünglich befaßte sich die Epidemiologie, und davon leitet sich ihr Wortsinn ab, mit Epidemien, die durch Infektionskrankheiten wie Cholera und Typhus verursacht wurden. So untersuchten im vorigen Jahrhundert in England *Chadwick* (1842) und später *Snow* (1855), in Deutschland *Pettenkofer* (1855) und *Lübstorff* (1862) den Zusammenhang zwischen Choleramortalität und Abwasserbeseitigung. Die dabei gewonnenen Erkenntnisse boten eine Grundlage für die präventive Bekämpfung der Cholera zu einer Zeit, als der erst viel später von Robert Koch entdeckte Erreger noch unbekannt war. Etwa zur selben Zeit führte *Rudolf Virchow* (1852) eine Untersuchung über den Zusammenhang zwischen Armut und Hungersnot und dem epidemischen Auftreten von Typhus in Oberschlesien durch.

Im Laufe der letzten hundert Jahre weitete sich der Gegenstandsbereich der Epidemiologie auf das gesamte Spektrum somatischer und psychischer Krankheiten wie auch verschiedener Formen des abweichenden Verhaltens aus. *Cooper* und *Morgan* (1977) erwähnen als erste psychiatrische Feldstudie eine norwegische Untersuchung, die bereits 1835 anläßlich einer allgemeinen Volkszählung durchgeführt wurde. Die Geisteskrankheiten wurden von Gemeindebeamten, Pfarrern und Lehrern registriert, was hinsichtlich der Fallidentifikation und diagnostischen Zuordnung sicherlich als problematisch angesehen werden kann. Aus der sehr niedrigen Prävalenzrate von 2,65 ‰ in städtischen Gebieten und 3,03 ‰ in ländlichen Regionen geht hervor, daß offensichtlich nur schwere psychische Störungen einbezogen wurden. Auch eine Reihe von epidemiologischen Studien, die von *Esquirol* (1838) zitiert werden, gehen von Raten in der zitierten Höhe aus. Es sei auch an die von *Eschenburg* (1855) in Lübeck durchgeführte Studie erinnert, die hospitalisierte und nicht hospitalisierte psychisch Kranke 1855 erfaßte: auch sein Ergebnis lag bei 3,00‰. Freilich wurden alle diese Untersuchungen von den damaligen Autoren noch nicht der Epidemiologie zugerechnet, auch wenn wir sie heute als Vorläufer unserer Studien ansehen.

Eine der ersten Untersuchungen dieses Jahrhunderts im deutschsprachigen Raum behandelt den Einfluß der sozialen Lage auf Nerven- und Geisteskrankheiten (*Voss* 1913). Neben einer Geisteskrankenzählung in Thüringen (1931) und im Allgäu (1933) hat *Brugger* (1937) auch eine Feldstudie im Landkreis Rosenheim durchgeführt, nur unweit von unserem Untersuchungsgebiet entfernt. Er hat den Zusammenhang zwischen demographischen und psychiatrischen Variablen vor allem mit der Absicht untersucht, genetische Einflüsse auf psychische Störungen zu bestimmen. Damals lag die psychiatrische Morbidität mit 3,5% ebenso wie in zahlreichen anderen früheren Studien in Nordeuropa (1,3% *Kaila* 1942; 9,0% *Mayer-Gross* 1948; 4,2% *Strömgren* 1950), in Nordamerika (1,9% *Rosanoff* 1917; 6,9% *Roth* und *Luton* 1943) und Asien (0,8% *Uchimara* et al. 1940; 2,7% *Akimoto* et al. 1942) viel niedriger als in einer großen Anzahl von Feldstudien, die seit 1950 durchgeführt wurden (Abb. 1).

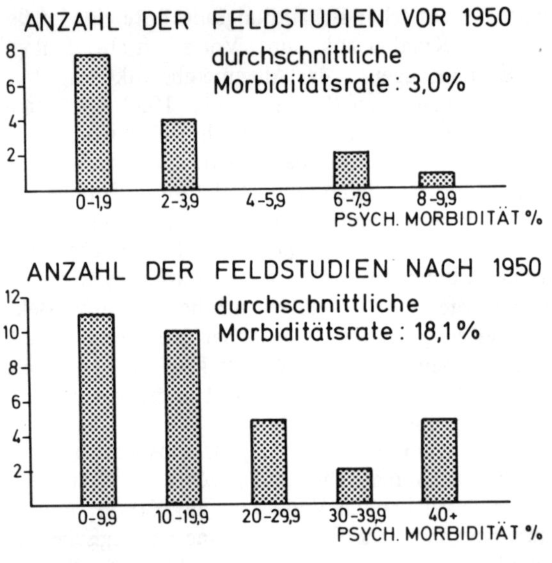

Abb. 1 Häufigkeit psychischer Störungen anhand von Feldstudien in Nordamerika, Europa, Asien und Afrika (nach *B.P. Dohrenwend, B.S. Dohrenwend*: Social Status and Psychological Disorders: A Causal Inquiry. J. Wiley and Sons, New York-London-Sydney-Toronto 1969)

Die durchschnittliche Morbiditätsrate lag in den nach 1950 durchgeführten Feldstudien mit 18,1% etwa sechsmal so hoch wie in den Studien vor 1950 (3,0%). Die Häufigkeitsraten psychischer Störungen in den früheren Untersuchungen sind zum Teil sogar noch niedriger als die Jahresprävalenz ambulant oder stationär psychiatrisch behandelter Patienten von etwa 2%, wie sie seit den 60er Jahren zumeist mit Hilfe sogenannter Fallregister ermittelt wurde (Tab. 1).

Die Entwicklung, die dahin tendiert, psychische Erkrankungen umfassender als früher aufzufassen, spiegelt sich auch in der Terminologie wider. Noch in den Dreißiger Jahren sprach *Brugger* (1931) von Geisteskrankenzählung und meinte damit im wesentlichen Psychosen im Sinne der Definition von *Jaspers* (1913). Erst die globalere Bezeichnung „psychisch Kranke" beinhaltet auch die große Anzahl von Personen mit psychogenen Erkrankungen, die die Morbiditätsraten in den neuen Studien entscheidend bestimmen. Die im Vergleich zu früher heute viel

Tabelle 1 Raten der Behandlungsprävalenz für über 15jährige (die Raten aus USA, Schottland und England, zitiert nach *Wing* et al. 1967).

Autor	Ort	Jahr	Prävalenz (‰)
Bahn et al.	Baltimore (USA)	1961/62	19,98
Baldwin	Aberdeen/Schottland	1963/65	17,75
Macmillan	Nottingham/England	1967	19,64
Wing et al.	Camberwell/England	1965	20,51
Dilling und *Weyerer*	Oberbayern	1971	18,50

höheren Morbiditätsziffern geben sicherlich nicht die tatsächlichen Unterschiede in der Erkrankungshäufigkeit wieder. Sie sind vielmehr im Zusammenhang mit der unterschiedlichen Wahrnehmung psychischer Störungen, dem inzwischen höheren Wissensstand und den verbesserten diagnostischen und therapeutischen Möglichkeiten zu sehen. Auf entsprechende Literaturübersichten von *Brock* und *Leist* (1970/1), *Jablensky* und *Hugler* (1982), *Lauter* (1974), *Lauter* (1977) und *Katschnig* und *Strotzka* (1977) sei in diesem Zusammenhang hingewiesen.

Die zum Teil erheblichen Diskrepanzen zwischen verschiedenen Studien sind besonders durch die unterschiedlichen Kriterien der Fallidentifikation bedingt. In den meisten neueren Untersuchungen wurden psychische Krankheiten mit Hilfe ein- oder mehrdimensionaler, vom Beurteiler unabhängiger Skalen, etwa der 22-Item Mental Health Scale von *Langner* (1962) erfaßt. Je nachdem wie der Cut-off des Gesamtscores gewählt wurde, kam man zu verschiedenen Klassifikationen psychischer Beeinträchtigung. *Häfner* (1978) weist zu Recht darauf hin, daß diese Skalen für sich allein genommen nur einen geringen praktischen Wert haben, „weil ihr Bezug zu den klinischen Kategorien bzw. zu den bekannten Krankheiten problematisch bleibt". Eine diagnostische Beurteilung und Aussagen über Prognose, Therapie und Prävention sind im Rahmen einer Feldstudie nur möglich, wenn die Erhebung durch psychiatrisch geschulte Interviewer durchgeführt wird. Im Rahmen von Feldstudien ist dies aber eher die Ausnahme (*Essen-Möller* 1956; *Hagnell* 1966; *Lehtinen* 1975). Das hat nicht zuletzt seine Ursache darin, daß diese sowohl in der Vorbereitungsphase (Interviewerschulung, Reliabilitätsbestimmung) als auch was die Anzahl der untersuchten Probanden betrifft, sehr aufwendig sind, vor allem wenn Aussagen über relativ seltene Erkrankungen gemacht werden sollen. Selbst wenn ein psychiatrisch geschulter Interviewer die Felderhebung durchführt, so bleibt dennoch das Hauptproblem epidemiologischer Untersuchungen, die Fallidentifikation, welche im Rahmen einer Bevölkerungsuntersuchung ungleich schwieriger ist, als bei Patienten, die in Institutionen behandelt werden.

Hier liegen in der Regel „sorgfältige anamnestische Angaben, auch Fremdanamnesen vor, so daß man nicht nur auf die Angaben des Patienten angewiesen ist; man hat die Möglichkeit, den Patienten über längere Zeiträume hinweg zu beobachten, man kann seine Reaktionen auf verschiedene Situationen und Therapieformen erkennen" (*Schwoon* und *Pflanz* 1974). Wenngleich diese Vorteile in einer Feldstudie nicht gegeben sind, so stellt sie doch die einzige Möglichkeit zur Bestimmung der tatsächlichen Häufigkeit psychischer Störungen (true prevalence) dar. Zwischen administrativen Studien und Feldstudien ist der unterschiedliche soziale Kontext zu berücksichtigen, in dem der psychiatrische Befund erhoben wird. Während Patienten in Behandlungsinstitutionen in der Regel von sich aus therapeutische Hilfe suchen und erwarten, also grundsätzlich bereit sind, über ihre Anamnese und gegenwärtige Beschwerden zu sprechen, erlebt man die Probanden in einer Feldstudie in ihrer Alltagssituation, möglicherweise unwillig, über ihr psychisches und körperliches Befinden Auskunft zu geben. Diesen Einfluß auf die Datengewinnung hat *Phillips* (1974) diskutiert, und er stellt die Frage, inwieweit Leute bereit sind, in einer Interviewsituation über ihre Schwierigkeiten zu berichten. Wie die Erfahrungen beispielsweise von *Hagnell* (1966) gezeigt haben, ist die Bereitschaft, über emotional belastende Probleme zu sprechen, um so größer, je natürlicher und angenehmer die Interviewsituation für den Probanden ist. „Such a relationship was equally important to enable me to judge personality, even superficially. The right atmosphere was achieved largely by avoiding rigid questioning and by depending on the interview-technic and experiences familiar to me as a clinical psychiatrist". Obwohl der Wert dieses Vorgehens außer Frage steht, ergibt sich die Schwierigkeit, daß auf diese Weise gewonnene Informationen intersubjektiv nur schwer nachgeprüft werden können. Aus diesem Problem resultiert das Bemühen zur Entwicklung von standardisierten Erhebungsverfahren (*Wing* et al. 1974; *Goldberg* et al. 1970), in denen sowohl nach psychischen Beschwerden gefragt wird, als auch bestimmte Verhaltensweisen oder beobachtbare Symptome systematisch beurteilt werden.

2 Forschungsplan und Methodik

2.1 Hauptziele der Untersuchung

In der vorliegenden Feldstudie gehen wir von der Tatsache aus, daß die in psychiatrischen Diensten behandelten Patienten nur einen Teil der in der Allgemeinbevölkerung an psychischen Störungen leidenden Personen darstellen. Die Hauptziele der Untersuchung lassen sich in drei Bereiche gliedern:

Im *ersten Teil* sollen Fragen der psychiatrischen Fallidentifikation untersucht und diskutiert werden. Als Untersuchungsinstrumente werden das *Goldberg*-Interview und die Beschwerdenliste nach *von Zerssen* angewendet.

Der *zweite Teil* bezieht sich auf die Ermittlung der „wahren Prävalenz" psychischer Störungen. Die Morbiditätsraten werden nach Art und Schweregrad der psychiatrischen Diagnosen bzw. Symptome differenziert und für verschiedene soziodemographische Populationen bestimmt. Es wird also versucht, Risikogruppen in der Bevölkerung zu identifizieren. Weiterhin soll die Hypothese geprüft werden, inwieweit Unterschiede hinsichtlich der wahren Prävalenz psychischer Störungen in unterschiedlich strukturierten Gemeinden bestehen.

Der *dritte Teil* der Untersuchung betrifft die Inanspruchnahme medizinischer Einrichtungen. Es soll bestimmt werden, a) die Anzahl der in einem bestimmten Zeitraum wegen psychischer Erkrankungen vom Hausarzt und/oder Facharzt behandelten Personen, b) das Überweisungsverhalten der Hausärzte bei Patienten mit erkannten psychischen Störungen, c) die Anzahl der Personen, deren psychische Erkrankung vom Hausarzt nicht erkannt wird, d. h. es soll ein Vergleich der Morbiditätsraten von Hausarzt und Interviewer stattfinden. Aufgrund dieser Ergebnisse, die wiederum für verschiedene demographische bzw. soziale Gruppen dargestellt werden, sollen selektive Faktoren der Inanspruchnahme ärztlicher Dienste eruiert werden; außerdem sind Vergleiche mit administrativen Prävalenzstudien möglich.

Zur Erreichung dieser Ziele sollen nach Durchführung einer vorbereitenden Pilotstudie etwa 1 500 jugendliche und erwachsene Bewohner einer ländlich-kleinstädtischen Region mit Hilfe eines strukturierten Interviews psychiatrisch untersucht werden. Daran anschließend sollen die Hausärzte der Probanden befragt werden und die eigenen Befunde mit denen der praktischen Ärzte bzw. Allgemeinärzte verglichen werden. Verbunden mit der gesamten Untersuchung ist eine Prüfung der Reliabilität der im Interview verwendeten Instrumente und ihrer Zuverlässigkeit bei der Fallidentifikation.

2.2 Das Erhebungsinstrument

2.2.1 Das psychiatrische Interview

2.2.1.1 Allgemeine Beschreibung

Das Hauptinstrument der Untersuchung stellt das psychiatrische Interview dar, das sich in folgende Abschnitte gliedert:

a) soziodemographische Charakterisierung
b) freies klinisches Interview

c) Interview nach *Goldberg* et al. (1970)
d) Fragen zum Alkoholismus
e) Beschwerdenlisten nach *von Zerssen* (1976)
f) Krankheitsverhalten unter besonderer Berücksichtigung der Inanspruchnahme medizinischer und psychosozialer Einrichtungen
g) Fragen zur Wohn-, Arbeits- und Freizeitsituation
h) Beurteilung durch den Interviewer
– Verläßlichkeit der sozialen und klinischen Angaben
– psychiatrische Diagnose (ICD) nach Schweregrad, Behandlungsbedürftigkeit, Krankheitsdauer, Krankheitseinsicht und Prognose
– somatische Diagnose (ICD) nach Schweregrad
– Bericht über jeden Probanden (im Sinne eines Arztbriefes bzw. einer Epikrise), gegliedert nach Kindheit und sozialer Entwicklung, früheren Erkrankungen, jetzigen Beschwerden, Gesprächssituation, Befund sowie psychiatrischer und somatischer Diagnose.

Die schwierigste Aufgabe in einer psychiatrisch-epidemiologischen Feldstudie besteht in der Fallidentifikation. Dabei muß neben der besonderen Interviewsituation berücksichtigt werden, daß das klinische Interview auch für Personen akzeptabel sein muß, die sich nicht als psychisch krank oder auffällig ansehen. Es soll möglichst zeitökonomisch sein, so daß zahlreiche Personen untersucht werden können. Das Interview soll Informationen über psychiatrische Symptome und Krankheitszeichen liefern und eine diagnostische Bestimmung ermöglichen. Dabei soll es auf die psychischen Störungen zugeschnitten sein, auf die man bei epidemiologischen Erhebungen besonders häufig trifft; es muß darum vor allem den Bereich neurotischer und psychosomatischer Störungen berücksichtigen. Des weiteren soll das Interview zwischen verschiedenen Schweregraden psychischer Störungen differenzieren und möglichst reliable klinische Beurteilungen ermöglichen, die von verschiedenen psychiatrisch geschulten Interviewern reproduziert werden können.

Die genannten Kriterien werden von dem von *Goldberg* und Mitarbeitern (1970) am Institute of Psychiatry in London entwickelten halbstrukturierten Interview in beträchtlichem Maße erfüllt. Da das *Goldberg*-Interview bereits in England erfolgreich angewendet wurde, und auch im deutschsprachigen Raum (*Zintl-Wiegand* et al. 1978, *Dilling* et al. 1978) entsprechende Ergebnisse aus Untersuchungen in Allgemeinpraxen vorliegen, entschieden wir uns für dieses Instrument. Es bildet eine Kombination von einem freien Interview zur Erhebung der Anamnese und einem strukturierten Interview zur Erfassung bestimmter Beschwerden und Symptome.

a) Es wird im Rahmen eines freien Interviews eine Anamnese des derzeitigen Krankheitszustandes erhoben; dabei soll ein guter Kontakt zwischen Forschungspsychiater und Proband hergestellt werden.

b) Es werden die in den letzten 7 Tagen aufgetretenen Beschwerden aufgezeichnet und jedes Symptom anhand einer 5-stufigen Rating Skala beurteilt. Die Skala reicht von 0 (Symptom nicht vorhanden) bis 4 (Symptom häufig und stark vorhanden). Zur Erfassung dieser Symptome werden die Angaben der Probanden zugrundegelegt: körperliche Symptome, Hypochondrie, Müdigkeit, Schlafstörungen, Hypnotika-Gebrauch, Reizbarkeit, Konzentrationsmangel, Depression, depressive Gedanken, Angst, Phobie, Zwang und Depersonalisation.

c) Während des Interviews bemerkte Auffälligkeiten des Verhaltens, der Stimmung, der Wahrnehmung und des Denkens werden wiederum auf 5-stufigen Skalen eingeschätzt: langsam, abwehrend, demonstrativ, depressiv, ängstlich, gehoben, affektiv verflacht, Wahn, Halluzinationen und gestörte Intelligenz.

d) Als Möglichkeit zur Fallidentifikation wird ein Summenscore gebildet, wobei die subjektiven Symptome einfach, bemerkte Auffälligkeiten doppelt gewichtet werden.

e) Alle wichtigen Punkte zur Familien- und Sozialanamnese werden notiert.

f) Jeder Fall wird in einem freien, nach einigen Hauptpunkten gegliederten Bericht zusammengefaßt. Für Vergleichszwecke werden Haupt- und Nebendiagnose nach dem internationalen Diagnosenschlüssel psychiatrischer Krankheiten (ICD, 8. Revision, *Degkwitz* et al. 1975) gestellt und der klinische Schweregrad auf einer 5-stufigen Skala beurteilt:

0 = keine Beeinträchtigung
1 = leichte Beeinträchtigung, keine medizinische Intervention notwendig
2 = mäßige Beeinträchtigung, in der Regel allgemeinärztliche Behandlung erforderlich
3 = starke Beeinträchtigung, in der Regel ambulante psychiatrische Behandlung erforderlich
4 = sehr starke Beeinträchtigung, in der Regel stationäre psychiatrische Behandlung erforderlich.

Die von *Goldberg* vorgeschlagene Zuordnung von Behandlungsinstitutionen, bezogen auf die einzelnen Schweregrade, ist nur als allgemeine Richtschnur für die Interviewbeurteilung aufzufassen. Im Einzelfall ist es durchaus denkbar, daß beispielsweise ein stark beeinträchtigter oligophrener Proband (Schweregrad 3) gut in seine Familie integriert ist und gegenwärtig keine psychiatrische Behandlung erforderlich ist. Umgekehrt finden wir vereinzelt Probanden, die aufgrund einer kontinuierlichen und auch weiterhin erforderlichen psychiatrischen Behandlung weitgehend symptomfrei sind. In diesen Fällen haben wir trotz fehlender Symptomatik eine psychiatrische Diagnose mit einem Schweregrad $\geqslant 2$ gestellt, wenn aufgrund der Anamnese evident war, daß die Probanden ohne Therapie deutliche Symptome zeigen würden.

Der klinische Schweregrad bezieht sich ebenso wie der Schweregrad der subjektiven und objektiven Symptome auf den gegenwärtigen Zustand (letzte 7 Tage) des Probanden. Auf diese Weise läßt sich die Stichtagsprävalenz ermitteln. – Darüberhinaus erschien es uns jedoch wichtig, den maximalen klinischen Schweregrad retrospektiv für die letzten 12 Monate zu bestimmen, da bei chronischen psychischen Erkrankungen mit wechselndem Verlauf der Bezugszeitraum von einer Woche für die Beurteilung nicht ausreicht. Zum anderen bieten sich für diesen größeren Zeitraum Vergleichsmöglichkeiten mit anderen Jahresprävalenzstudien. Eine methodische Schwäche der retrospektiv ermittelten Jahresprävalenz liegt in ihrer Unschärfe, da das Erinnerungsvermögen der Probanden und die Bereitschaft, offen über als beendet angesehene Krankheitsepisoden zu sprechen, sehr unterschiedlich einzuschätzen ist. – Falls kein gesonderter Hinweis erfolgt, beziehen sich die Prävalenzraten in der vorliegenden Studie auf die letzten 7 Tage.

Die vierstelligen ICD-Diagnosen wurden in der Auswertung zu acht diagnostischen Gruppen zusammengefaßt. Diese Gruppierung hat sich auch schon in früheren Untersuchungen (*Dilling* und *Weyerer* 1978 a, 1978 b) bewährt und erlaubt auf diesem Generalisierungsniveau relativ gute Vergleichsmöglichkeiten mit anderen Studien.

psychiatrische Diagnose	Schlüssel nach ICD 8
(prä)senile Demenz	290; 293.0
andere organische psychiatrische Erkrankungen	292; 293.1–9; 294 außer 294.3; 309
Schizophrenie	295
affektive und andere Psychosen	296–299
neurotische und psychosomatische Erkrankungen	300; 305–308

psychiatrische Diagnose	Schlüssel nach ICD 8
Persönlichkeitsstörungen	301, 302
Alkoholismus und Drogenabhängigkeit	291, 294.3; 303; 304
Oligophrenie	310–315

2.2.1.2 Reliabilität des psychiatrischen Interviews nach Goldberg

Bei der Anwendung eines standardisierten psychiatrischen Interviews ist es von großer Bedeutung, daß die Beurteilung eines bestimmten Probanden durch verschiedene Interviewer möglichst einheitlich erfolgt, das Erhebungsinstrument somit ein hohes Maß an Reliabilität aufweist. In der klassischen Testtheorie (*Cronbach* 1965; *Lienert* 1969) versteht man unter Reliabilität die Zuverlässigkeit eines Verfahrens oder Testinstruments, die durch spezifische Methoden ermittelt werden kann, z.B. mit der Parallelform oder der Re-Test-Methode. Der im folgenden verwendete Begriff von Reliabilität weicht von dem testtheoretisch üblichen ab: Bezogen auf das *Goldberg*-Interview wird der Begriff Reliabilität im Sinn von Beurteilerübereinstimmung gebraucht.

Zur Prüfung der Reliabilität des *Goldberg*-Interviews wurden 20 Patienten der psychiatrischen Universitätsklinik oder Poliklinik München von einem Psychiater interviewt. Die Interviews wurden auf Videoband aufgezeichnet und jedes der 23 Symptome wurde anhand einer 5-stufigen Rating Skala von den am Projekt beteiligten 9 Psychiatern vor und nach der Felduntersuchung beurteilt. Es kann also sowohl die Übereinstimmung der Interviewer untereinander (Interraterreliabilität) als auch die Übereinstimmung jedes einzelnen Interviewers (Intraraterreliabilität) zwischen dem ersten und zweiten Rating ermittelt werden.

Die Reliabilität haben wir mit Hilfe des *Agreement Scores* (*von Cranach* und *Cooper* 1972) nach folgender Formel bestimmt:

Positive percentage agreement score =

$$\frac{(1 - \sum_{i=1}^{n} X_{i1} - X_{i2}) \cdot 100\ (\%)}{n}$$

X_{i1} = gerateter Wert von Interviewer 1 für Proband i (i = 1, . . . , n)

X_{i2} = gerateter Wert von Interviewer 2 für Proband i (i = 1, . . . , n)

n = Anzahl der Probanden.

Der Agreement Score erreicht den Wert 100, wenn die Übereinstimmung zwischen zwei Interviewern perfekt ist und den Wert 0, wenn sie in jeder ihrer Beurteilungen voneinander abweichen.

Da der Agreement Score jedoch nicht angibt, welcher von den beiden Interviewern höher oder niedriger ratet, haben wir ein zweites Maß berechnet, den sogenannten *Bias-Score* (*von Cranach* und *Cooper* 1972):

$$\text{Bias-Score} = 100 + \sum_{i=1}^{n} X_{i1} - \sum_{i=1}^{n} X_{i2}$$

X_{i1} = beurteilter Wert von Interviewer 1 für Proband i (i = 1, . . . , n)

X_{i2} = beurteilter Wert von Interviewer 2 für Proband i (i = 1, . . . , n)

n = Anzahl der Probanden.

Der Bias-Score erreicht den Wert von 100, wenn insgesamt keine Tendenz der beiden Interviewer vorliegt, höher bzw. niedriger zu raten. Der Wert ist größer als 100, wenn Interviewer 1 höher ratet als Interviewer 2 und kleiner 100, wenn es umgekehrt ist. Die Differenz des Bias-Score von 100 kann als Prozentangabe verstanden werden, die besagt, in wieviel Prozent aller Fälle Interviewer 1 höher ratet als Interviewer 2.

Bei der Auswertung der Rating-Ergebnisse dichotomisierten wir die Merkmalsausprägung der einzelnen Symptome nach 0 und 1 = nicht behandlungsbedürftig und 2, 3 und 4 = behandlungsbedürftig.

Insgesamt lag der Mittelwert der *Interrater-Übereinstimmung* zwischen den 9 Interviewern im ersten und zweiten Rating bei 85% (Abb. 2). Die Schwankungsbreite war in beiden Ratings mit Werten zwischen 82% und 87% relativ gering.

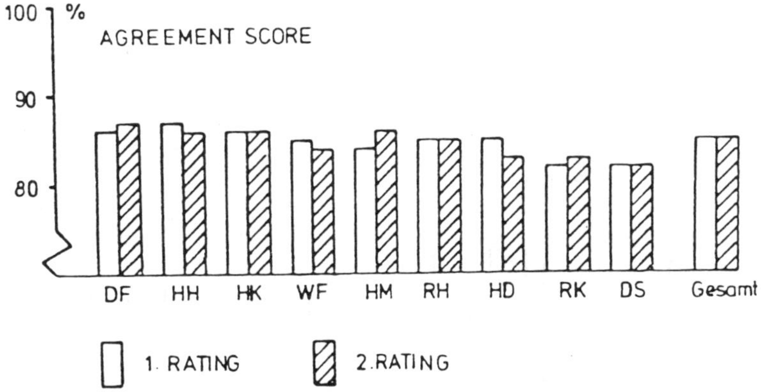

Abb. 2 Agreement-Score zur Bestimmung der Interraterreliabilität von 9 Interviewern. Die Buchstaben DF etc. sind die Initialen der Vor- und Zunamen der Interviewer.

Wenn wir alle 36 möglichen Agreement-Scores zwischen den einzelnen Interviewern betrachten (Tab. 2), so liegt im ersten Rating die Übereinstimmung zwischen 80% und 92%. Etwa entsprechende Werte finden sich im zweiten Rating (Tab. 3).

Tabelle 2 Agreement-Score zur Bestimmung der Interraterreliabilität beim 1. Rating

AGREEMENT SCORE
1. RATING

	DF	HH	HK	WF	HM	RH	HD	RK
HH	92							
HK	91	90						
WF	87	87	84					
HM	87	87	86	85				
RH	87	86	86	84	84			
HD	85	88	85	83	83	88		
RK	83	84	84	85	82	84	86	
DS	81	84	82	82	80	84	82	83

Tabelle 3 Agreement-Score zur Bestimmung der Interraterreliabilität beim 2. Rating

AGREEMENT SCORE 2. RATING

	DF	HH	HK	WF	HM	RH	HD	RK
HH	92							
HK	91	93						
WF	86	84	84					
HM	88	86	87	86				
RH	87	85	86	86	90			
HD	83	81	82	83	84	84		
RK	85	84	84	80	84	83	83	
DS	84	80	80	83	81	82	87	82

Die *Intraraterreliabilität* ergab ebenfalls recht günstige Werte (Abb. 3) mit einem Mittelwert von 86% zwischen erstem und zweitem Rating und einer Schwankungsbreite zwischen 83% und 89%.

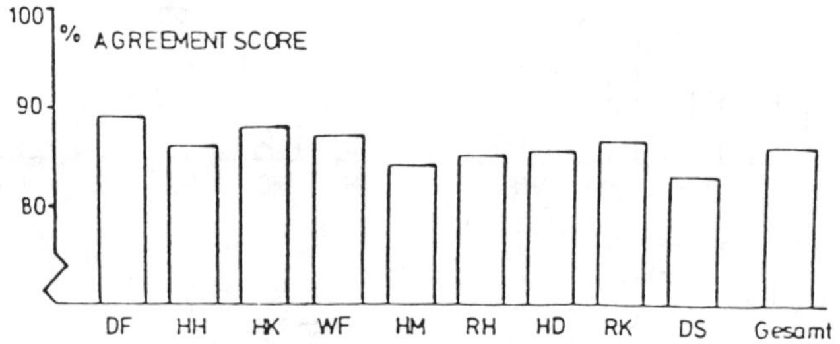

Abb. 3 Agreement-Score zur Bestimmung der Intraraterreliabilität von 9 Interviewern

Die inter- und intraindividuelle Übereinstimmung für einzelne Symptome (Tab. 4) ergab bei den Items körperliche Symptome, Mangel an Konzentration, langsam und deprimiert, jeweils Werte zwischen 70% und 80%. Über 90% Übereinstimmung wurde bei den Symptomen Depersonalisation, gehoben, affektiv verflacht, Wahn, Halluzinationen und gestörte Intelligenz erreicht. Bei den seltenen Symptomen allerdings besteht wegen der einfacheren vorhanden/nicht vorhanden Entscheidung eine wesentlich größere Chance, ein zutreffendes Urteil abzugeben als bei denen, die häufiger vorkommen und darum auch nach Schweregrad differenziert beurteilt werden müssen.

Sodann ermittelten wir mit Hilfe des Bias-Scores, ob einzelne Interviewer zu einer höheren oder niedrigeren Beurteilung neigten (Abb. 4). Keine Tendenz für zu hohe oder zu niedrige Beurteilung war im ersten Rating bei den Interviewern HH und RK festzustellen; im Vergleich zu den übrigen Beurteilern ratete Interviewer DS um durchschnittlich 9% höher, Interviewer HM um 6% niedriger. Die übrigen 7 Interviewer erreichten Werte zwischen 96 und 103. Ähnlich wie im ersten Rating, so lag auch im zweiten die Schwankungsbreite der durchschnittlichen Abweichung zwischen –5% und +9%.

Tabelle 4 Agreement-Score zur Bestimmung der Inter- und Intraraterreliabilität. Angaben in Prozent

Goldberg-Interview	*Agreement-Score*		
	1. Rating	2. Rating	1. versus 2. Rating
subjektiver Befund			
1. körperliche Symptome	72	71	70
2. Müdigkeit	82	76	78
3. Schlafstörungen	82	82	83
4. Schlaftabletten	85	87	86
5. Reizbarkeit	86	82	85
6. Mangel an Konzentration	73	73	76
7. Depression	82	73	81
8. Angst	78	72	75
9. Phobien	86	90	91
10. Zwangssymptome	77	81	83
11. Depersonalisation	96	97	95
beurteilter Befund			
1. langsam	78	79	78
2. abwehrend	89	94	91
3. demonstrativ	95	90	92
4. deprimiert	73	73	78
5. ängstlich	74	76	82
6. gehoben	100	100	100
7. affektiv verflacht	98	99	98
8. Wahn	95	99	96
9. Halluzinationen	98	99	97
10. gestörte Intelligenz	95	99	96
11. Hypochondrie	86	83	83
12. depressive Gedanken	80	74	80

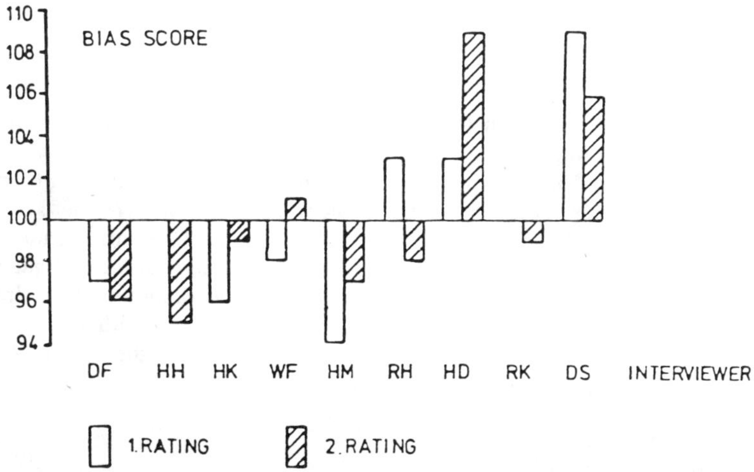

Abb. 4 Bias-Score zur Bestimmung der Interraterreliabilität von 9 Interviewern.

Betrachten wir den Bias-Score für die einzelnen Interviewer, so liegt im ersten Rating nur in 2 von 36 Möglichkeiten die Abweichung von dem Idealwert 100 über 10%. Die Interviewer DF und HM rateten um 11% bzw. 14% niedriger als Interviewer DS (Tab. 5). – Im zweiten Rating ergaben sich ähnliche Resultate (Tab. 6).

Tabelle 5 Bias-Score zur Bestimmung der Interraterreliabilität beim 1. Rating

BIAS SCORE
1. RATING

	DF	HH	HK	WF	HM	RH	HD	RK
HH	97							
HK	101	102						
WF	98	102	98					
HM	103	106	102	104				
RH	95	98	94	96	92			
HD	94	97	93	95	91	100		
RK	97	100	96	99	95	103	103	
DS	89	91	90	90	86	94	94	91

Tabelle 6 Bias-Score zur Bestimmung der Interraterreliabilität beim 2. Rating

BIAS SCORE
2. RATING

	DF	HH	HK	WF	HM	RH	HD	RK
HH	101							
HK	99	98						
WF	93	92	95					
HM	100	98	101	107				
RH	98	97	100	105	99			
HD	89	87	90	95	89	90		
RK	97	96	98	104	97	99	109	
DS	89	88	90	96	89	92	100	92

Durchschnittlich bewerteten Interviewer im 2. Rating die Symptome um 3% höher als im ersten (Abb. 5).

Zusammenfassend können wir feststellen, daß geschulte Psychiater eine recht gute Übereinstimmung bei der Beurteilung der *Goldberg*-Items erreichen. Sowohl der Mittelwert für die Interraterreliabilität (Mittelwert der Übereinstimmung zwischen 9 Interviewern bei jeweils 85% im ersten und zweiten Rating) als auch derjenige für die Intraraterreliabilität (Mittelwert der Übereinstimmung der 9 Interviewer zwischen erstem und zweiten Rating 86%) lag ausreichend hoch.

Eine ähnlich hohe Reliabilität wurde bereits in früheren Studien (*Goldberg* et al. 1970; *Zintl-Wiegand* et al. 1978) festgestellt.

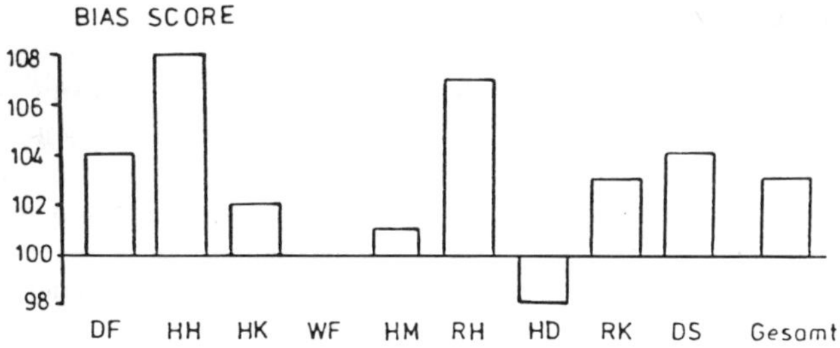

Abb. 5 Bias-Score zur Bestimmung der Intraraterreliabilität von 9 Interviewern.

2.2.2 Erhebungsbogen für die Hausärzte

Da dem Hausarzt in der medizinischen und psychosozialen Versorgung eine wichtige Funktion zukommt und vor allem in kleinstädtisch-ländlichen Regionen ein hoher Anteil der Bevölkerung kontinuierlich von einem Hausarzt behandelt wird, erwarteten wir bei der Befragung dieser Ärzte wesentliche zusätzliche Informationen über von uns interviewte Probanden, auch als gewisse Kontrolle der von uns erhobenen Befunde, wie auch einen Aufschluß über das Interesse und die Kompetenz der Hausärzte. Neben dem Bekanntheitsgrad der Probanden, der Konsultationshäufigkeit, früherer psychiatrischer Behandlung und der sozialen Belastung stand vor allem die diagnostische Beurteilung chronischer psychischer und somatischer Störungen durch den Hausarzt im Vordergrund, wobei ebenso wie bei den Interviewern nach Schweregraden unterschieden wurde. Bei der Beurteilung psychischer Erkrankungen war der Hausarzt nicht über den von den Interviewern bestimmten psychiatrischen Status der Probanden informiert. Bei Vorhandensein psychischer Erkrankungen seiner Patienten befragten wir den Arzt über die von ihm durchgeführte und die seiner Meinung nach eigentlich notwendige Therapie. Wie schon bei früheren administrativen Untersuchungen wurde die Auswertung streng anonym durchgeführt.

2.3 Pilotstudie

Um mit der Interviewsituation vertraut zu werden und die Auswahl und Anordnung der Fragen noch korrigieren zu können, führten wir vor der Hauptuntersuchung eine Durchführbarkeitsstudie durch. In der Landgemeinde Unterbrunn bei München interviewten wir 40 zufällig ausgewählte Probanden und erhielten bereits einen ersten Anhalt für die Häufigkeit psychischer Störungen in der Allgemeinbevölkerung. Insgesamt zeigten laut Urteil der Interviewer 12,5% behandlungsbedürftige psychische Störungen, weitere 25% leichte, nicht behandlungsbedürftige Auffälligkeiten.

2.4 Das Untersuchungsgebiet

Außer Frage stand, daß die Untersuchung in dem Gebiet Oberbayerns stattfinden würde, in dem wir bereits zahlreiche epidemiologische und demographische Daten gesammelt hatten, so daß der ökologische Zusammenhang gewahrt blieb.

Bei der Auswahl des speziellen Untersuchungsgebietes in dem genannten Bereich standen wir dennoch vor der Frage, entweder eine größere Gebietseinheit, etwa den Landkreis Traunstein oder die drei Landkreise Berchtesgaden, Rosenheim und Traunstein zugrunde zu legen, oder von einzelnen Gemeinden auszugehen.

Der Vorteil eines größeren Untersuchungsgebietes lag in exakteren Vergleichsmöglichkeiten mit der 1971 durchgeführten administrativen Inzidenz- und Prävalenzstudie. Neben der ungleich größeren Schwierigkeit, eine repräsentative Zufallsstichprobe zu gewinnen, hätte ein solches Vorgehen die Konsequenz gehabt, daß die geplante zusätzliche Befragung der Hausärzte wegen der Vielzahl der dann erforderlichen Kontakte kaum zu realisieren gewesen wäre. Im übrigen wäre wegen der geringen Patientenzahl pro Arzt eine Charakterisierung der Klientel einzelner Praxen nicht möglich gewesen. Auch die Zusammenarbeit mit offiziellen Stellen und die Information der Probanden mit Hilfe der Lokalpresse wäre sehr viel aufwendiger gewesen. Schließlich wäre wegen der großen geographischen Ausdehnung des Gebietes ein viel höherer Reiseaufwand der Interviewer entstanden.

Bei der Entscheidung für nur 3 Gemeinden können dagegen die für großräumigere Regionen erwähnten Schwierigkeiten vermieden werden. Bei der Auswahl der Gemeinden Palling, Traunreut und Traunstein waren drei Gesichtspunkte von Bedeutung:

a) Wir wollten ein kleinstädtisch-ländliches Untersuchungsgebiet wählen, das möglichst dem Einfluß einer Großstadt entzogen ist.

b) Die Untersuchungsorte sollten eine unterschiedliche soziale Struktur aufweisen. Aus diesem Grund entschieden wir uns für die Landgemeinde Palling, die Dienstleistungsstadt Traunstein und die Industriestadt Traunreut.

c) Aufgrund früherer Erhebungen im Landkreis Traunstein bestanden bereits sehr gute Kontakte zu ärztlichen und öffentlichen Institutionen.

2.4.1 Demographische Charakterisierung

Die drei von uns in die Untersuchung einbezogenen Orte liegen im Landkreis Traunstein (138 974 Einwohner, Stand vom 31.12.1974), einer kleinstädtisch-ländlichen Region in Südostbayern, etwa 40 Kilometer von Salzburg und 100 Kilometer von München entfernt (Abb. 6). Palling, Traunstein und Traunreut repräsentieren etwa 21% der Bevölkerung des Landkreises Traunstein.

Bei einer Fläche von 33 Quadratkilometern hat die Landgemeinde *Palling* eine Bevölkerung von 1 973 Einwohnern (31.12.74), die gegenüber dem Jahre 1950 um 15% niedriger ist. Mehr als 60% der Einwohner leben seit ihrer Geburt, ein weiteres Viertel seit über 5 Jahren im Landkreis Traunstein. Die Mobilität der Bevölkerung war im Jahre 1974 mit jeweils 5% Zugezogenen und Fortgezogenen relativ gering. – Etwa 40% der Erwerbstätigen sind in den etwa 240 land- und forstwirtschaftlichen Betrieben beschäftigt, von denen etwa jeder zehnte eine Fläche von über 30 Hektar bewirtschaftet. – Nur 6% der über 15jährigen leben in Einpersonenhaushalten; die Haushaltsgröße ist mit durchschnittlich 5 Mitgliedern recht hoch.

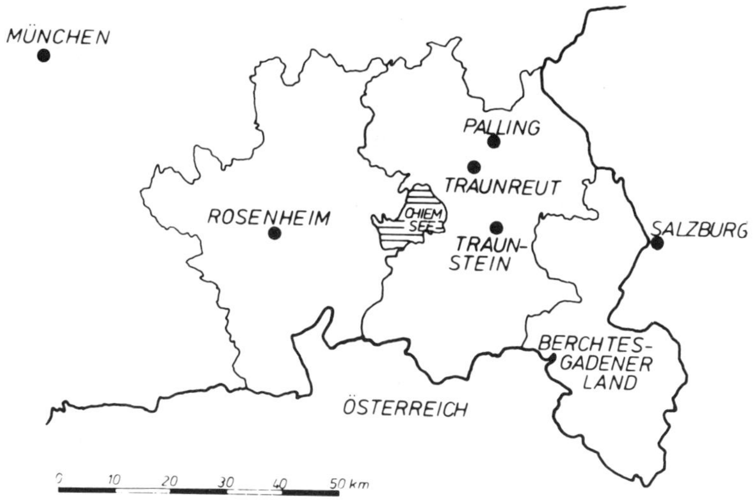

Abb. 6 Geographische Lage des Untersuchungsgebiets

Ende 1974 wohnten in der Stadt *Traunstein* auf einer Fläche von 36 Quadratkilometern 14 418 Einwohner. Die Bevölkerungszahl nahm gegenüber dem Jahr 1950 um 10% ab. Die überwiegende Mehrzahl der Einwohner (54%) ist seit über 5 Jahren, immerhin 38% seit ihrer Geburt, im Landkreis Traunstein ansässig. Im Jahre 1974 sind 7% der Bevölkerung zugezogen, 9,5% weggezogen. – In der Kreisstadt Traunstein befinden sich zahlreiche Ämter und Dienststellen, unter anderem das Landratsamt, das Landgericht, das Amtsgericht, das Arbeitsamt und das Gesundheitsamt. 40% der Erwerbspersonen sind im Dienstleistungsbereich beschäftigt. 15% der Bevölkerung über 15 Jahre leben in Einpersonenhaushalten. Die durchschnittliche Haushaltsgröße lag bei etwa drei Personen. – Auffallend ist in Traunstein gegenüber den beiden anderen Gemeinden der höhere Anteil von Frauen und älteren Personen.

Die Stadt *Traunreut* ist mit 12 655 Einwohnern (31.12.74) die zweitgrößte Stadt im Landkreis Traunstein und bei einer Gebietsfläche von 4 Quadratkilometern recht dicht besiedelt. Der Ort nimmt insofern eine Sonderstellung ein, als er erst nach dem 2. Weltkrieg gegründet wurde. 1950 wohnten dort etwa 1 400 Personen, 1960 waren es bereits über 5 000 und 1970 stieg die Zahl auf etwa 12 000 an, von denen die Mehrzahl Sudetendeutsche, Ost- und Südostdeutsche waren. Der Anteil der Ausländer, zumeist Jugoslawen, lag mit 14% relativ hoch. Nur 27% der Probanden stammten aus Bayern und 6% aus Berlin und dem übrigen Bundesgebiet. Im Untersuchungsjahr waren nur 11% der Einwohner seit ihrer Geburt im Landkreis Traunstein ansässig. Die Wanderungsbewegung war im Jahr 1974 mit jeweils 10% Zugezogenen und Fortgezogenen etwa gleich hoch wie in Traunstein. Im Vergleich zu Palling und Traunstein, ist der Anteil der 15- bis 44jährigen deutlich höher. Vier Fünftel der Erwerbstätigen waren im produzierenden Gewerbe der in Traunreut ansässigen Großbetriebe tätig. In dem größten Industriebetrieb des Ortes (Siemens) waren 1970 4 300 Menschen beschäftigt. Etwa jeder zehnte Traunreuter über 15 Jahre lebte in einem Einpersonenhaushalt; die Haushaltsgröße lag ähnlich wie in Traunstein bei durchschnittlich drei Personen.

Aus der Tabelle 7 geht deutlich hervor, daß die Wohnbevölkerung des gesamten Landkreises Traunstein sich nicht wesentlich von den Bewohnern der von uns untersuchten Orte unterscheidet; darüber hinaus ist der Landkreis Traunstein typisch für die demographischen Charakteristika der Bevölkerung Bayerns, wo im Vergleich zu einigen anderen Bundesländern noch die Merkmale eines wenig industrialisierten Flächenstaates dominieren.

Tabelle 7 Demographische Charakterisierung der drei Untersuchungsorte

Demographische Charakteristika			Palling	Traunstein	Traunreut	Palling/ Traunstein/ Traunreut	Landkreis Traunstein	Oberbayern	Bayern
Fläche[a)] am 1.1.1975 in qkm			32,99	36,04	4,03	73,06	1 538,27	17 530,14	70 546,92
Wohnbevölkerung[a)]	13. 9.1950		2 325	16 051	1 381	19 757	124 926	2 542 287	9 184 466
	6. 6.1961		1 943	15 504	6 381	23 828	120 783	2 832 492	9 515 479
	31.12.1974		1 973	14 418	12 655	29 046	138 974	3 560 937	10 849 122
Bevölkerungsbewegung[a)] (1974)	Zugezogene	(%)	5,7	7,0	9,7	8,2	7,5	8,4	6,8
	Fortgezogene	(%)	3,5	9,5	10,5	9,4	7,9	8,1	6,8
Geschlecht[b)] (31.12.1972)	männlich	(%)	48,8	44,5	48,0	45,8	46,8	48,5	47,8
	weiblich	(%)	51,2	55,5	52,0	54,2	53,2	51,5	52,2
Alter[b)] (27.5.1970)	0–14	(%)	27,3	21,2	24,8	23,0	25,5	21,7	22,9
	15–44	(%)	37,2	37,3	46,5	41,1	39,0	41,7	41,3
	45–64	(%)	21,8	25,8	19,0	22,8	22,2	23,5	22,7
	65+	(%)	13,7	15,7	9,7	13,1	13,3	13,1	13,1
Erwerbstätigkeit[b)] (27.5.1970)	Land- und Forstwirtschaft	(%)	40,5	4,4	0,2	5,1	19,5	8,9	13,2
	produzierendes Gewerbe	(%)	37,9	28,5	79,2	50,3	43,7	42,9	47,2
	Handel und Verkehr	(%)	10,2	26,7	8,1	17,8	14,0	17,4	15,8
	Dienstleistung	(%)	11,4	40,4	12,5	26,8	22,8	30,8	23,8
berufliche Stellung[b)] (27.5.1970)	Selbständige	(%)	21,5	13,0	4,4	10,0	15,8	11,4	11,9
	mithelfende Familienangehörige	(%)	26,0	5,9	2,0	5,6	14,3	7,5	10,2
	Beamte	(%)	3,1	16,7	2,8	9,9	6,3	7,9	7,3
	Angestellte	(%)	10,0	33,6	28,1	29,7	20,4	33,5	26,5
	Arbeiter	(%)	39,5	30,8	62,7	44,8	43,2	39,7	44,1
Personen in Einpersonenhaushalten[c)]		(%)	6,4	15,3	9,7	11,3			
durchschnittliche Personenzahl pro Haushalt[c)]			4,7	3,3	3,3	3,6			

Quelle: a) Gemeindedaten 1975; b) Gemeindedaten 1973; c) Ergebnisse der Feldstudie.

2.4.2 Medizinische und psychosoziale Einrichtungen

Da sich die ärztliche und psychosoziale Betreuung in ländlich-kleinstädtischen Gebieten in der Regel nicht auf einzelne Gemeinden beschränkt, soll die Versorgungssituation für den Landkreis Traunstein insgesamt skizziert werden.

Die ambulante hausärztliche Versorgung wird im wesentlichen von 83 (Stand 1.4.74) im Landkreis Traunstein niedergelassenen praktischen Ärzten bzw. Ärzten für Allgemeinmedizin wahrgenommen, von denen 2 in Palling, 10 in Traunstein und 7 in Traunreut praktizieren; dies entspricht einer Rate von 1 667 Einwohnern pro Allgemeinarzt. Die fachärztliche Versorgung beispielsweise durch Internisten und Gynäkologen konzentriert sich im wesentlichen auf die Stadt Traunstein. Die stationäre Behandlung erfolgt durch 12 Krankenhäuser im Landkreis Traunstein mit 1 244 planmäßigen Krankenbetten (Stand: 31.12.74), von denen sich allein 427 Betten in dem Traunsteiner Krankenhaus befinden. In Palling steht ebenfalls ein kleines Krankenhaus mit 20 Betten zur Betreuung älterer Patienten zur Verfügung.

Die ambulante psychiatrische Behandlung wird seit über 20 Jahren im wesentlichen durch einen in Traunstein niedergelassenen Nervenarzt durchgeführt. – Die stationäre Betreuung psychisch Kranker erfolgt hauptsächlich durch das Bezirkskrankenhaus Gabersee mit 1 175 Betten (1971), das im Landkreis Rosenheim gelegen ist.

Von den übrigen psychosozialen Einrichtungen sind einige Heime für verhaltensgestörte und/oder geistig behinderte Kinder zu erwähnen, von denen sich das größte in Traunreut befindet. In dieser Stadt bietet sich auch in der „Jugendsiedlung Traunreut" für schulentlassene, aber noch nicht berufsreife Jugendliche die Möglichkeit, nach einem Förderlehrgang eine Lehre zu absolvieren. Für Ehe- und Erziehungsschwierigkeiten steht in Traunstein eine Beratungsstelle zur Verfügung. Die Raten für Diplompsychologen und Sozialarbeiter in psychosozialen Institutionen sind im Landkreis Traunstein mit 8,7 bzw. 4,3 je 100 000 Einwohner im Vergleich zu anderen, vor allem großstädtischen Regionen der Bundesrepublik relativ niedrig (*Dvorak* et al. 1978).

2.5 Ablauf der Hauptuntersuchung

Eine psychiatrisch-epidemiologische Feldstudie mit dem Ziel, eine möglichst hohe Beteiligung der Bevölkerung zu erreichen, erfordert eine sehr viel umfassendere Vorbereitung als vergleichbare Untersuchungen in Institutionen.

Vor Beginn der Untersuchung informierten wir das bayerische Innenministerium und die Regierung von Oberbayern über das Projekt. Danach diskutierten wir mit dem Landrat, den Bürgermeistern der drei Gemeinden, dem zuständigen Gesundheitsamt und Vertretern ärztlicher Organisationen über die Ziele der Untersuchung. Die Gemeindeverwaltungen stellten uns für die Stichprobenziehung ihre Einwohnerkartei zur Verfügung. Jeder Interviewer erhielt ein amtliches Bestätigungsschreiben von der Gemeindeverwaltung, das neben dem Arztausweis den Erstkontakt mit den Probanden erleichtern sollte. Darüber hinaus wurden sämtliche niedergelassenen Ärzte in der jeweiligen Gemeinde brieflich informiert und um Unterstützung gebeten, falls sich Probanden bei ihnen nach dem Zweck der Untersuchung genauer erkundigen würden. Die direkte Information der Bevölkerung erfolgte über die Lokalpresse und ein persönliches Anschreiben einige Tage vor dem Interviewtermin.

Vor Beginn der Felduntersuchung fand die schon in ihren Ergebnissen dargestellte Interviewerschulung mit Bestimmung der Inter- und Intraraterreliabilität statt, um eine gute Übereinstimmung in der Beurteilung der Symptome nach *Goldberg* zu erreichen.

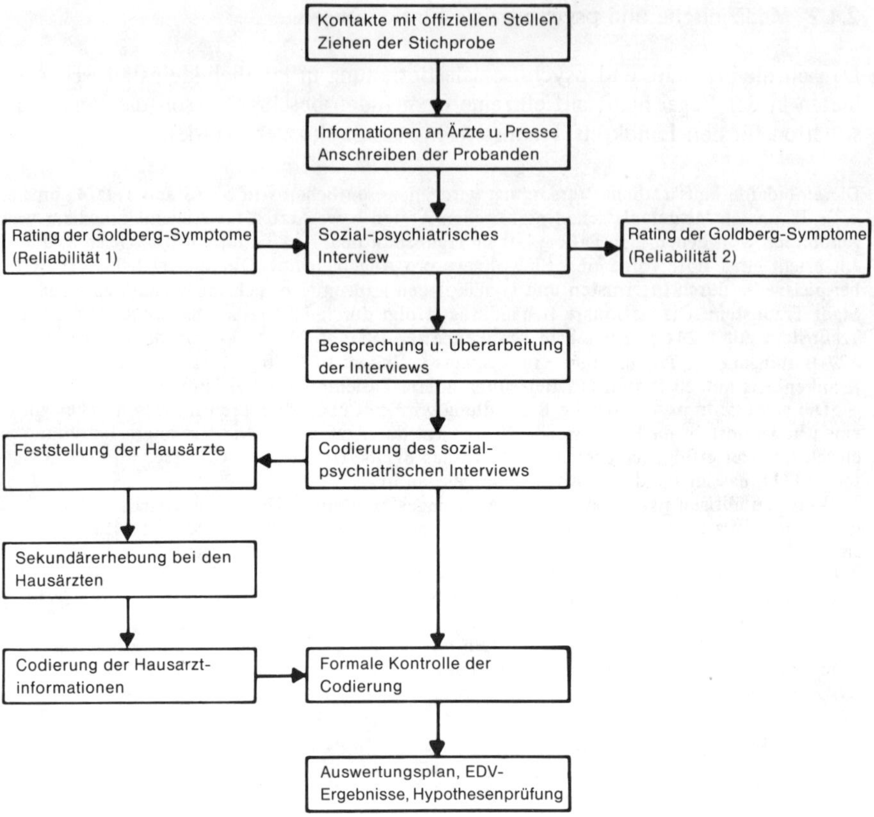

Abb. 7 Ablauf der Arbeitsschritte in der Feldstudie in drei Gemeinden Oberbayerns

Die Erhebungsphase im Feld erstreckte sich jeweils auf die Monate Mai bis Anfang Juli und September bis Dezember. – Das Interview wurde fast immer in der Wohnung des Probanden durchgeführt, gelegentlich an der Arbeitsstelle, und dauerte in der Regel (78%) etwa eine Stunde, 18% zwischen einer und 1 1/2 Stunden und 4% über 1 1/2 Stunden. Vor allem bei älteren Probanden und Probanden mit psychischen Störungen war die Interviewdauer überdurchschnittlich hoch. Bei 6% der Befragten fand das Interview unter Zeitdruck statt. Die Forschungspsychiater beurteilten die Interviewsituation bei 77% der Probanden als freundlich, bei 20% als sachlich und bei 3% als mißtrauisch. Bei etwa der Hälfte der Befragten (54%) war keine weitere Person während des Interviews anwesend. In 28% der Interviews waren zwar eine oder mehrere Personen zugegen, die Befragung wurde dadurch aber nicht negativ beeinflußt. Bei weiteren 10% konnte der Proband wegen der Anwesenheit anderer offensichtlich nicht frei sprechen. Hingegen war bei etwa 8% aller Interviews, vor allem bei älteren Probanden, die Anwesenheit einer weiteren Person eine große Hilfe bei der Beantwortung der Fragen. Die Interviewer beurteilten die Verläßlichkeit der klinischen und sozialen Anamnese bei nahezu 90% der Probanden als gut. Nach der Felderhebung wurden die Interviews auf Vollständigkeit durchgesehen. Fehlende bzw. vergessene Angaben wurden, soweit möglich, ergänzt. Ebenso wurden in Grenzfällen die diagnostischen Urteile gemeinsam diskutiert. Die Kodierung erfolgte entsprechend den Anweisungen eines Manuals, das zu Beginn der Studie erarbeitet wurde.

Falls sie überhaupt einen Hausarzt hatten, teilten uns die Probanden in der Regel mit, von welchem Arzt sie jeweils betreut wurden. So konnten wir im Anschluß an die Felduntersuchung die ergänzende Erhebung in den Hausarztpraxen durchführen. Die überwiegende Mehrzahl der Ärzte war bereit, mit uns zu kooperieren und Angaben über die Patienten zu machen, die von uns interviewt worden waren. Dabei stützten sich die Ärzte zum Teil auf dokumentierte Angaben in den Karteikarten, die meisten der von uns gewünschten Angaben konnte die Mehrzahl der Ärzte aufgrund ihrer persönlichen Erfahrungen mit den Patienten frei beantworten. Um unabhängige Aussagen der Ärzte zu erhalten, achteten wir darauf, daß der Arzt vor oder während des Gesprächs keine unserer Informationen über den Probanden erhielt.

Anhand von Kodierungsblättern wurde die formale Richtigkeit der Merkmalsausprägungen jedes Items geprüft. Danach wurden die Daten verlocht, auf Band gespeichert und erneut auf Fehler und Konsistenz kontrolliert. Die EDV-Auswertung erfolgte auf der Rechenanlage des Max-Planck-Instituts für Plasmaphysik (Garching bei München), wobei als Datensysteme Datatext (*Armor* und *Couch* 1972) und SPSS (*Nie* et al. 1975) verwendet wurden. Die Auswertung sämtlicher von uns erhobener Daten entspricht den inzwischen in Kraft getretenen Bestimmungen des Datenschutzgesetzes, da weder der Name noch die Adresse der Probanden gespeichert wurde.

2.6 Stichprobenziehung und Repräsentativität

Bei der Festlegung des Stichprobenumfanges von jeweils etwa 600 Probanden in den Städten Traunreut und Traunstein und 300 Probanden in der Landgemeinde Palling standen folgende Überlegungen im Vordergrund:

a) Es sollten auch für die Klientel in Einzelpraxen Aussagen über die Häufigkeit psychischer und somatischer Erkrankungen gemacht werden können. Da in Palling nur zwei, in Traunstein und in Traunreut 10 bzw. 7 praktische Ärzte niedergelassen waren, mußten wir, um dieses Ziel zu erreichen, in den beiden letztgenannten Orten mehr Patienten interviewen.

b) Eine Stichprobe von 1 500 Probanden sicherte für die drei Orte insgesamt einen hohen Grad an Repräsentativität.

Wenn wir die in den Untersuchungen von *Hagnell* (1966) und *Strotzka* (1969) ermittelte psychiatrische Morbiditätsrate von etwa 15% auch für unsere Stichprobe annehmen, so liegt der tatsächliche Wert in den drei Gemeinden insgesamt bei einer Sicherheit von 95,5% zwischen 13,3% und 16,7%. Dieser Berechnung liegt die Formel für den homograden Fall zugrunde (*Kellerer* 1953):

$$P = p \pm t \sqrt{\frac{p(1-p)}{n} \cdot \frac{N-n}{N-1}}$$

P = geschätzter Wert in der Grundgesamtheit
p = 0,15 (angenommener Stichprobenwert)
t = 2 (entspricht einem Sicherheitsgrad von 95,5 %)
N = 22 601 (Grundgesamtheit: über 15jährige in Palling, Traunstein und Traunreut)
n = 1 500 (Stichprobenumfang)
P = 0,15 ± 0,017.

Wählt man einen geringeren Sicherheitsgrad von 68,3% (t = 1), so reduziert sich die Schwankungsbreite auf 15 ± 0,9%.

Beim Ziehen einer Stichprobe ist es von großer Bedeutung, daß sich die Grundgesamtheit örtlich, zeitlich und sachlich genau abgrenzen läßt und jede Untersuchungseinheit, in unserem Fall jeder Einwohner mit erstem oder zweiten Wohnsitz, die gleiche Chance besitzt, in die Stichprobe zu gelangen (*Kellerer* 1953). Da die Gemeindeverwaltungen uns sehr bereitwillig unterstützten, hatten wir alle Voraussetzungen, diese Kriterien zu erfüllen.

In Palling konnten wir von der Originalkartei, in Traunreut von einer Zweitkartei mit aktuellem Einwohnerstand ausgehen. In Traunstein stand uns ein EDV-Ausdruck zur Verfügung, in dem alle Einwohner aufgelistet waren. Da in Traunstein nur eine einzige Einwohnerkartei zur Verfügung stand, griffen wir aus arbeitstechnischen Gründen (Parteiverkehr im Einwohnermeldeamt) auf den Ausdruck zurück, in dem der Einwohnerstand – zum Zeitpunkt der Stichprobenziehung – vor 4 Monaten angegeben war.

Aufgrund der Bevölkerungszahlen in den 3 Gemeinden und des von uns geplanten Stichprobenumfanges konnten wir den Auswahlsatz bestimmen. Bei der Stichprobenziehung kommt es darauf an, daß das Prinzip der Chancengleichheit nicht verletzt wird. Dies wird in der empirischen Sozialforschung zumeist durch Ziehen jeder n-ten Karte aus einer (etwa alphabetisch geordneten) Kartei erreicht (*Mayntz* et al. 1972); man spricht dann von einer „systematischen" Auswahl.

Da das Projekt von vornherein nicht nur für die über 15jährigen, sondern auch für die Kinder konzipiert war, haben wir bei der Stichprobenziehung alle Altersgruppen berücksichtigt. Der Stichprobenumfang mußte höher als die Anzahl der angestrebten Interviews angesetzt werden, da wir mit Ausfällen (Wegzug, überwiegender Aufenthalt in einem anderen Ort) und Verweigerungen rechnen mußten.

Im Jahre 1975 wurden in Palling von Mitte September bis Mitte November 314 Probanden über 15 Jahre (Stichprobe vom 27.8.75) angeschrieben, von denen 295 Probanden interviewt wurden. 5,4% der Probanden konnten nicht angetroffen werden und 2 Probanden lehnten das Interview ab.

Tabelle 8 Anzahl der Interviews, Verweigerungen und Ausfälle in drei Gemeinden Oberbayerns

Erwachsene (15 Jahre und älter)	Palling		Traunreut						Traunstein		Gesamt	
			Deutsche		Ausländer		Gesamt					
	abs	%	abs	%	abs	%	abs	%	abs	%	abs	%
Interviews	295	93,9	552	78,3	68	66,7	620	76,8	621	75,5	1536	79,0
Verweigerungen	2	0,6	44	6,2	16	15,7	60	7,4	70	8,5	132	6,8
Ausfälle (ohne Verweigerungen)	17	5,4	109	15,5	18	17,6	127	15,7	132	16,0	276	14,2
Anschreiben	314	99,9	705	100,0	102	100,0	807	99,9	823	100,0	1944	100,0

In Traunstein und Traunreut begann die Felduntersuchung Anfang Mai 1976 bzw. 1977 und wurde nach den Sommerferien jeweils fortgeführt. In Traunstein wurden 823 (Stichprobe vom 1.1.1976), in Traunreut 807 Probanden (Stichprobe vom 19.4.1977) angeschrieben, von denen 621 bzw. 620 Probanden interviewt wurden. Die Verweigerungsrate lag in Traunstein bei 8,5%, in Traunreut bei 7,4%. Es ist eine allgemeine Erfahrung empirischer Untersuchungen in der Allgemeinbevölkerung, daß die Verweigerungsrate mit zunehmender Gemeindegröße ansteigt und am höchsten in Großstädten ist (*Srole* et al. 1962). Der prozentuale Anteil der Ausfälle betrug in den beiden Städten jeweils etwa 16%. Die gegenüber Palling höhere Rate an Ausfällen ist zum Teil auf eine größere Mobilität in den Städten zurückzuführen. In Traunstein sind laut Statistik (Gemeindedaten 1975) im Laufe des Jahres 1974 9,5% der Einwohner weggezogen, in Traunreut 10,5%. Diese Raten sind etwa dreimal so hoch wie in Palling (3,5%).

Die Repräsentativität einer Stichprobe wird ganz entscheidend durch die Höhe der Verweigerungen und der Ausfälle beeinflußt. In unserer Untersuchung lag die Gesamtrate der Verweigerungen bei 6,8%, ein für psychiatrische Feldstudien günstiger Wert. Die Schwankungsbreite lag zwischen 0,6% in Palling und 15,7% bei der allerdings relativ kleinen Gruppe der Ausländer in Traunreut. Bei den Verweigerungen waren Frauen mit 64,4% im Vergleich zur Allgemeinbevölkerung (54,2%; Stand vom 31.12.74) überrepräsentiert ($Chi^2 = 5,17$; 1df; $p < .05$). Verweigerungen kamen überdies häufiger bei älteren Probanden vor ($Chi^2 = 8,14$; 2df; $p < .05$).

Analysiert man die Ausfälle, die 14,2% der angeschriebenen Probanden ausmachen, hinsichtlich Geschlecht und Alter, so stellt man im Vergleich zu den Verweigerern eine umgekehrte Tendenz fest. In allen drei Orten lag der prozentuale Anteil der Männer an den Ausfällen (55,1%) signifikant ($Chi^2 = 9,88$; 1df; $p < .01$) über dem entsprechenden Wert in der Allgemeinbevölkerung (45,8%; Stand vom 27.5.1970).

Tabelle 9 Altersverteilung der Verweigerer und Ausfälle im Vergleich zur Allgemeinbevölkerung in den drei untersuchten Gemeinden

Alter	*Verweigerer*	*Ausfälle*	*Bevölkerung* (27.5.70)
15–44	43,2	65,9	53,4
45–64	31,8	22,5	29,6
65 +	25,0	11,6	17,0
gesamt (n = 100%)	132	276	22 601

Bezüglich des Alters ist die Gruppe der 15- bis 44jährigen bei den Ausfällen deutlich überrepräsentiert. Analysiert man die Gründe für die Ausfälle, so stellen wir fest, daß etwa ein Drittel dieser Population während des Untersuchungszeitraumes weggezogen ist; jeweils etwa 15%

- wohnten nicht im Untersuchungsgebiet, sondern waren dort nur gemeldet,
- arbeiteten oder studierten auswärts bzw. waren zur Bundeswehr eingezogen,
- waren im Ort nicht bekannt,
- waren trotz 10 und mehr Kontaktversuchen nicht zu erreichen.

Die von uns interviewte Stichprobe deckt sich weitgehend mit der Wohnbevölkerung, wie sie vom Bayerischen Statistischen Landesamt (Gemeindedaten 1975) definiert wird: „Zur Wohnbevölkerung einer Gemeinde werden grundsätzlich alle Personen gezählt, die am Zählungsstichtag in der Gemeinde ihren alleinigen Wohnsitz haben. Dieser Personenkreis bildet den weit überwiegenden Teil der Wohnbevölkerung. Personen, die eine weitere Wohnung oder Unterkunft in einer anderen Gemeinde haben, werden der Wohnbevölkerung derjenigen Gemeinde zugeordnet, von der aus sie täglich zur Arbeit oder Ausbildung gehen oder in der sie sich aus anderen Gründen überwiegend aufhalten.“ Wir hielten es, ähnlich wie in anderen epidemiologischen Untersuchungen (*Srole* et al. 1962), für günstiger, nicht von der Zahl der am Stichtag registrierten, sondern der aktuellen Wohnbevölkerung auszugehen, da wir dann Aussagen über die tatsächliche Inanspruchnahme medizinischer Institutionen in den drei Orten machen können.

Ein Vergleich der Geschlechts- und Altersverteilung der interviewten Probanden mit den entsprechenden Werten aus der Allgemeinbevölkerung zeigt eine recht gute Übereinstimmung (Tab. 10 und 11), so daß wir von Repräsentativität der gezogenen Stichprobe ausgehen können.

Tabelle 10 Geschlechtsverteilung in der Stichprobe interviewter Probanden und in der Bevölkerung der Untersuchungsgemeinden

Geschlecht	Stichprobe (15 Jahre und älter)	Bevölkerung (Stand: 31.12.74, alle Altersgruppen)
männlich	44,8	45,8
weiblich	55,2	54,2
gesamt (n = 100%)	1 536	29 046

$Chi^2 = 0{,}59$; $p > .05$

Tabelle 11 Altersverteilung in der Stichprobe und in der Bevölkerung der untersuchten Gemeinden

Alter	Stichprobe	Bevölkerung (Stand: 27.5.70)
15–44	51,3	53,4
45–64	29,5	29,6
65 +	19,2	17,0
gesamt (n = 100%)	1 536	22 601

$Chi^2 = 5{,}68$; 2df; $p > .05$

3 Ergebnisse

3.1 Fallidentifikation

3.1.1 Fallidentifikation durch Interviewerurteil

Geht man vom Interviewerurteil aus, so zeigten – bezogen auf die letzten 7 Tage – 18,6% der Bevölkerung psychische Störungen mit einem Schweregrad $\geqslant 2$ (Tab. 12). Die Schwankungsbreite in den einzelnen Orten ist mit 17,3% in Palling, 17,7% in Traunstein und 20,0% in Traunreut relativ gering ($Chi^2 = 1{,}49$; 2df; $p < .05$). Die Rate leichterer psychischer Störungen ist in Traunreut deutlich niedriger als in den beiden anderen Gemeinden.

Tabelle 12 Häufigkeit psychischer Störungen nach Schweregrad – Beurteilungszeitraum letzte 7 Tage

psychiatrische Diagnose (letzte 7 Tage)	Untersuchungsort			
	Palling	Traunstein	Traunreut	gesamt
keine	58,3	55,9	62,6	59,1
Schweregrad 1	24,4	26,4	17,3	22,3
Schweregrad 2	13,2	14,8	16,5	15,2
Schweregrad 3	3,4	2,9	3,1	3,1
Schweregrad 4	0,7	–	0,5	0,3
gesamt (n = 100%)	295	621	620	1 536

Bezogen auf die letzten 12 Monate erhöht sich im Vergleich zum Beurteilungszeitraum von einer Woche die Rate behandlungsbedürftiger psychischer Erkrankungen um 5,5 Prozentpunkte und erreicht einen Wert von 24,1%. Die Unterschiede in Palling (20,3%), Traunstein (23,0%) und Traunreut (27,0%) sind ähnlich wie bei der Stichtagsprävalenz nicht signifikant ($Chi^2 = 5{,}15$; 2df; $p > .05$). Es fällt jedoch auf, daß die Rate fachärztlich behandlungsbedürftiger Probanden (Schweregrad 3 und 4) im zurückliegenden Jahr in Traunreut mit 9,1% etwa doppelt so hoch war wie in Palling (4,4%) und Traunstein (4,5%).

3.1.2 Symptome des Goldberg-Interviews und der Beschwerdenliste

Die Fallidentifikation kann von verschiedenen Seiten aus angegangen werden, so durch Vergleich des diagnostischen Interviewerurteils mit dem Ergebnis des *Goldberg*-Interviews, da man bei diesem Interview prinzipiell ja bei Erreichen eines Cut-offs von 20 davon ausgeht, daß eine behandlungsbedürftige psychische Störung vorliegt. Zunächst seien die erhobenen Symptome nach *Goldberg* kurz dargestellt, sodann soll die Beziehung zwischen psychiatrischer Diagnose und Symptomen dargelegt werden.

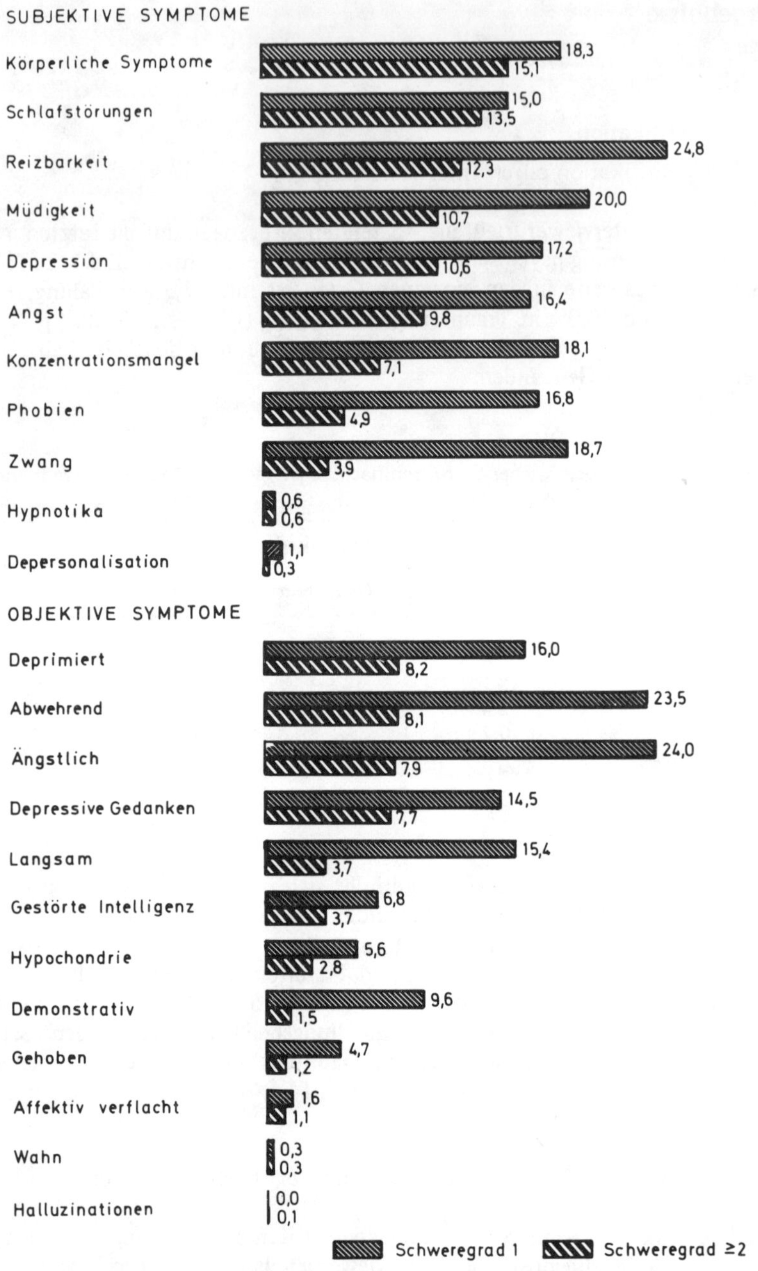

Abb. 8 Häufigkeit psychiatrischer Symptome nach *Goldberg*. Die Prozentzahlen bei den subjektiven Symptomen beziehen sich auf n = 1 529 (bei 7 Probanden war eine Befragung nicht möglich), bei den objektiven auf n = 1 535 (bei 1 Probanden konnte keine Beurteilung durch den Interviewer erfolgen)

Bei den *Goldberg*-Symptomen unterscheiden wir analog wie bei den Diagnosen nach Schweregrad 1, d.h. Symptomen ohne Krankheitswert und Schweregrad ⩾ 2, in der Regel behandlungsbedürftigen Symptomen (Abb. 8).

Bei den subjektiven Symptomen (Schweregrad ⩾ 2) stehen körperliche Symptome, Schlafstörungen, Reizbarkeit und Müdigkeit im Vordergrund. Etwa 4 bis 10% der Probanden leiden an Depressionen, Angst, Konzentrationsmangel, Phobie und Zwangssymptomen; nur selten kommen die Symptome Depersonalisation und Hypnotikagebrauch vor. – Bei den manifesten Abnormitäten (Schweregrad ⩾ 2) zeigten etwa 8% der Probanden ein deprimiertes, abwehrendes, ängstliches Verhalten oder depressive Gedanken; danach folgen in deutlichem Abstand mit Werten unter 4% die Symptome langsam, gestörte Intelligenz, Hypochondrie, demonstrativ, gehoben und affektiv verflacht. Wahn und Halluzinationen wurden bei 0,3 bzw. 0,1% der Probanden registriert. – 20% bis 25% der Probanden berichteten über leichte Symptome von Reizbarkeit, Müdigkeit oder zeigten ein abwehrendes oder ängstliches Verhalten.

Bei Auswertung der Beschwerdenlisten nach *von Zerssen* fanden sich besonders häufig mit über 40% die Symptome Kreuz- oder Rückenschmerzen, Müdigkeit und Kopfschmerzen. Sehr selten (unter 10%) klagten die Probanden über Schluckbeschwerden, Gewichtsabnahme oder Erstickungsgefühl (Tab. 13).

3.1.3 Beziehung zwischen psychiatrischer Diagnose und Symptomen

Im folgenden soll mit Hilfe einer Regressionsanalyse die Bedeutung der Symptome für das Vorhandensein bzw. den Schweregrad einer psychischen Störung bewertet werden. Der vom Interviewer festgestellte Schweregrad stellt dabei die abhängige, die Symptome die unabhängige Variable dar.

Bezüglich der *Goldberg*-Symptome ergab sich bei einem multiplen Korrelationskoeffizienten von .78 und somit einem erklärten Varianzanteil von 60,4% folgende Regressionsgleichung:

Schweregrad der psychischen Erkrankung =
\+ .21 (gestörte Intelligenz – organisch)
\+ .19 (deprimiert)
\+ .17 (ängstlich)
\+ .17 (gestörte Intelligenz – Minderbegabung)
\+ .15 (körperliche Symptome)
\+ .11 (affektiv verflacht)
\+ .11 (abwehrend)
\+ .11 (depressive Gedanken)
\+ .08 (Hypochondrie)
\+ .08 (Schlafstörungen)
\+ .07 (Angst)
\+ .05 (Hypnotikagebrauch)
\+ 1.07 (Konstante)

Somit korreliert der Schweregrad der psychischen Erkrankung vor allem mit den objektiven Symptomen gestörte Intelligenz, deprimiert und ängstlich.

Eine entsprechende Regressionsanalyse ergab im Vergleich zu den Symptomen des *Goldberg*-Interviews für die Beschwerden der B–L und B–L' eine geringere multiple Korrelation (.54).

Tabelle 13 Häufigkeit der Symptome der Beschwerdenlisten nach *v. Zerssen*. Prozentzahlen bezogen auf n = 1 527

Beschwerdenliste	stark (1)	mäßig (2)	kaum (3)	Summe (1)–(3)
Kreuz- oder Rückenschmerzen	10,1	19,7	13,6	43,4
Müdigkeit	6,0	15,3	19,4	40,7
Kopfschmerzen, bzw. Druck im Kopf, Gesichtsschmerzen	8,6	15,3	16,2	40,1
Reizbarkeit	5,6	16,0	16,6	38,2
Mattigkeit	4,9	14,3	16,1	35,3
innere Unruhe	6,0	14,0	14,2	34,2
starkes Schwitzen	9,1	12,6	11,7	33,4
Grübelei	5,7	13,1	14,5	33,3
Herzklopfen, Herzjagen, Herzstolpern	4,8	14,1	14,2	33,1
Schweregefühl bzw. Müdigkeit in den Beinen	7,3	14,3	10,6	32,2
Konzentrationsschwäche	3,2	9,8	18,3	31,3
Gelenk- oder Gliederschmerzen	8,1	11,2	10,2	29,5
kalte Füße	8,6	11,3	8,6	28,5
rasche Erschöpfbarkeit	5,0	9,4	13,9	28,3
trübe Gedanken	4,3	8,3	15,0	27,6
Schlaflosigkeit	6,4	10,9	10,2	27,5
Schwächegefühl	4,4	9,0	13,9	27,3
innere Gespanntheit	3,3	9,4	14,0	26,7
Schwindelgefühl	3,7	10,8	12,2	26,7
Neigen zum Weinen	5,2	8,6	12,6	26,4
Taubheitsgefühl („Einschlafen", „Absterben", „Brennen oder Kribbeln") in Händen und/oder Füßen	4,9	10,6	10,7	26,2
Nacken- oder Schulterschmerzen	6,7	10,9	8,0	25,6
Überempfindlichkeit gegen Kälte	4,7	10,8	9,9	25,4
Kurzatmigkeit	3,9	9,8	10,8	24,5
Stiche, Schmerzen oder Ziehen in der Brust	3,4	10,9	10,0	24,3
Frieren	3,6	10,7	9,0	24,3
Druck- oder Völlegefühl im Leib	2,8	10,2	9,9	22,9
Angstgefühl	4,0	7,3	11,3	22,6
Sodbrennen oder saures Aufstoßen	2,6	8,8	11,0	22,4
Verstopfung	5,6	9,0	7,7	22,3
übermäßiges Schlafbedürfnis	4,1	8,6	8,8	21,5
aufsteigende Hitze, Hitzewallungen	4,3	8,0	8,5	20,8
Leibschmerzen (einschließlich Magen- oder Unterleibsschmerzen)	3,1	8,6	8,8	20,5
Überempfindlichkeit gegen Wärme	3,5	7,5	9,3	20,3
Energielosigkeit	1,8	5,6	11,9	19,3
leichtes Erröten	2,4	6,7	9,5	18,6
Zittern	3,1	5,2	9,0	17,3
Unruhe in den Beinen	3,1	6,4	7,6	17,1
Mangel an geschlechtlicher Erregbarkeit	2,7	5,3	8,0	16,0
Gleichgewichtsstörungen	1,5	6,4	7,6	15,5
Übelkeit	1,6	5,0	7,8	14,4
Kloßgefühl, Engigkeit oder Würgen im Hals	1,5	5,0	6,4	12,9
Appetitlosigkeit	1,3	3,9	6,2	11,4
Schluckauf	0,6	2,6	7,5	10,7
anfallsweise Atemnot	1,6	4,6	4,4	10,6
Gewichtsabnahme	1,7	3,3	4,6	9,6
Schluckbeschwerden	0,7	3,7	4,5	8,9
Erstickungsgefühl	0,5	2,2	2,6	5,3

Schweregrad der psychischen Erkrankung =
+ .14 (Neigung zum Weinen)
+ .14 (trübe Gedanken)
+ .10 (innere Unruhe)
+ .10 (Schlaflosigkeit)
+ .10 (Mattigkeit)
+ .08 (Appetitlosigkeit)
+ .07 (Atemnotanfälle)
+ .07 (Schwindelgefühl)
+ .07 (Sodbrennen)
+ 1.22 (Konstante)

Den höchsten Varianzanteil erklären dabei die Symptome Neigung zum Weinen, trübe Gedanken, innere Unruhe, Schlaflosigkeit und Mattigkeit, die in einem engeren Zusammenhang zu psychischen Problemen stehen als die körperlichen Symptome der Beschwerdenliste.

Des weiteren stellt sich die Frage, inwieweit sich die Symptome des *Goldberg*-Interviews in den einzelnen Diagnosengruppen widerspiegeln (Abb. 9). – Die Diagnosen (prä)senile Demenz und andere organische psychiatrische Erkrankungen zeigen ein sehr ähnliches Symptomprofil mit überdurchschnittlich hohen Werten bei den Items Schlafstörungen, Mangel an Konzentration, langsam und gestörte Intelligenz. Schizophrene und Probanden mit affektiven und anderen Psychosen zeigen sowohl bei der Mehrzahl der subjektiven als auch der objektiven Symptome überdurchschnittlich hohe Werte. In etwas geringerem Ausmaß gilt dies auch für die neurotischen und psychosomatischen Erkrankungen, die sich deutlich von den Persönlichkeitsstörungen unterscheiden. In dieser Gruppe kommen im Gegensatz zu den Neurosen die Symptome abwehrend und demonstrativ, überdurchschnittlich häufig vor. Die Alkoholiker weisen lediglich bei den Symptomen Reizbarkeit und abwehrend überdurchschnittliche Werte auf. Die Symptomausprägungen für die Oligophrenen liegen nur bei den objektiven Symptomen langsam, abwehrend, demonstrativ und gestörte Intelligenz um mindestens eine Standardabweichung über dem Mittelwert der Gesamtstichprobe.

Eine entsprechende Analyse für die Symptome der Beschwerdenlisten können wir nicht vorlegen, da die darin enthaltenen Allgemeinbeschwerden nicht ausreichend zwischen psychiatrischen Diagnosengruppen differenzieren.

3.1.4 Reliabilität der Beschwerdenlisten nach von Zerssen

Die Reliabilität der Beschwerdenlisten nach *von Zerssen* (1976) läßt sich durch Berechnung des Korrelationskoeffizienten zwischen den beiden Parallelformen B–L und B–L' bestimmen. In unserer Untersuchung ergab sich für alle Probanden ein ähnlich hoher Wert (.82) wie in der Eichstichprobe (.85) von *von Zerssen*. Berücksichtigt man die Probanden mit einer psychiatrischen Diagnose, so ist die Paralleltestkorrelation mit .85 noch geringfügig höher und entspricht ebenfalls derjenigen aus einer psychiatrischen Vergleichsgruppe (.88), die *von Zerssen* untersucht hatte.

Da einige Items der Beschwerdenlisten bzw. des *Goldberg*-Interviews sehr ähnliche Symptome messen, lag es nahe, die Korrelationskoeffizienten zwischen diesen Symptomen zu bestimmen, um Aussagen über die Verläßlichkeit der Proban-

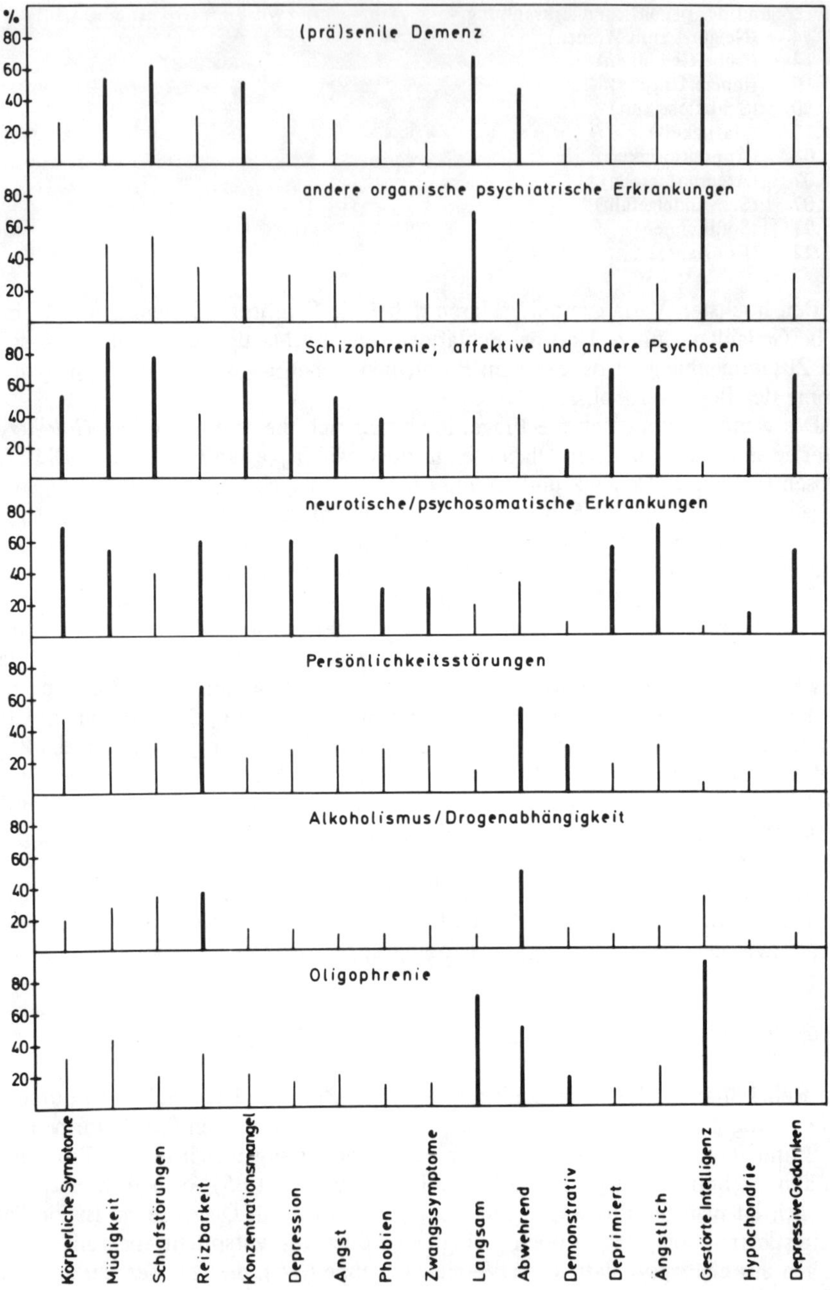

Abb. 9 Häufigkeit der *Goldberg*-Symptome (Schweregrad 1–4) nach psychiatrischer Diagnose (Schweregrad 1–4). Wegen der geringen Häufigkeit (unter 6%) wurden die Symptome Depersonalisation, Hypnotika, gehoben, affektiv verflacht, Wahn und Halluzinationen nicht berücksichtigt.

denangaben zu machen (Tab. 14). Die Werte lagen zwischen .44 und .63 bzw. .35 und .64 ($p < .001$).

Tabelle 14 Korrelation zwischen ausgewählten Symptomen der Beschwerdenlisten und des *Goldberg*-Interviews. Sämtliche Koeffizienten unterscheiden sich hochsignifikant ($p < .001$) von einer Zufallsverteilung ($r = 0$)

Müdigkeit (GBI)					
.59	Müdigkeit (B–L')				
.59	.63	Mattigkeit (B–L)			
.52	.50	.60	Schwächegefühl (B–L)		
.59	.59	.61	.60	rasche Erschöpfbarkeit (B–L')	
.48	.48	.48	.44	.51	Energielosigkeit (B–L')

Bei der Beurteilung der Höhe der Korrelationskoeffizienten muß jedoch berücksichtigt werden, daß es sich bei der Beschwerdenliste im Gegensatz zum *Goldberg*-Interview um eine Selbstbeurteilungsskala handelt, wenngleich das Ausfüllen in Gegenwart des Interviewers besonders bei älteren Probanden gelegentlich mit seiner Hilfe erfolgte. – Bei dem Symptom Müdigkeit der Beschwerdenliste dürfte rein körperliche Müdigkeit etwa aufgrund harter Arbeit eine größere Rolle spielen als bei dem entsprechenden Item im *Goldberg*-Interview, wo die psychischen Komponenten der Müdigkeit etwa im Sinne von Antriebslosigkeit stärker gewichtet werden.

Für die folgenden einander sehr ähnlichen Symptome ergaben sich Korrelationen zwischen .35 und .83 (Tab. 15 und 16).

Tabelle 15 Korrelation zwischen ausgewählten Symptomen der Beschwerdenlisten. Sämtliche Koeffizienten unterscheiden sich hochsignifikant ($p < .001$) von einer Zufallsverteilung ($r = 0$)

innere Unruhe						
.56	Grübelei					
.59	.54	innere Gespanntheit				
.52	.48	.55	Angstgefühle			
.54	.64	.62	.59	trübe Gedanken		
.35	.41	.38	.37	.51	Lebensmüdigkeit	
.41	.49	.43	.49	.51	.36	Neigung zum Weinen

Tabelle 16 Korrelation zwischen ausgewählten Symptomen der Beschwerdenlisten bzw. des *Goldberg*-Interviews. Sämtliche Koeffizienten unterscheiden sich hochsignifikant ($p < .001$) von einer Zufallsverteilung ($r = 0$)

Schlafstörungen (GBI)	x	Schlaflosigkeit (B–L):	.83
Frieren (B–L')	x	Überempfindlichkeit gegen Kälte (B–L):	.53
Gleichgewichtsstörungen (B–L')	x	Schwindelgefühl (B–L):	.52
Atemnotanfälle (B–L')	x	Kurzatmigkeit (B–L):	.52
Erstickungsgefühl (B–L')	x	Atemnotanfälle (B–L'):	.65

3.1.5 Validität der Erhebungsinstrumente

Zur Frage der Validität von *Goldberg*-Interview und Beschwerdenlisten untersuchten wir 4 Themenbereiche:
- Korrelation mit Außenkriterien (externe Validierung)
- Korrelation mit validitätsverwandten Variablen (interne Validierung)
- Faktorenanalyse
- Testwertunterschiede beim Gruppenvergleich.

3.1.5.1 Korrelation mit Außenkriterien (externe Validierung)

Da in der Psychiatrie im Unterschied zur somatischen Medizin in der Regel keine natürlichen externen Validierungskriterien wie etwa Operations- und Röntgenbefunde zur Verfügung stehen, sind wir auf das Expertenurteil angewiesen bzw. die im Interview ermittelte Diagnose. Die Beurteilung durch einen zweiten Interviewer – sicherlich eine bessere Lösung – war aus Gründen des zu großen Aufwandes nicht zu verwirklichen.

In unserer Untersuchung zeigte sich, daß der vom psychiatrischen Interviewer festgelegte Schweregrad einer psychischen Erkrankung mit dem Gesamtscore des *Goldberg*-Interviews mit .73 korrelierte. Der entsprechende Wert für die Beschwerdenliste

$$\frac{(B\text{–}L + B\text{–}L')}{2}$$

in der somatische Symptome im Vordergrund stehen, liegt mit .47 niedriger, kann aber nach *Lienert* (1969) noch als ausreichend ($r > .30$) angesehen werden. Für die Beschwerdenliste B–L und B–L' lag der Korrelationskoeffizient mit .44 bzw. .46 in einer ähnlichen Größenordnung.

3.1.5.2 Korrelation mit validitätsverwandten Variablen (interne Validierung)

Zwischen dem *Goldberg*-Score (subjektiv) und den Beschwerdenlisten ergaben sich Korrelationskoeffizienten von .65 (B–L) bzw. .66 (B–L').

Zwischen dem von den Probanden anhand einer 5-stufigen Skala (sehr gut/gut/mäßig/schlecht/sehr schlecht) eingeschätzten allgemeinen Gesundheitszustand und den Beschwerdenlisten bzw. dem *Goldberg*-Score (subj.) war der Zusammenhang mit Werten um .50 schwächer ausgeprägt (Tab. 17).

Tabelle 17 Korrelation des Summenscore der Beschwerdenlisten und der *Goldberg*-Symptome (subj.) mit der subjektiven Einschätzung des Gesundheitszustandes

	Gesundheitszustand (subj.)
B–L	.54
B–L'	.50
(B–L + B–L') / 2	.54
Goldberg-Score (subjektiv)	.50

3.1.5.3 Faktorenanalyse

Eine Faktorenanalyse für die Items der Beschwerdenlisten B–L und B–L' ergab (Tab. 18), daß der Faktor I, der allein 26,0% der Gesamtvarianz erklärte, um ein Vielfaches mächtiger war als der Faktor II (4,5%), Faktor III (3,7%) und Faktor IV (3,2%). Somit ist weitgehend faktorielle Eindimensionalität (*Lienert* 1969) der Testskala gegeben, die als ein Aspekt ihrer Konstrukt-Validität betrachtet werden kann. – Ein sehr ähnliches Ergebnis zeigte die Faktorenanalyse für die *Goldberg*-Symptome (Tab. 19). Bei einer erklärten Gesamtvarianz von 39,4% kam allein dem Faktor I ein Anteil von 23,6% zu, wobei vor allem bei den subjektiven Symptomen hohe Ladungen zu verzeichnen sind. Der Faktor II mit hohen Ladungen bei den Symptomen langsam, affektiv verflacht, Wahn und gestörte Intelligenz erklärt einen Varianzanteil von 9,3%; auf den Faktor III, der vor allem bei den Symptomen demonstrativ und gehoben hohe Ladungen aufweist, entfallen 6,5% der Gesamtvarianz.

3.1.5.4 Testwertunterschiede beim Gruppenvergleich

Für alle Probanden zeigt sich, daß die Mittelwerte der Summenscores der Beschwerdenlisten B–L und B–L' etwa gleich hoch sind. Da beide Parallelformen der Beschwerdenliste so konzipiert sind, daß sie körperliche und psychische Allgemeinbeeinträchtigung in derselben Weise messen sollen, entspricht dies der Erwartung. Die folgende Übersicht zeigt aber auch, daß dieses Ergebnis auch für verschiedene soziodemographische und diagnostische Gruppen gilt (Tab. 20).

Lediglich bei Männern und den 65- bis 74jährigen liegt die Mittelwertdifferenz zwischen den Summenscores beider Beschwerdenlisten bei 1,9 Punkten, bei allen anderen Populationen niedriger.

Die Mittelwerte der Summenscores der Beschwerdenlisten B–L und B–L', bezogen auf diagnostische Gruppen, waren mit Ausnahme der Schizophrenen (Differenz: 3,3 Punkte) und Probanden mit Erkrankungen der Bewegungsorgane (Differenz: 2,6 Punkte) etwa gleich hoch (Tab. 21).

Tabelle 18 Varimax rotierte Faktorenmatrix der Items der Beschwerdenlisten B–L und B–L'

Variablen	Faktor I	Faktor II	Faktor III	Faktor IV	Kommunalität
Kloßgefühl, Engigkeit im Hals	.38	– .09	.01	– .02	.15
Kurzatmigkeit	.52	– .46	– .19	– .03	.52
Schwächegefühl	.64	– .28	– .02	– .28	.56
Schluckbeschwerden	.31	– .02	.10	.09	.11
Stiche, Ziehen in der Brust	.49	– .21	– .08	.06	.29
Druck-/Völlegefühl im Leib	.47	.01	.18	.24	.31
Mattigkeit	.69	– .11	.04	– .27	.56
Übelkeit	.46	.05	.07	– .12	.23
Sodbrennen, saures Aufstoßen	.26	.05	.30	.11	.17
Reizbarkeit	.51	.34	– .12	.12	.41
Grübelei	.64	.30	– .28	– .02	.58
starkes Schwitzen	.42	.01	.04	.31	.27
Kreuz- oder Rückenschmerzen	.45	– .14	.25	.17	.31
innere Unruhe	.69	.25	– .18	.08	.57
Schweregefühl, Müdigkeit in den Beinen	.56	– .21	.19	.08	.40
Unruhe in den Beinen	.51	– .12	.08	.06	.29
Überempfindlichkeit gegen Wärme	.40	– .05	– .13	.26	.24
Überempfindlichkeit gegen Kälte	.45	.12	.33	– .18	.36
übermäßiges Schlafbedürfnis	.44	.23	.09	– .19	.28
Schlaflosigkeit	.57	– .17	– .08	.02	.36
Schwindelgefühl	.58	– .17	– .01	– .06	.37
Zittern	.56	.06	– .11	– .03	.33
Nacken-/Schulterschmerzen	.50	– .12	.21	.22	.35
Gewichtsabnahme	.35	.05	.04	– .46	.34
Kopfschmerzen	.42	.05	.22	.06	.23
Müdigkeit	.70	– .01	.07	– .24	.55
Gleichgewichtsstörungen	.55	– .16	.01	– .01	.33
anfallsweise Atemnot	.44	– .51	– .21	.06	.50
Erstickungsgefühl	.37	– .43	– .13	.01	.34
Neigung zum Weinen	.57	.19	– .28	.04	.43
Appetitlosigkeit	.42	.04	– .01	– .43	.37
Schluckauf	.26	.25	.25	.02	.19
Herzklopfen, Herzjagen	.60	.23	– .08	.11	.43
rasche Erschöpfbarkeit	.70	– .21	– .05	– .24	.58
Angstgefühl	.65	.20	– .30	.14	.57
Leib-/Magenschmerzen	.44	.16	.24	.02	.28
Verstopfung	.37	.04	.17	.23	.22
Energielosigkeit	.66	.04	– .08	– .15	.47
Gelenk-/Gliederschmerzen	.43	– .24	.24	.21	.34
Konzentrationsschwäche	.60	.12	– .10	– .01	.39
kalte Füße	.45	.18	.41	– .04	.41
Mangel an geschlechtlicher Erregbarkeit	.39	.03	– .06	.00	.16
leichtes Erröten	.29	.45	.07	.05	.30
Frieren	.48	.24	.40	– .21	.49
Hitze, Hitzewallungen	.40	.11	– .01	.46	.39
trübe Gedanken	.66	.24	– .40	– .01	.65
innere Gespanntheit	.63	.34	– .33	.08	.63
Taubheitsgefühl in Händen/Füßen	.53	– .11	.25	.16	.38
% Anteil an der Gesamtvarianz	26,0	4,5	3,7	3,2	

Tabelle 19 Varimax rotierte Faktorenmatrix der *Goldberg*-Symptome

Variablen	Faktor I	Faktor II	Faktor III	Kommunalität
körperliche Symptome	.64	– .24	.06	.47
Müdigkeit	.72	.02	– .13	.53
Schlafstörung	.60	– .02	– .01	.36
Hypnotika	.12	– .09	.21	.06
Reizbarkeit	.55	– .11	.21	.36
Mangel an Konzentration	.61	.18	– .17	.43
Depressionen	.80	– .16	– .13	.68
Angst	.69	– .16	– .03	.50
Phobie	.28	– .10	.08	.09
Zwangssymptome	.32	– .15	– .10	.14
Depersonalisation	.23	.03	– .25	.12
langsam	.33	.68	– .14	.59
abwehrend	.33	.28	.33	.29
demonstrativ	.23	.04	.74	.60
deprimiert	.78	– .13	– .19	.66
ängstlich	.73	– .18	.03	.57
gehoben	.21	– .01	.65	.47
affektiv verflacht	.21	.69	.14	.54
Wahn	.21	.48	– .04	.27
Halluzinationen	.15	.15	.25	.11
gestörte Intelligenz (organisches Psychosyndrom)	.20	.60	– .10	.42
gestörte Intelligenz (Minderbegabung)	.11	.58	.06	.35
Hypochondrie	.40	– .03	.27	.23
depressive Gedanken	.77	– .14	– .12	.62
%-Anteil an der Gesamtvarianz	23,6	9,3	6,5	

Tabelle 20 Testwertstatistiken für verschiedene soziodemographische Untergruppen

Merkmal	Ausprägung	Mittelwert		Standardabweichung	
		B–L	B–L'	B–L	B–L'
Geschlecht	männlich	9,0	7,1	9,3	8,2
	weiblich	11,7	11,4	10,8	10,5
Alter	15–24	6,9	7,3	8,0	8,4
	25–34	8,8	8,0	8,7	8,3
	35–44	9,7	8,1	10,2	9,4
	45–54	11,9	10,9	10,9	10,9
	55–64	12,6	11,2	10,8	10,1
	65–74	13,0	11,1	11,0	10,6
	75 +	14,0	13,1	10,3	9,7
soziale Schicht	I	8,3	6,7	6,6	6,4
	II	9,7	8,2	8,9	7,8
	III	10,8	10,0	10,5	10,0
	IV	10,4	9,3	10,2	9,9
	V	11,8	10,9	11,8	11,2

Tabelle 21 Testwertstatistiken für verschiedene diagnostische Untergruppen

psychiatrische/somatische Diagnosen	Mittelwert		Standardabweichung	
	B–L	B–L'	B–L	B–L'
P+ S+	16,9	15,5	11,4	11,2
P+ S–	13,7	13,3	12,0	11,5
P– S+	9,1	7,3	7,8	6,7
P– S–	5,6	5,0	6,5	6,1
(prä)senile Demenz	15,9	14,6	10,6	10,0
andere organische psychiatrische Erkrankungen	15,8	15,1	11,3	11,8
Schizophrenie	30,0	26,7	18,3	13,9
affektive und andere Psychosen	21,4	21,4	13,6	14,5
neurotische und psychosomatische Erkrankungen	16,5	15,7	11,4	11,1
depressive Neurosen	18,5	17,8	11,5	11,4
Persönlichkeitsstörungen	13,2	12,0	11,4	10,5
Alkoholismus oder Drogenabhängigkeit	10,6	8,7	11,5	10,4
Endokrine	9,6	8,0	8,4	7,7
Kardiovaskuläre	14,5	13,2	11,3	11,0
Gastrointestinale	13,0	12,3	9,8	9,9
Bewegungsorgane	14,1	11,5	10,7	10,2

3.1.6 Sensitivität, Spezifität und Gesamteffizienz des Goldberg-Interviews

In dieser Untersuchung bietet sich die Möglichkeit, Morbiditätsraten psychischer Störungen mit Hilfe verschiedener Erhebungsinstrumente (Fallidentifikation durch den psychiatrischen Interviewer, Summenscore der *Goldberg*-Symptome) anzugeben.

Im folgenden sollen die Beziehungen zwischen *Goldberg*-Score und der Fallidentifikation durch den psychiatrischen Interviewer unter dem Gesichtspunkt der Sensitivität, Spezifität und Gesamteffizienz (*Cooper* und *Morgan* 1977) des Erhebungsinstruments untersucht werden.

Die Sensitivität ist ein Maß für die Bestimmung des Anteils der positiven Fälle einer Stichprobe, Spezifität gibt den Anteil der Nichtfälle (negativen Fälle) an, ist somit zugleich ein Indikator für den Ausschluß falschpositiver Fälle. Die Gesamteffizienz ist als ein Maß für den Anteil der richtig zugeordneten Patienten zu betrachten. Eine Voraussetzung für das Messen dieser Variablen ist ein valides Außenkriterium, das die untersuchte Population in Fälle und Nichtfälle trennt. In unserem Fall verwenden wir hierzu die vom Interviewer gestellte psychiatrische Diagnose (Tab. 22).

Bei dem von *Goldberg* et al. (1970) vorgeschlagenen Cut-off von 20 Punkten zeigt sich, daß 87,0% (Gesamteffizienz) richtig zugeordnet wurden. Die Spezifität liegt mit 97,6% sehr hoch, d.h. nur 30 Probanden haben keine behandlungsbedürftige psychische Erkrankung, jedoch mehr als 20 *Goldberg*-Punkte. Von den 30 Probanden hatten jedoch 29 eine leichte psychische Erkrankung und nur einer keine psychiatrische Diagnose. In diesem Fall handelte es sich um eine 47jährige Frau, deren Sohn zwei Wochen vor dem Interview tödlich verunglückt ist. Die deutlich vorhandene depressive Symptomatik wurde vom Interviewer als nicht krankheitswertig, sondern als normale Trauerreaktion beurteilt.

Tabelle 22 Psychiatrische Fallidentifikation durch den Interviewer und *Goldberg*-Score

Interviewer-Urteil	*Goldberg*-Score		
	⩾ 20 Punkte	< 20 Punkte	gesamt
psychiatrische Diagnose Schweregrad ⩾ 2	(a) 140	(b) 138	278
keine bzw. Diagnose Schweregrad 1	(c) 30	(d) 1 221	1 251
gesamt	170	1 359	1 529

Spezifität: $\frac{d}{c + d}$ Sensitivität: $\frac{a}{a + b}$ Gesamteffizienz: $\frac{a + d}{a + b + c + d}$

Die Sensitivität jedoch ist bei einem Cut-off von 20 Punkten mit 50,3 sehr niedrig. Somit weisen etwa die Hälfte der Probanden mit behandlungsbedürftigen psychischen Störungen weniger als 20 *Goldberg*-Punkte auf.

Berechnen wir diesen Wert für einzelne Diagnosen (Abb. 10), so zeigt sich, daß vor allem Probanden mit der Diagnose Alkoholismus, Oligophrenie und Persönlichkeitsstörungen erheblich unter dem Durchschnittswert liegen. Ein wesentlich günstigeres Ergebnis erhält man für die Gruppen Schizophrenie, andere organische psychiatrische Erkrankungen und affektive Psychosen.

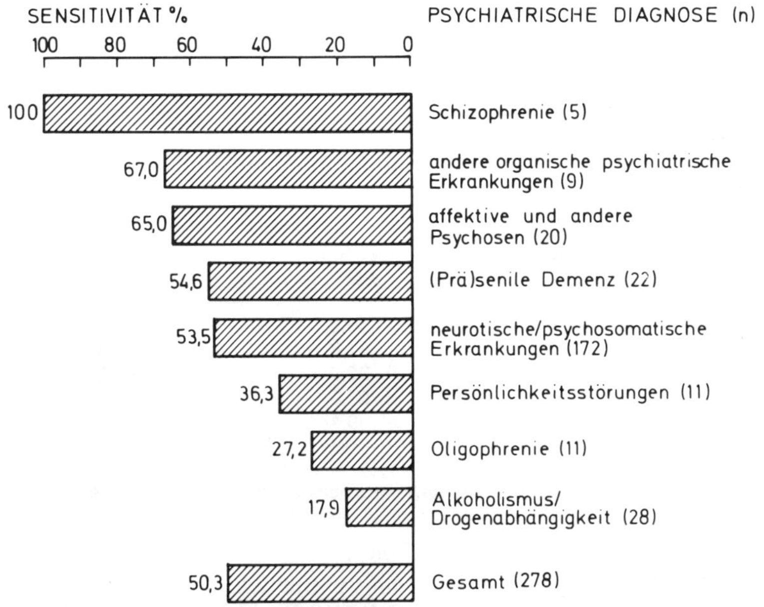

Abb. 10 Sensitivität des *Goldberg*-Interviews (Cut-off ⩾ 20 Punkte) und psychiatrische Diagnose Schweregrad ⩾ 2

Variieren wir den Cut-off-Punkt, so finden wir dennoch die höchste Trefferquote bei einem Schwellenwert von 20 Punkten (Abb. 11). Sensitivität und Spezifität stehen in einem umgekehrt proportionalen Verhältnis zueinander. Bei einem Cut-off von 10 Punkten liegen die Werte sowohl für die Sensitivität als auch für die Spezifität mit über 80% relativ hoch. Sind wir daran interessiert, möglichst alle Personen mit psychischen Störungen herauszufiltern, müssen wir einen niedrigen Cut-off-Punkt setzen. Bei einem Grenzwert von 15 Punkten verringert sich der Anteil der Falschnegativen, und es werden 2/3 der behandlungsbedürftigen psychischen Störungen erfaßt.

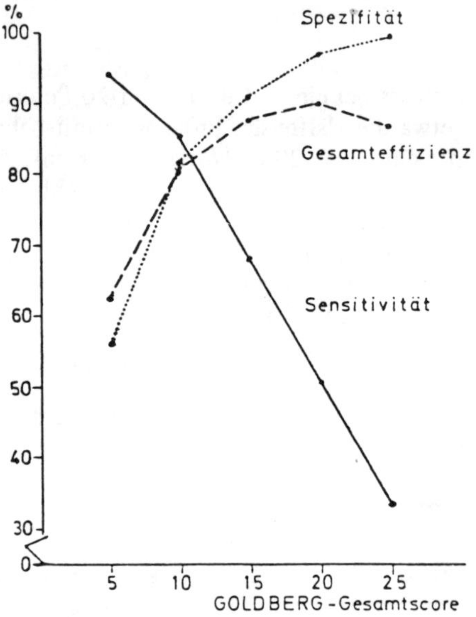

Cut-off (*Goldberg*-Score)	Sensitivität %	Spezifität %	Gesamteffizienz %
5	94,6	55,9	62,9
10	85,2	81,8	82,4
15	67,6	92,3	87,8
20	50,3	97,6	89,0
25	33,1	99,4	87,3

Abb. 11 Spezifität, Gesamteffizienz und Sensitivität bei variablem *Goldberg*-Score

Es zeigt sich aber, daß selbst dann, wenn wir eine sehr hohe Rate von Falschpositiven in Kauf nehmen und den Cut-off bei 10 Punkten setzen, immer noch 14,8% der laut Interviewer behandlungsbedürftigen Erkrankungen unberücksichtigt bleiben.

Reduzieren wir die Zahl der diagnostischen Untergruppen aus statistischen Gründen und unterscheiden nur nach neurotischen/psychosomatischen Erkrankungen, Alkoholismus/Drogenabhängigkeit und als Residualkategorie nach anderen psychischen Erkrankungen, ergibt sich für Alkoholismus und Drogenabhängigkeit auch bei einem Grenzwert von 10 oder 15 keine ausreichende Verbesserung der Sensitivität, wohl aber für andere psychische Erkrankungen, insbesondere Neurosen und psychosomatische Störungen (Abb. 12).

Wie erwartet, ist die Sensitivität für leichte psychische Erkrankungen stets niedriger als für die schweren. Der Kurvenverlauf der neurotischen/psychosomatischen Erkrankungen ähnelt demjenigen der anderen psychischen Erkrankungen, die vor allem psychische Alterserkrankungen und affektive Psychosen umfassen. Ein Hauptproblem, die Fallidentifikation mit Hilfe eines Summenscores und die diagnostische Beurteilung durch den Interviewer zur Deckung zu bringen, besteht darin,

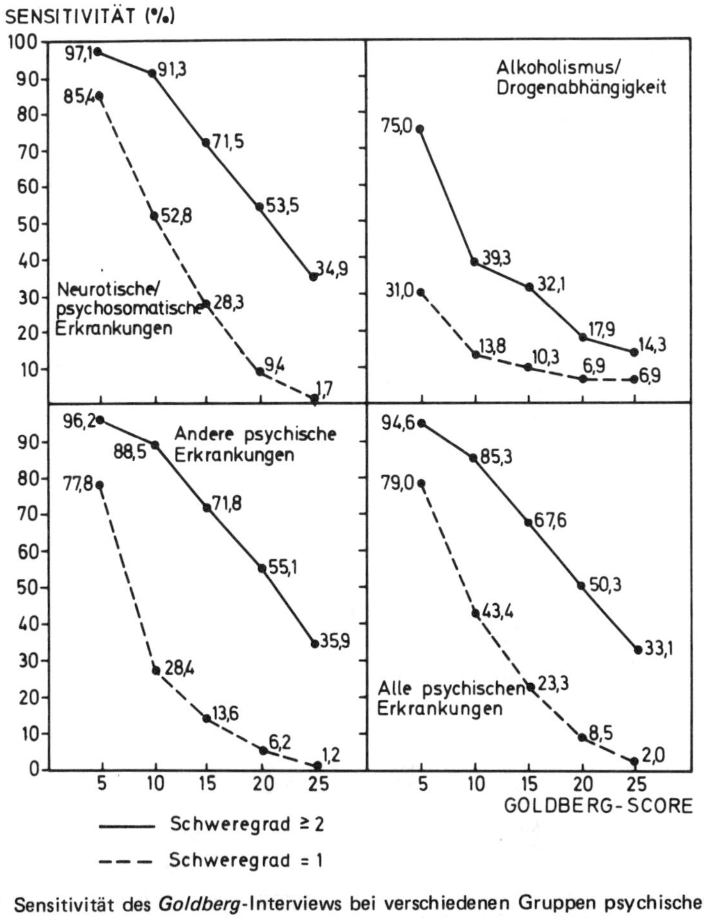

Abb. 12 Sensitivität des *Goldberg*-Interviews bei verschiedenen Gruppen psychischer Erkrankungen

daß bestimmte Personen an einem einzelnen, sehr schweren Symptom, etwa einer Phobie, leiden können und insgesamt nur einen sehr niedrigen Gesamtscore aufweisen. Extrem niedrig ist die Sensitivität beim Alkoholismus, wobei jedoch berücksichtigt werden muß, daß das *Goldberg*-Interview keine spezifischen Fragen zum Alkoholmißbrauch enthält. Ein Viertel der behandlungsbedürftigen Alkoholiker weisen sogar weniger als 5 Punkte auf. Im Rahmen einer Feldstudie ist der Alkoholismus „wegen der Heterogenität der Krankheitsbilder, des unspezifischen, vieldeutigen und teilweise versteckten Charakters der alkoholischen Syndrome und der

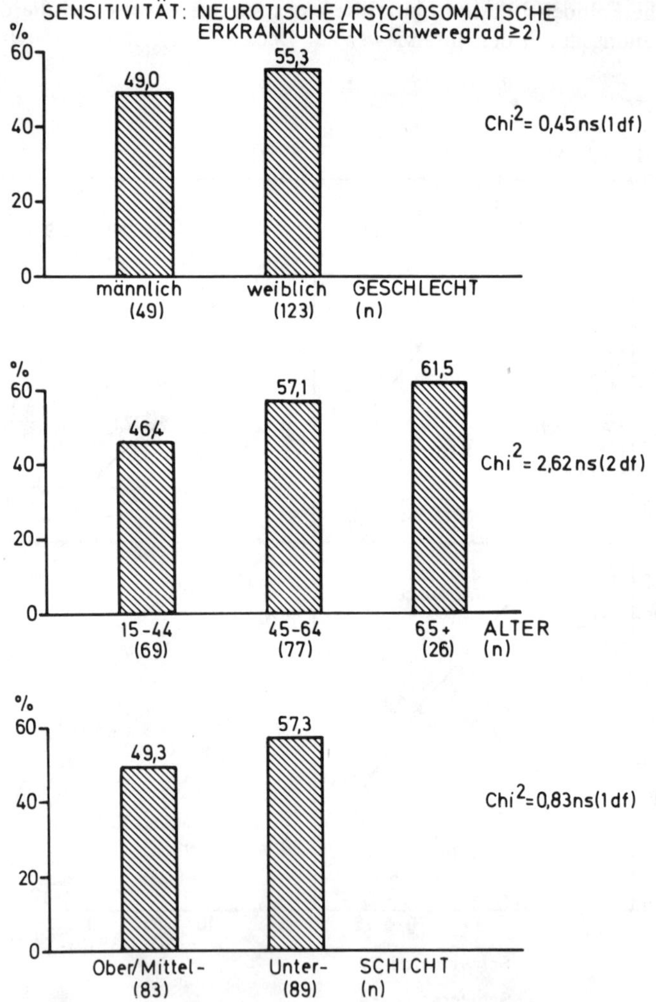

Abb. 13 Sensitivität des *Goldberg*-Interviews bei neurotischen Erkrankungen, bezogen auf Geschlecht, Alter und soziale Schicht (Cut-off ≥ 20)

zugehörigen Sozialprozesse, der bagatellisierenden Abwehrhaltungen vieler Alkoholiker und ihrer Umwelt" (*Solms* 1975) besonders schwer zu bestimmen. Auch läßt sich die Diagnose Alkoholismus nicht schematisch von der durchschnittlich pro Tag konsumierten Alkoholmenge ableiten. Untersuchungen in der Bundesrepublik Deutschland (*Wieser* und *Feuerlein* 1976; *Feuerlein* und *Küfner* 1977) wie auch unsere Feldstudie haben gezeigt, daß etwa 5% der Bevölkerung (15 Jahre und älter) durchschnittlich mehr als 100 ccm Alkohol, das entspricht mindestens 2 Litern Bier täglich, trinken, die Alkoholismusrate wird jedoch nur mit 2–3% angegeben. Umgekehrt ist es durchaus möglich, daß im Einzelfall – etwa bei einem Probanden mit einer Lebererkrankung – ein relativ niedriger Alkoholkonsum den Interviewer veranlaßte, Alkoholismus zu diagnostizieren.

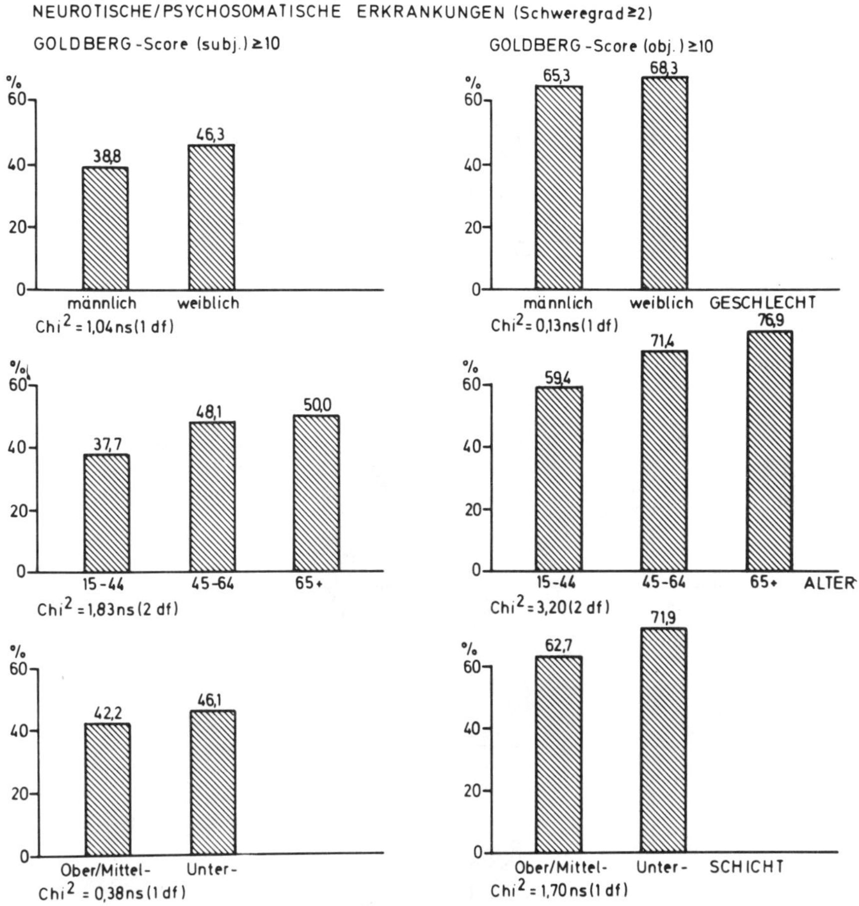

Abb. 14 Sensitivität des *Goldberg*-Interviews, getrennt nach subjektiven und objektiven Symptomen bei neurotischen/psychosomatischen Erkrankungen (Schweregrad ⩾ 2), bezogen auf Geschlecht, Alter und soziale Schicht (Cut-off ⩾ 10, entsprechend ⩾ 20 des Gesamtinterviews)

Sodann fragten wir uns, ob die Sensitivität bei dem gewählten Cut-off von 20 Punkten für verschiedene soziodemographische Merkmale unterschiedliche Werte aufweist. Wegen der geringen Fallzahl können wir die Alkoholiker nicht gesondert aufführen, so daß wir hier nur die diagnostische Gruppe der neurotischen/psychosomatischen Erkrankungen berücksichtigen können (Abb. 13).

Wir finden eine geringfügig höhere Sensitivität bei Frauen, älteren Probanden und Angehörigen der unteren sozialen Schichten (bestimmt nach *Moore* und *Kleining* 1960). In keinem Fall ist der Unterschied jedoch signifikant. Dieses Bild ändert sich auch dann nicht, wenn wir den *Goldberg*-Score für die subjektiven Symptome und die objektiven Symptome getrennt bestimmen (Abb. 14).

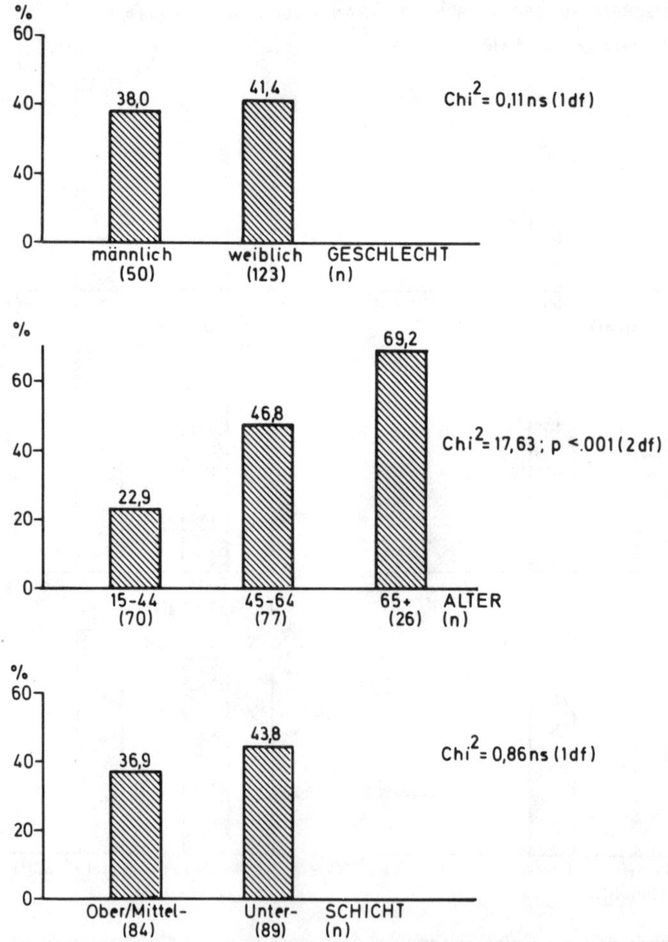

Abb. 15 Prozentsatz von Probanden mit neurotischen/psychosomatischen Erkrankungen (Schweregrad ⩾ 2) und einer zusätzlichen körperlichen Krankheit (Schweregrad ⩾ 2)

Bei Frauen, älteren Probanden und Unterschichtangehörigen besteht – bei gleicher Diagnose und gleichem Schweregrad – eine wenn auch nur geringfügig höhere Bereitschaft, Symptome zuzugeben. Eine mögliche Teilursache für die stärkere Symptomausprägung bei diesen Gruppen könnte darin bestehen, daß vor allem ältere Probanden und – in geringerem Ausmaß – auch Frauen und Unterschichtangehörige zusätzlich zu den neurotischen Störungen häufiger an einer organischen Erkrankung leiden, die ihrerseits den psychischen Status einer Person beeinflussen kann (Abb. 15).

3.2 Psychiatrische Diagnosen

Den Hauptanteil der psychischen Störungen in der Allgemeinbevölkerung machen mit einer Rate von 11,3% (Schweregrad $\geqslant 2$) neurotische und psychosomatische Erkrankungen aus (Abb. 16). Die Werte für die übrigen Diagnosengruppen mit einem Schweregrad $\geqslant 2$ liegen jeweils unter 2%. Leichtere psychische Störungen treten vor allem bei Probanden mit Neurosen, Persönlichkeitsstörungen und Alkoholismus auf und werden relativ selten bei Personen mit einer Psychose oder Oligophrenie diagnostiziert.

Die hier referierten Morbiditätsraten beziehen sich ausschließlich auf die psychiatrische Hauptdiagnose, das heißt also, die im Vordergrund stehende oder das Krankheitsbild bestimmende Diagnose. Berücksichtigen wir auch die Nebendiagnosen, die zusätzlich bei 112 Probanden, davon 51 mit Schweregrad 1 und 61 mit Schweregrad $\geqslant 2$ gestellt wurden, so erhöht sich die Gesamtmorbidität bei den behandlungsbedürftigen Alkoholikern um 0,9%, bei den Neurotikern um 2,1%. Die übrigen Erkrankungen, vor allem aber Schizophrenie, affektive und andere Psychosen sowie Oligophrenie, kamen nicht oder nur sehr selten als Nebendiagnosen vor (Tab. 23).

Diagnosenspezifisch zeigen sich deutliche Unterschiede zwischen der Landgemeinde und den beiden Städten (Abb. 17). Während in Palling nur 4,7% an behandlungsbedürftigen neurotischen und psychosomatischen Störungen leiden, liegt der entsprechende Wert in Traunstein mit 12,1% und Traunreut mit 13,5% sehr viel höher ($Chi^2 = 15{,}89$; 2df; $p < .001$). Leichtere neurotische und psychosomatische Erkrankungen kommen in allen drei Orten hingegen etwa gleich häufig vor.

Die niedrigere Rate behandlungsbedürftiger neurotischer und psychosomatischer Störungen in Palling spiegelt sich auch in den subjektiven Symptomen wider, die in einem engen Zusammenhang zu dieser Diagnose stehen. In Palling liegt der durchschnittliche Punktwert der subjektiven Symptome mit 2,2 viel niedriger als in Traunstein (3,8) und Traunreut (4,1). Der relativ höhere Anteil der Probanden in Palling mit der Diagnose Alkoholismus entspricht einer Angabe von vermehrtem Alkoholkonsum in diesem Ort.

Während in Traunstein und Traunreut 5,8 bzw. 3,6% der Bevölkerung durchschnittlich mehr als 80 g Alkohol am Tag konsumieren, sind es in Palling 7,8% ($Chi^2 = 7{,}41$; 2df; $p < .05$). Weitere diagnostische Unterschiede sind festzustellen bei der Demenz, die in Palling häufiger als in den beiden anderen Orten diagnostiziert wurde, was gegenüber Traunreut mit seiner durchschnittlich jüngeren Bevölkerung erklärlich ist, während der Unterschied gegenüber Traunstein mit seinem hohen Anteil an älteren Menschen überrascht.

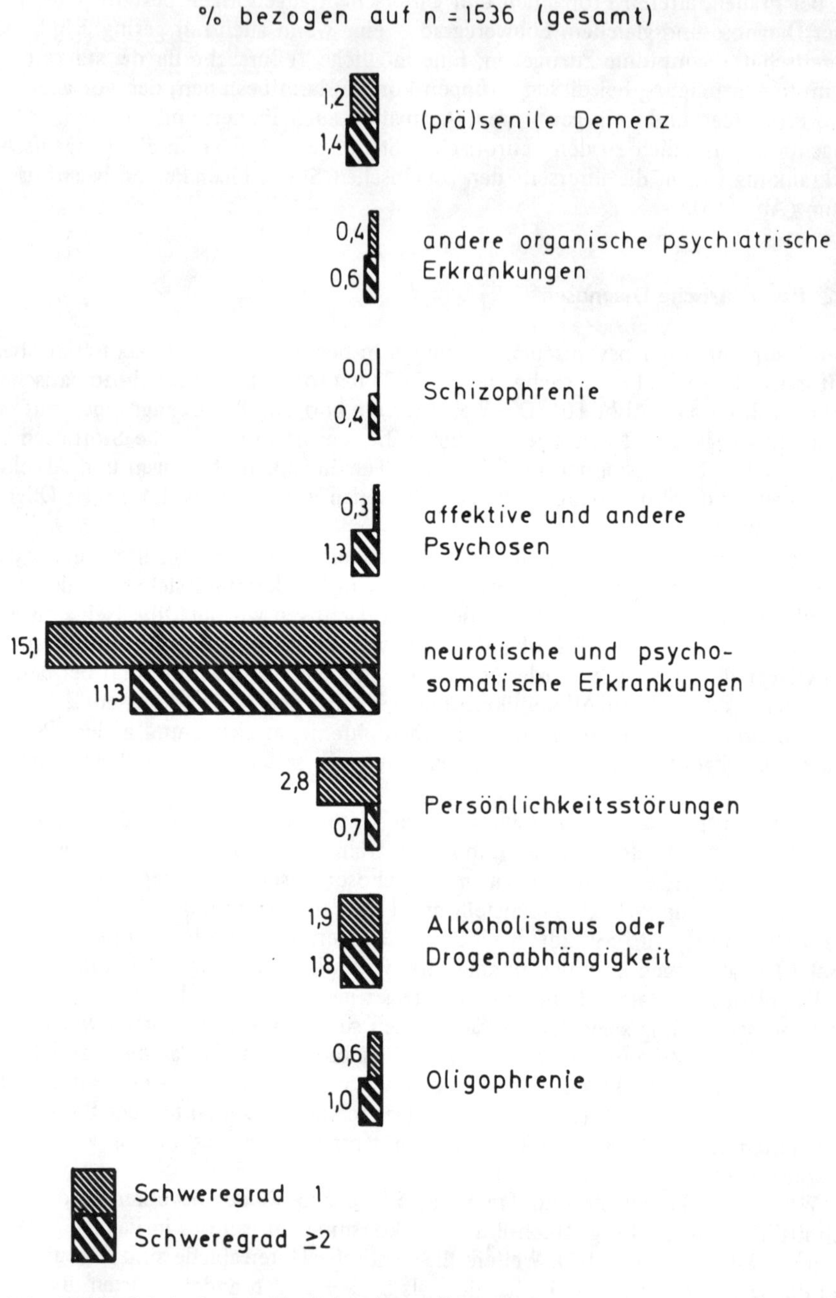

Abb. 16 Häufigkeit der psychiatrischen Hauptdiagnosen

Tabelle 23 Häufigkeit der psychiatrischen Haupt- und Nebendiagnosen. Prozentwerte bezogen auf n = 1 536

psychiatrische Diagnose	Haupt- und Nebendiagnose	
	Schweregrad 1	Schweregrad ⩾ 2
(prä)senile Demenz	1,5	1,8
andere organische psychiatrische Erkrankungen	0,4	0,9
Schizophrenie	0,0	0,4
affektive und andere Psychosen	0,3	1,4
neurotische und psychosomatische Erkrankungen	17,1	13,4
Persönlichkeitsstörungen	3,2	0,8
Alkoholismus oder Drogenabhängigkeit	2,4	2,7
Oligophrenie	0,7	1,0

Etwa die Hälfte aller Diagnosen (49,5%) wurden vom Interviewer als sicher, 39,2% als wahrscheinlich beurteilt (Tab. 24). In 11,3% wurde eine Verdachtsdiagnose gestellt. Der Sicherheitsgrad war bei den schweren psychischen Störungen deutlich höher als bei den leichten (Chi^2 = 23,92; 2df; $p < .001$).

Besonders hoch ist die vom Interviewer angegebene *Sicherheit psychiatrischer Diagnosen* (Schweregrad ⩾ 2) bei Schizophrenie, (prä)seniler Demenz, Oligophrenie und Alkoholismus/Drogenabhängigkeit (Abb. 18). Neurotische und psychosomatische Erkrankungen nehmen einen mittleren Rang ein. Relativ niedrig ist der Sicherheitsgrad bei anderen organischen psychiatrischen Erkrankungen, affektiven und anderen Psychosen – hierbei standen diagnostische Abgrenzungsprobleme zwischen Involutionsdepression und neurotischer Depression im Vordergrund – sowie Persönlichkeitsstörungen.

Bezüglich der leichteren psychischen Erkrankungen, fällt der niedrige Anteil sicherer Diagnosen bei neurotischen/psychosomatischen Erkrankungen (35,2%) und Persönlichkeitsstörungen (33,3%) auf; es wurden aber immerhin mehr als die Hälfte (neurotische/psychosomatische Erkrankungen: 50,2%; Persönlichkeitsstörungen: 51,1%) als wahrscheinlich bezeichnet. Bei der Diagnose Alkoholismus/ Drogenabhängigkeit wurde bei den leichten Erkrankungen mit einem Anteil von 75,9% ein ähnlich hoher Wert wie bei den schweren erreicht.

Die aufgrund anamnestischer Angaben beurteilte *Erkrankungsdauer* ergab, daß mehr als die Hälfte der leichten wie auch der schweren psychischen Störungen seit über 5 Jahren bestanden (Tab. 25). Es zeigte sich jedoch, daß die Dauer bei den leichteren Erkrankungen etwa doppelt so häufig nicht bestimmt werden konnte wie bei den schwereren.

Bezogen auf einzelne Diagnosen (Schweregrad ⩾ 2) fanden wir vor allem bei Alkoholismus/Drogenabhängigkeit, Schizophrenie und erwartungsgemäß bei Oligophrenie, eine erhebliche Chronizität (Abb. 19). Überraschend ist, daß psychische Alterserkrankungen zu etwa zwei Dritteln bereits länger als 5 Jahre bestanden. Etwa die Hälfte der Probanden mit einer neurotischen/psychosomatischen Erkrankung weist eine Krankheitsdauer von mehr als 5 Jahren auf. Der geringste Prozentsatz von Probanden mit längerer Krankheitsdauer findet sich bei der Diagnosengruppe affektive und andere Psychosen, was sich aus dem hohen Anteil von Involutionsdepressionen in dieser Gruppe erklärt.

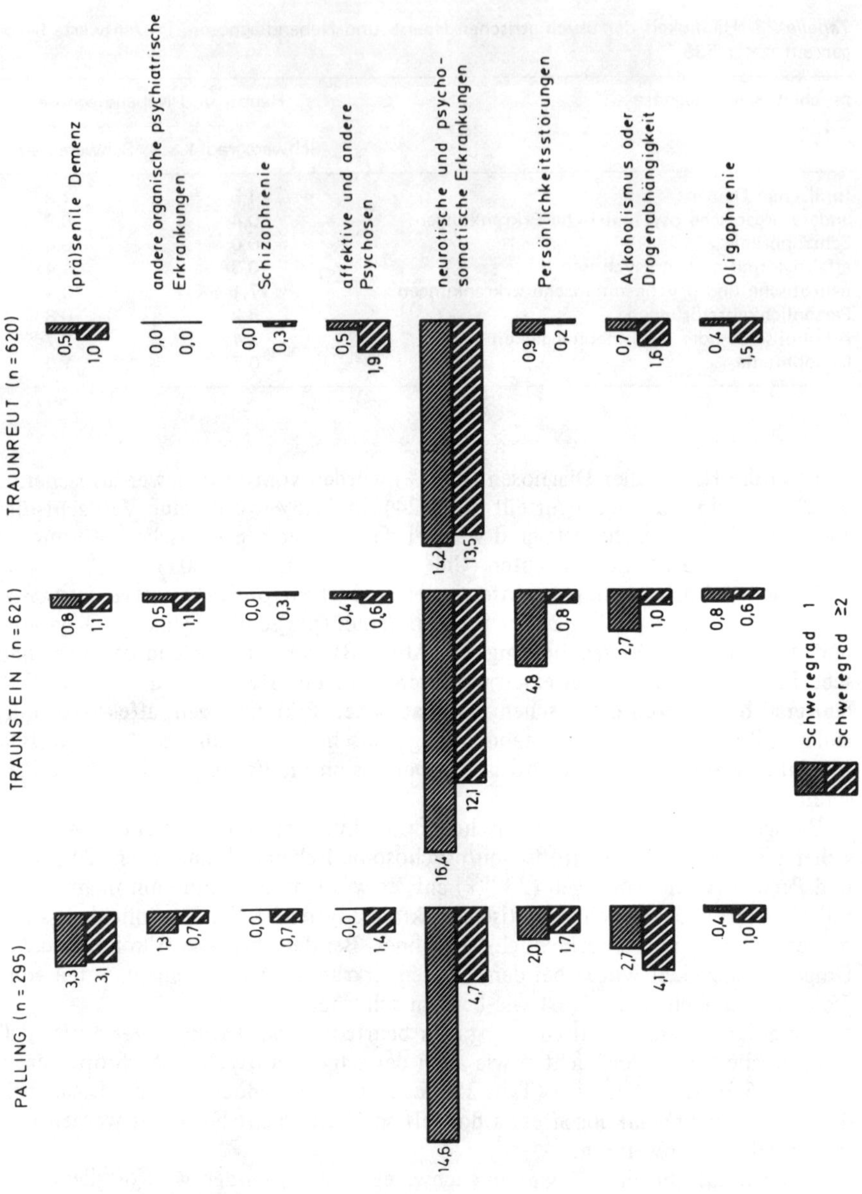

Abb. 17 Häufigkeit psychiatrischer Diagnosen nach Gemeinde

Tabelle 24 Sicherheit der psychiatrischen Diagnosen nach Schweregrad

psychiatrische Diagnose	Sicherheitsgrad			
	Verdacht	wahrschein-lich	sicher	gesamt (n = 100%)
Schweregrad 1	14,3	44,9	40,8	343
Schweregrad ≥ 2	7,7	32,3	60,0	285
gesamt	11,3	39,2	49,5	628

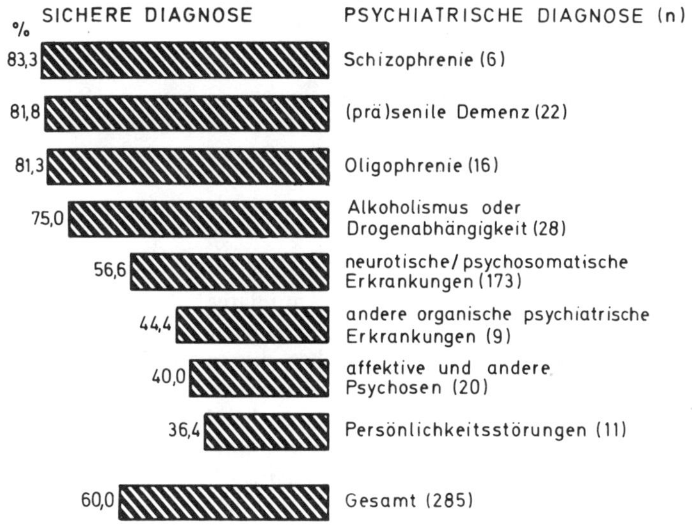

Abb. 18 Prozentualer Anteil sicherer Diagnosen (Schweregrad ≥ 2)

Tabelle 25 Psychische Störungen und Erkrankungsdauer

Erkrankungsdauer	psychiatrische Diagnose	
	Schweregrad 1	Schweregrad ≥ 2
unter 5 Jahre	25,1	29,5
über 5 Jahre	51,9	59,3
unbestimmt	23,0	11,2
gesamt (n = 100%)	343	285

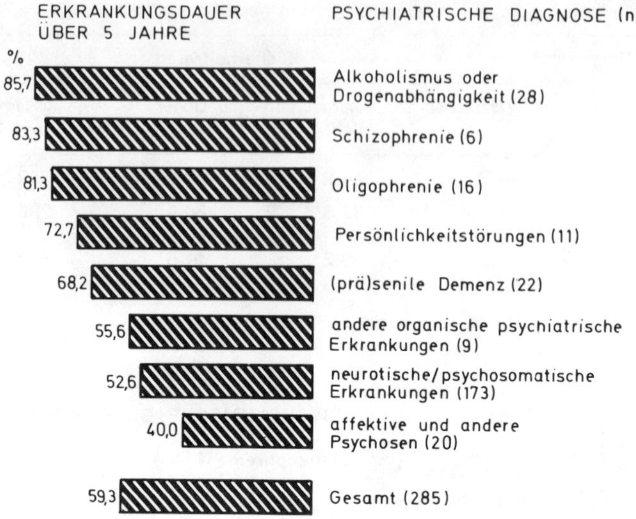

Abb. 19 Prozentualer Anteil der Probanden mit einer Erkrankungsdauer von über 5 Jahren nach psychiatrischer Diagnose (Schweregrad ⩾ 2)

Bei den leichteren neurotischen/psychosomatischen Erkrankungen, Persönlichkeitsstörungen und Alkoholismus war zu einem relativ hohen Prozentsatz (19,3; 47,6 bzw. 20,7%) die Erkrankungsdauer nicht zu bestimmen. Während bei den leichteren neurotischen und psychosomatischen Erkrankungen der Anteil der Probanden mit einer über 5jährigen Erkrankungsdauer mit 49,8% nur geringfügig niedriger war als bei den schweren, war die Differenz bei den Persönlichkeitsstörungen (50,0%) und dem Alkoholismus (58,6%) sehr viel größer.

Eine für die Behandlung und Versorgung wichtige Variable stellt die *Krankheitseinsicht* dar. Insgesamt war bei 60,4% der behandlungsbedürftigen Probanden nach Einschätzung des Interviewers eine Krankheitseinsicht gegeben (Abb. 20). Überdurchschnittlich hoch waren die Werte für Probanden mit anderen organischen psychiatrischen Erkrankungen, affektiven und anderen Psychosen sowie (prä)seniler Demenz. Eine sehr geringe Krankheitseinsicht und damit Behandlungsbereitschaft zeigten Persönlichkeitsgestörte, Schizophrene und Oligophrene und vor allem Alkoholiker.

Unterteilt man die psychiatrischen *Hauptdiagnosen* aller Schweregrade *nach dem vierstelligen ICD-Schlüssel,* so registriert man am häufigsten neurotische Depressionen (300.4) mit einer Rate von 12,8% (Tab. 26). Ein Anteil zwischen 2% und 3% fällt auf die Diagnosen „Psychosen bei Hirnarteriosklerose" (293.0), nicht näher bezeichnete Neurosen (300.9), gewohnheitsmäßigen Alkoholmißbrauch (303.1) und psychosomatische Störungen des Magen-Darm-Trakts (305.5). Bei der Diagnose Involutionsdepression (296.0), Angstneurose (300.0), Neurasthenie (300.5), anankastische Persönlichkeit (301.4), nicht näher bezeichnete Persönlichkeitsstörung (301.9), psychosomatische Störung des Herz- und Kreislaufsystems (305.3) liegt die Rate zwischen 1% und 2%, bei allen übrigen vierstelligen ICD-Diagnosen unter einem Prozent.

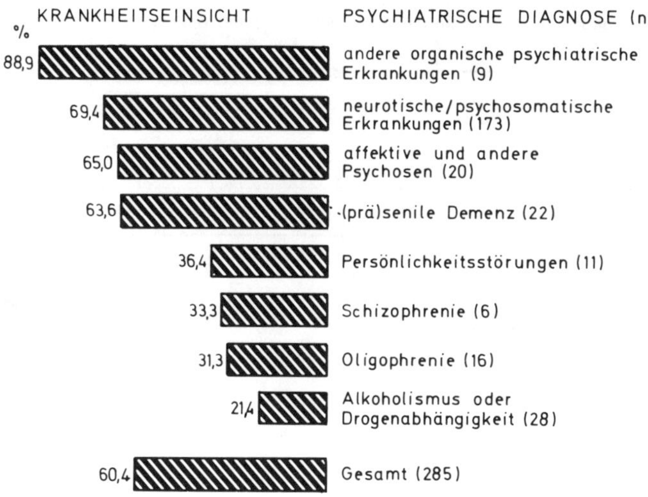

Abb. 20 Prozentualer Anteil der Probanden mit Krankheitseinsicht nach psychiatrischer Diagnose (Schweregrad ⩾ 2)

Um die diagnostizierten Krankheitsbilder zu veranschaulichen, sind im Anhang für die einzelnen Diagnosengruppen zusammenfassende Berichte über einige Probanden beispielhaft wiedergegeben. Diese sind jeweils nach folgenden Punkten gegliedert: Kindheit und soziale Entwicklung, frühere Erkrankungen, jetzige Beschwerden, Gesprächssituation sowie psychischer und somatischer Befund. Die vorgestellten Fälle repräsentieren die Beurteilung durch die psychiatrischen Interviewer und entsprechen den diagnostischen Usancen in Klinik und Poliklinik.

Gelegentlich traten definitorische oder differentialdiagnostische Schwierigkeiten auf. Ein kasuistisches Beispiel hierfür, nämlich die Entscheidung zwischen psychotischer Störung mit Halluzinationen oder religiösen „Visionen" bei einfach strukturierter Persönlichkeit aus entsprechendem kulturellen Milieu, haben wir bereits früher dargestellt (*Dilling* und *Fichter* 1981). Eine weitere Falldarstellung im Anhang (siehe Seite 209, Proband 1111) soll darauf hinweisen, daß unter Umständen im Querschnitt eine Persönlichkeitsstörung diagnostiziert wird, bei Kenntnis der Anamnese aber die Diagnose schizophrenes Residuum zu stellen wäre. Da wir nur für sehr wenige Fälle fremdanamnestische oder frühere Befunde hätten einbeziehen können, verzichteten wir auch in diesem Fall auf eine Korrektur unserer Querschnittsdiagnose. Hier kommt zusätzlich hinzu, daß man diese Querschnittsdiagnose auch per se bezweifeln kann. Es schien uns aber wichtig, auch einen sehr problematischen Fall darzustellen.

Tabelle 26 Häufigkeit psychiatrischer Hauptdiagnosen nach ICD (8. Revision). n = 1 536 = 100%

Hauptdiagnosen ICD (8. Revision)	Schweregrad	n 1	2	3	4	gesamt	% Schweregrad 1–4	% Schweregrad ≥ 2
290.0	senile Demenz	2	4	–	–	6	0,4	0,3
292.3	Psychosen bei intrakraniellen Infektionen	–	1	–	–	1	0,1	0,1
293.0	Psychosen bei Hirnarteriosklerose	16	11	7	–	34	2,2	1,2
293.1	Psychosen bei anderen zerebralen Durchblutungsstörungen	2	–	–	–	2	0,1	–
293.2	Psychosen bei Epilepsie	1	–	–	–	1	0,1	–
293.9	Psychosen bei anderen nicht näher bezeichneten intrakraniellen Infektionen	–	1	–	–	1	0,1	0,1
293	Psychosen bei anderen organischen Hirnstörungen	20	11	7	–	38	2,5	1,2
294.8	Psychosen bei anderen körperlichen Erkrankungen	–	1	–	–	1	0,1	0,1
295.1	Schizophrenie, hebephrene Form	–	1	–	–	1	0,1	0,1
295.3	Schizophrenie, paranoide Form	–	1	2	–	3	0,2	0,2
295.6	Schizophrenie, Rest- und Defektzustände	–	–	2	–	2	0,1	0,1
295	Schizophrenie	–	2	4	–	6	0,4	0,4
296.0	Involutionsdepression	4	11	3	–	18	1,2	0,9
296.2	Depression im Rahmen einer manisch-depressiven Psychose oder einer periodischen Depression	–	3	1	–	4	0,3	0,3
296	affektive Psychosen	4	14	4	–	22	1,4	1,2
297.9	andere Wahnsyndrome	–	–	1	–	1	0,1	0,1
298.0	reaktive depressive Psychosen	1	1	–	–	2	0,1	0,1
300.0	Angstneurose	18	9	1	–	28	1,8	0,7
300.1	hysterische Neurosen	6	–	1	–	7	0,5	0,1
300.2	Phobie	4	–	–	–	4	0,3	–
300.3	Zwangsneurose	3	1	–	–	4	0,3	0,1
300.4	depressive Neurose	99	92	5	–	196	12,8	6,3
300.5	Neurasthenie	9	7	2	1	19	1,2	0,7
300.7	hypochondrische Neurose	5	8	–	–	13	0,8	0,5
300.8 300.9	andere Neurosen nicht näher bez. Neurosen	27	16	1	–	44	2,9	1,1
300	Neurosen	171	133	10	1	315	20,5	9,4

Tabelle 26 (Fortsetzung)

Hauptdiagnosen ICD (8. Revision)	Schweregrad	n 1	2	3	4	gesamt	% Schweregrad 1–4	% Schweregrad ⩾ 2
301.1	zyklothyme Persönlichkeitsstörung	3	1	–	–	4	0,3	0,1
301.2	schizoide Persönlichkeitsstörung	2	1	–	–	3	0,2	0,1
301.3	erregbare Persönlichkeitsstörung	2	2	–	–	4	0,3	0,1
301.4	anankastische Persönlichkeitsstörung	15	1	–	–	16	1,0	0,1
301.5 301.6	hysterische Persönlichkeitsstörung asthenische Persönlichkeitsstörung	5	1	–	–	6	0,4	0,1
301.8 301.9	andere Persönlichkeitsstörungen nicht näher bezeichnete Persönlichkeitsstörungen	15	5	–	–	20	1,3	0,3
301	Persönlichkeitsstörungen	42	11	–	–	53	3,5	0,7
303.0	episodischer Alkoholmißbrauch	2	–	–	–	2	0,1	–
303.1	gewohnheitsmäßiger Alkoholmißbrauch	24	12	3	–	39	2,5	0,1
303.2	chronischer Alkoholmißbrauch (Trunksucht)	1	4	4	1	10	0,7	0,6
303.9	andere und nicht näher bezeichnte Formen des Alkoholismus	1	1	–	–	2	0,1	0,1
303	Alkoholismus	28	17	7	1	53	3,5	1,6
304	Medikamentenabhängigkeit (Sucht und Mißbrauch)	1	3	–	–	4	0,3	0,2
305.1	psychosomatische Störungen von Muskulatur und Skelettsystem	4	2	–	–	6	0,4	0,1
305.2	Atmungsorgane	5	1	–	–	6	0,4	0,1
305.3	Herz- und Kreislaufsystem	13	5	–	–	18	1,2	0,3
305.5	Magen-Darm-Trakt	22	9	2	–	33	2,1	0,7
305.6	Urogenitalsystem	3	–	–	–	3	0,2	–
305.9	andere Organsysteme	4	1	–	–	5	0,3	0,1
305	psychosomatische Störungen	51	18	2	–	71	4,6	1,3
306.0	Stammeln und Stottern	–	–	1	–	1	0,1	0,1
306.4	Schlafstörungen	–	3	–	–	3	0,2	0,2
306.8	Kopfschmerzen	8	3	1	–	12	0,8	0,3
306	besondere Einzelsymptome	8	6	2	–	16	1,0	0,5
307	psychische Auffälligkeiten nach situativen Belastungen	3	–	–	–	3	0,2	–

Tabelle 26 (Fortsetzung)

Hauptdiagnosen ICD (8. Revision)	Schweregrad	n 1	2	3	4	gesamt	% Schweregrad 1–4	% Schweregrad ⩾ 2
308	Verhaltensstörungen im Jugendalter	–	1	–	–	1	0,1	0,1
309.2	psychische Störungen bei Hirnverletzungen	2	–	1	–	3	0,2	0,1
309.3	psychische Störungen bei Kreislaufstörungen	2	2	–	–	4	0,3	0,1
309.4	psychische Störungen bei Epilepsie	–	–	1	–	1	0,1	0,1
309.5	psychische Störungen bei Stoffwechsel-, Wachstums- und Ernährungsstörungen	–	1	–	–	1	0,1	0,1
309.9	psychische Störungen bei anderen und nicht näher bezeichneten körperlichen Krankheiten	–	1	–	–	1	0,1	0,1
309	psychische Störungen, die nicht als Psychosen bezeichnet werden können, jedoch mit körperlichen Krankheiten in Zusammenhang stehen, die auf das Gehirn einwirken	4	4	2	–	10	0,7	0,5
310–315	Oligophrenie	9	6	7	3	25	1,6	1,0

Tabelle 27 Häufigkeit psychiatrischer Nebendiagnosen nach ICD (8. Revision). n = 1 536 = 100%

Nebendiagnosen ICD (8. Revision)	Schweregrad	n 1	2	3	4	gesamt	% Schweregrad 1–4	% Schweregrad ⩾ 2
290.0	senile Demenz	–	1	–	–	1	0,1	0,1
293.0	Psychosen bei Hirnarteriosklerose	4	4	1	–	9	0,6	0,3
296.0	Involutionsdepression	–	2	–	–	2	0,1	0,1
300.0	Angstneurose	1	1	–	–	2	0,1	0,1
300.4	depressive Neurose	6	6	2	–	14	0,9	0,5
300.7	hypochondrische Neurose	3	1	–	–	4	0,3	0,1
300.9	andere Neurosen	–	2	–	–	2	0,1	0,1

Tabelle 27 (Fortsetzung)

Nebendiagnosen ICD (8. Revision)	Schweregrad	n 1	2	3	4	gesamt	% Schweregrad 1–4	% Schweregrad ≥ 2
301.3	erregbare Persönlichkeit	1	1	–	–	2	0,1	0,1
301.4	anankastische Persönlichkeit	2	–	–	–	2	0,1	–
301.6	hysterische Persönlichkeit	1	–	–	–	1	0,1	–
301.7	antisoziale Persönlichkeit	–	1	–	–	1	0,1	–
301.8	andere Persönlichkeitsstörg.	1	–	–	–	1	0,1	–
301.9	nicht näher bezeichnete Persönlichkeitsstörungen	2	–	–	–	2	0,1	–
303.0	episodischer Alkoholmißbrauch	–	1	–	–	1	0,1	0,1
303.1	gewohnheitsmäßiger Alkoholmißbrauch	5	5	–	–	10	0,7	0,3
303.2	chronischer Alkoholmißbrauch (Trunksucht)	1	–	1	–	2	0,1	0,1
303.9	andere und nicht näher bezeichnete Formen des Alkoholmißbrauchs	2	1	–	–	3	0,2	0,1
304	Medikamentenabhängigkeit (Sucht und Mißbrauch)	–	5	–	1	6	0,4	0,4
305.1	psychosomatische Störungen von Haut und Skelettsystem	–	1	–	–	1	0,1	0,1
305.2	Atmungsorganen	1	1	–	–	2	0,1	0,1
305.3	Herz- und Kreislaufsystem	3	4	–	–	7	0,5	0,3
305.4	Blut- und Lymphsystem	1	1	–	–	2	0,1	0,1
305.5	Magen-Darm-Trakt	6	5	1	–	12	0,8	0,4
305.6	Urogenitalsystem	–	–	1	–	1	0,1	0,1
305.9	andere Organsysteme	2	3	1	–	6	0,4	0,3
306.0	Stammeln und Stottern	1	–	–	–	1	0,1	–
306.4	Schlafstörungen	2	–	–	–	2	0,1	–
306.8	Kopfschmerzen	5	2	1	–	8	0,5	0,2
309.3	psychische Störungen bei Kreislaufstörungen	–	2	–	–	2	0,1	0,1
309.5	psychische Störungen bei Stoffwechsel-, Wachstums- und Ernährungsstörungen	–	–	1	–	1	0,1	0,1
309.6	psychische Störungen bei senilen u. präsenilen Hirnkrankheiten	–	1	–	–	1	0,1	0,1
310–315	Oligophrenie	1	–	–	–	1	0,1	–

3.3 Zusammenhang zwischen soziodemographischen Merkmalen und psychischen Störungen

Geschlechtsspezifisch (Abb. 21) finden wir bei den behandlungsbedürftigen psychischen Erkrankungen in allen drei Orten eine höhere Morbiditätsrate bei den Frauen (Chi^2 = 10,03; 1df; $p < .01$). Die Differenz ist jedoch in Traunstein (7,7%) und Traunreut (7,3%) sehr viel stärker ausgeprägt als in Palling (0,7%). Bei den leichteren psychischen Störungen ist insgesamt die Rate der Frauen nur geringfügig höher als die der Männer (Chi^2 = 0,38; 1df; $p > .05$). In Palling finden wir bei den männlichen Probanden sogar einen etwas höheren Wert.

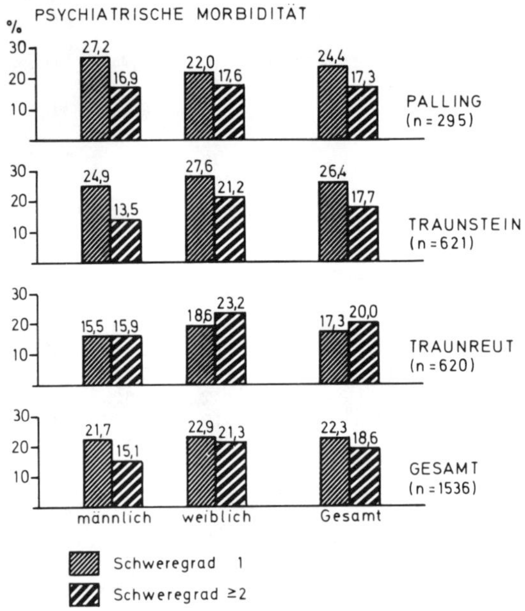

Abb. 21 Häufigkeit psychischer Störungen in 3 Gemeinden Oberbayerns nach Geschlecht

Die höhere Rate bei den Frauen ist im wesentlichen auf die neurotischen und psychosomatischen Erkrankungen zurückzuführen, wobei der Wert bei den schwereren Störungen zweimal, bei den leichteren eineinhalbmal so hoch ist wie bei den Männern (Abb. 22). Affektive und andere Psychosen treten unter unseren Probanden fast ausschließlich bei Frauen auf, erstaunlicherweise finden sich auch Unterschiede zugunsten der Frauen bei der (prä)senilen Demenz; umgekehrt wurde Alkoholismus/Drogenabhängigkeit nahezu ausnahmslos bei Männern diagnostiziert, auch die organischen psychiatrischen Erkrankungen finden sich häufiger bei Männern. Keine oder nur geringfügige geschlechtsspezifische Unterschiede (Differenz unter 0,3%) zeigten sich bei Probanden mit der Diagnose Schizophrenie, Persönlichkeitsstörungen und Oligophrenie.

Die nur geringe Geschlechtsdifferenz in Palling erklärt sich nach Aufschlüsselung in diagnostische Gruppen somit durch die geringere Rate von Probanden mit neurotischen Störungen und die höhere an Alkoholikern.

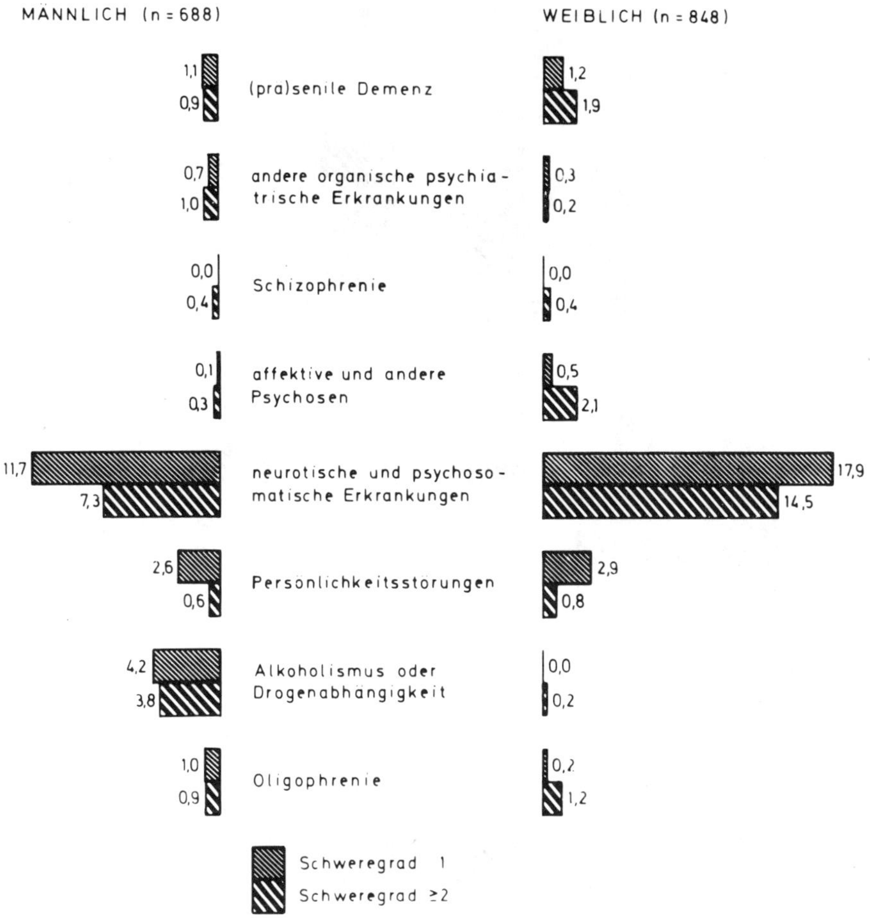

Abb. 22 Häufigkeit psychiatrischer Diagnosen nach Geschlecht

Bezogen auf einzelne *Altersgruppen* (Abb. 23) finden wir bei den behandlungsbedürftigen psychischen Erkrankungen für beide Geschlechter die niedrigsten Morbiditätsraten bei den unter 45jährigen. Die drei Altersgruppen über 45 Jahre weisen für Männer und Frauen sowohl bei den leichten, als auch bei den schweren Erkrankungen eine relativ geringe Schwankungsbreite auf. Leichtere psychische Störungen treten überdurchschnittlich häufig bei den 35- bis 44jährigen auf.

Altersspezifische Unterschiede (Abb. 24) der Morbiditätsraten (Schweregrad $\geqslant$ 2) sind in den drei Orten nicht sehr stark ausgeprägt ($Chi^2 = 8{,}54$; 4df; $p > .05$); immerhin findet sich bei den 45- bis 64jährigen zwischen Palling und Traunstein eine Differenz von 8,4%. In Palling und Traunreut beobachtet man eine Zunahme psychischer Störungen in den jeweils höheren Altersgruppen, während in Traunstein der höchste Anteil von Probanden mit psychischen Störungen in der Altersgruppe 45 bis 64 zu finden ist. Noch deutlicher sind die Unterschiede bei den

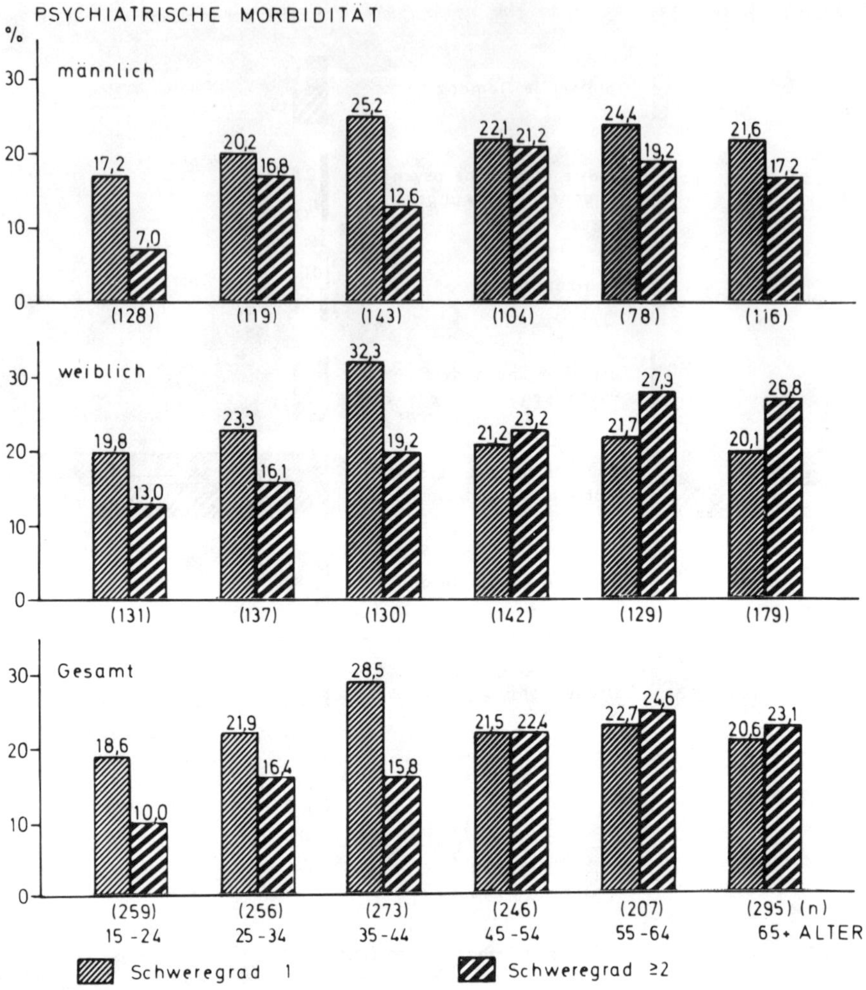

Abb. 23 Häufigkeit psychischer Störungen nach Alter und Geschlecht

leichteren psychischen Störungen mit einer Differenz von 13,5% bei den 15- bis 44jährigen in Traunstein und Traunreut. Überdurchschnittlich häufig wurden leichtere psychische Störungen bei den über 65jährigen in Palling diagnostiziert.

Es zeigt sich, daß die 15- bis 44- und die über 65jährigen, die in Einpersonenhaushalten leben, häufiger an behandlungsbedürftigen, aber auch an leichteren psychischen Störungen leiden, als diejenigen in Mehrpersonenhaushalten (Tab. 28).

Bezieht man *Diagnose* und *Alter* aufeinander, so ergibt sich folgendes Bild (Abb. 25): Für die 15- bis 44jährigen sind die Raten mit Ausnahme der Schizophrenen, die alle dieser Altersgruppe angehören, und der Oligophrenen, stets niedriger als die der über 45jährigen. In der Altersgruppe 45 bis 64 fällt der hohe An-

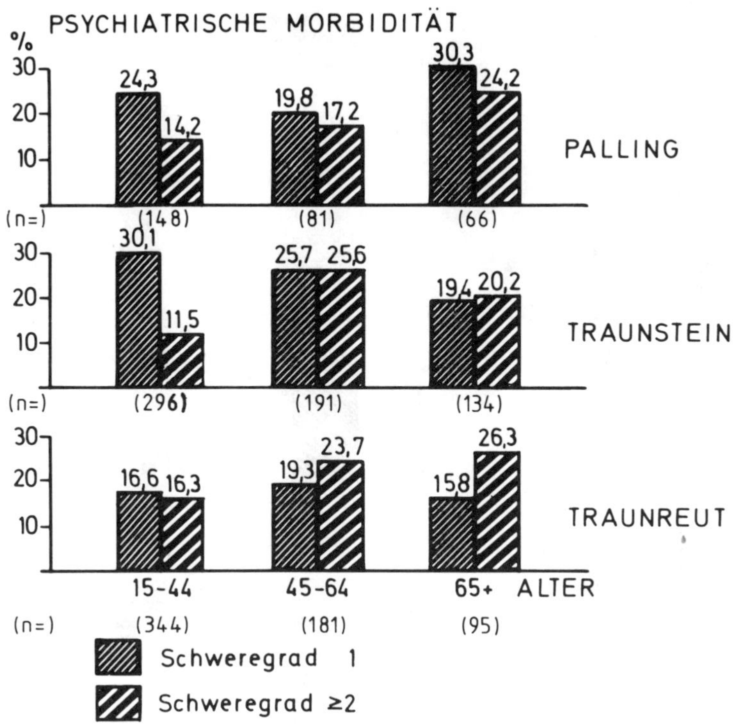

Abb. 24 Häufigkeit psychischer Störungen nach Alter und Untersuchungsort

Tabelle 28 Häufigkeit psychischer Störungen nach Alter und Haushaltsstruktur. Angaben in Prozent

Alter	*Einpersonenhaushalt*		*Mehrpersonenhaushalt*	
	Schweregrad 1	Schweregrad ⩾ 2	Schweregrad 1	Schweregrad ⩾ 2
15–44	36,2	19,4	22,5	13,8
45–64	16,4	23,6	22,8	23,4
65 +	25,3	30,1	18,9	20,3
gesamt	24,7	25,9	22,0	17,6

teil der Neurotiker und Alkoholiker auf, während bei den über 65jährigen die Raten für die Diagnosen senile Demenz, andere organische psychiatrische Erkrankungen, affektive und andere Psychosen sowie Persönlichkeitsstörungen überdurchschnittlich hoch sind.

Leichtere neurotische und psychosomatische Erkrankungen treten bei den 15- bis 44- und 45- bis 64jährigen etwa gleich häufig auf und sind fast zweimal so hoch wie bei den älteren Probanden.

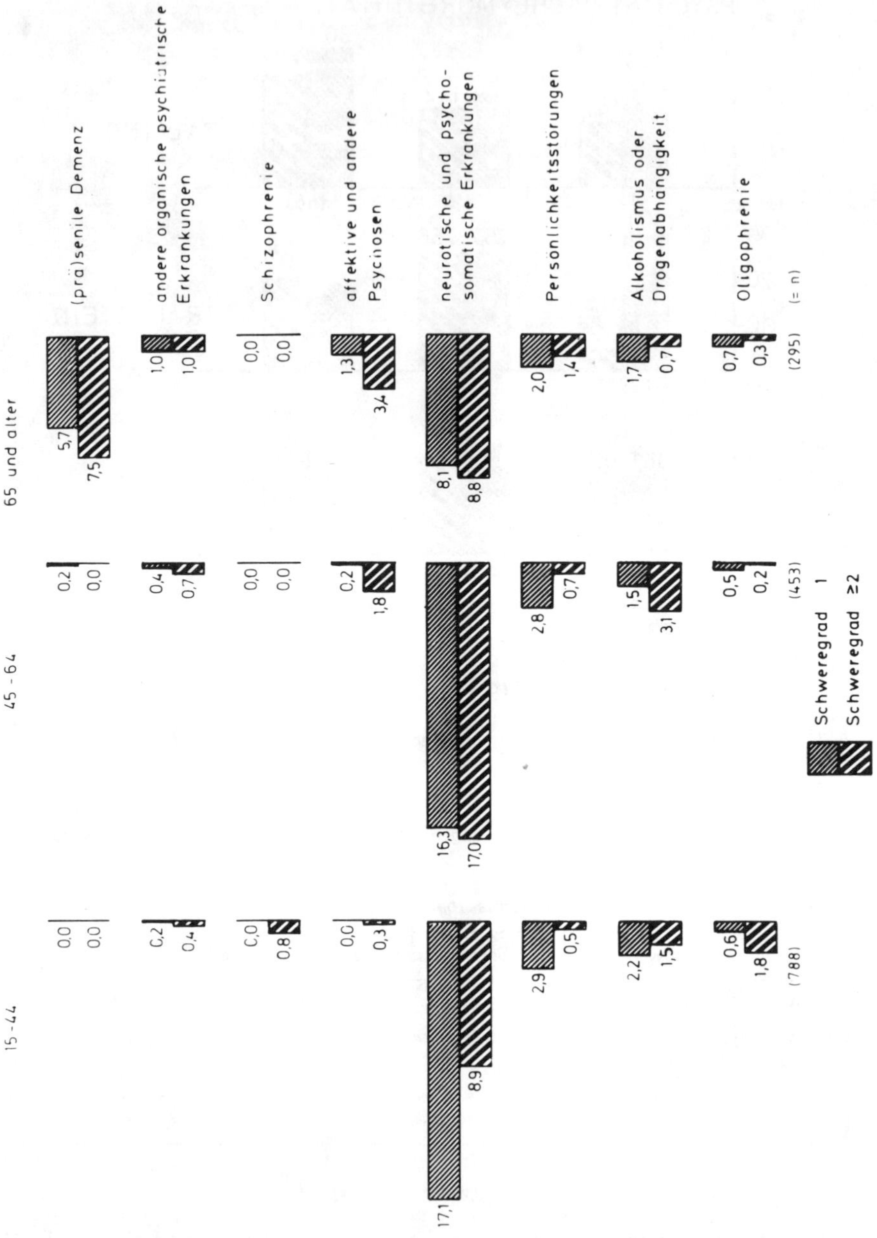

Abb. 25 Häufigkeit psychiatrischer Diagnosen nach Alter

Eine Analyse der Morbiditätsraten (Schweregrad ⩾ 2) nach *Familienstand* (Abb. 26) zeigt bei den Verwitweten und Geschiedenen überdurchschnittlich hohe Werte (Chi^2 = 13,40; 3df; $p < .01$).

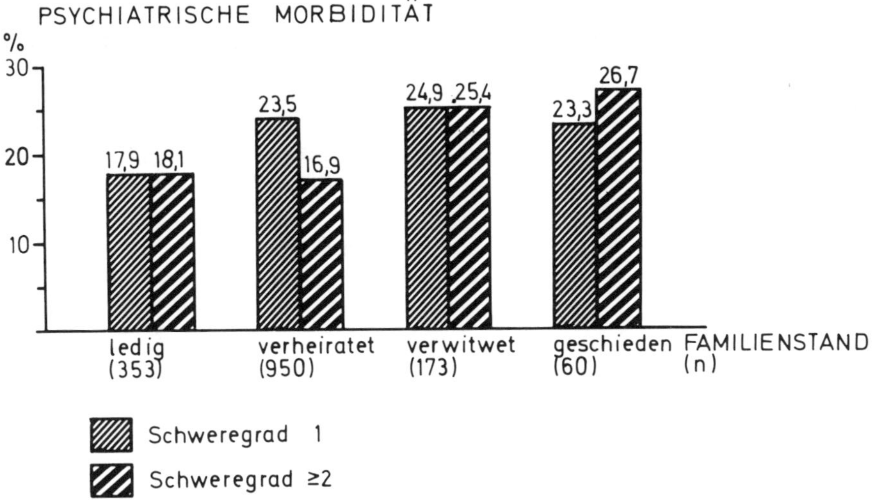

Abb. 26 Häufigkeit psychiatrischer Erkrankungen nach Familienstand

Dieser Zusammenhang gilt auch, wenn wir nach Geschlecht differenzieren (Tab. 29). Für beide Geschlechter gilt, daß die Raten behandlungsbedürftiger psychischer Erkrankungen bei den Ledigen und Verheirateten etwa gleich hoch sind, leichtere Störungen sind jedoch bei den Verheirateten häufiger.

Tabelle 29 Häufigkeit psychischer Störungen nach Familienstand und Geschlecht. Angaben in Prozent

Familienstand	Geschlecht			
	männlich		weiblich	
	Schweregrad 1	Schweregrad ⩾ 2	Schweregrad 1	Schweregrad ⩾ 2
ledig	17,8	14,1	17,9	21,6
verheiratet	23,0	14,5	23,9	19,5
verwitwet	28,0	20,0	24,3	26,4
geschieden	13,1	30,4	29,8	24,3
gesamt	21,7	15,1	22,9	21,3

Führt man das Alter als Kontrollvariable ein (Tab. 30), so zeigt sich, daß die niedrige Morbiditätsrate bei den Ledigen auf die 15- bis 44jährigen zurückzuführen ist, bei den ledigen Probanden über 45 Jahren liegt sie deutlich über dem Durchschnitt.

Tabelle 30 Häufigkeit psychischer Störungen nach Familienstand und Alter. Angaben in Prozent

Familienstand	Alter					
	15–44 Schweregrad		45–64 Schweregrad		65 + Schweregrad	
	1	⩾ 2	1	⩾ 2	1	⩾ 2
ledig	17,2	14,4	18,4	34,2	23,4	33,3
verheiratet	26,7	12,4	21,2	22,6	18,7	18,1
verwitwet	20,0	60,0	30,4	21,4	22,3	25,9
geschieden	25,0	28,1	21,0	21,1	22,3	33,3
gesamt	23,0	14,1	22,1	23,4	20,6	23,1

Bezogen auf einzelne Diagnosen (Abb. 27) ist die Rate für die leichten wie auch die schweren neurotischen und psychosomatischen Erkrankungen bei den Ledigen am niedrigsten und den Geschiedenen am höchsten. An (prä)seniler Demenz leiden überdurchschnittlich häufig Verwitwete und Geschiedene. Bei den Schizophrenen und Oligophrenen sind die Ledigen überrepräsentiert.

Eines der wichtigsten unabhängigen Populationsmerkmale in der psychiatrischen Epidemiologie stellt die *soziale Schichtung* dar.

In unserer Studie erfolgte die Klassifikation der sozialen Schicht entsprechend der Einteilung von *Moore* und *Kleining* (1960), die vom Beruf als Schichtkriterium ausgeht.
Schicht I: Oberschicht, obere Mittelschicht,
Schicht II: mittlere Mittelschicht,
Schicht III: untere Mittelschicht,
Schicht IV: obere Unterschicht,
Schicht V: untere Unterschicht.

Zwar verwendeten wir auch einen anderen, aus Schulbildung und beruflicher Stellung zusammengesetzten Schichtindex (*Siegrist* und *Bertram* 1971). Da dieser jedoch mit .65 mit demjenigen von *Moore* und *Kleining* korreliert und grundsätzlich keine anderen Resultate liefert, legten wir in der Auswertung die oben erwähnte Einteilung zugrunde, zumal dafür Häufigkeitsverteilungen behandelter psychischer Störungen aus früheren Untersuchungen vorliegen (*Dilling* und *Weyerer* 1978 a, b).

Es zeigt sich, daß für die behandlungsbedürftigen psychischen Erkrankungen die Raten um so höher sind, je niedriger die soziale Schicht ($Chi^2 = 59{,}32$; 3 df; $p < .001$). Bei den leichteren psychischen Störungen allerdings ist der Zusammenhang gerade umgekehrt (Abb. 28).

Wenn wir als Testvariablen Gemeinde, Geschlecht, Alter und Familienstand einführen (Abb. 29), so wird der insgesamt gefundene Zusammenhang weitgehend bestätigt; mit Ausnahme der über 65jährigen ist die Rate behandlungsbedürftiger psy-

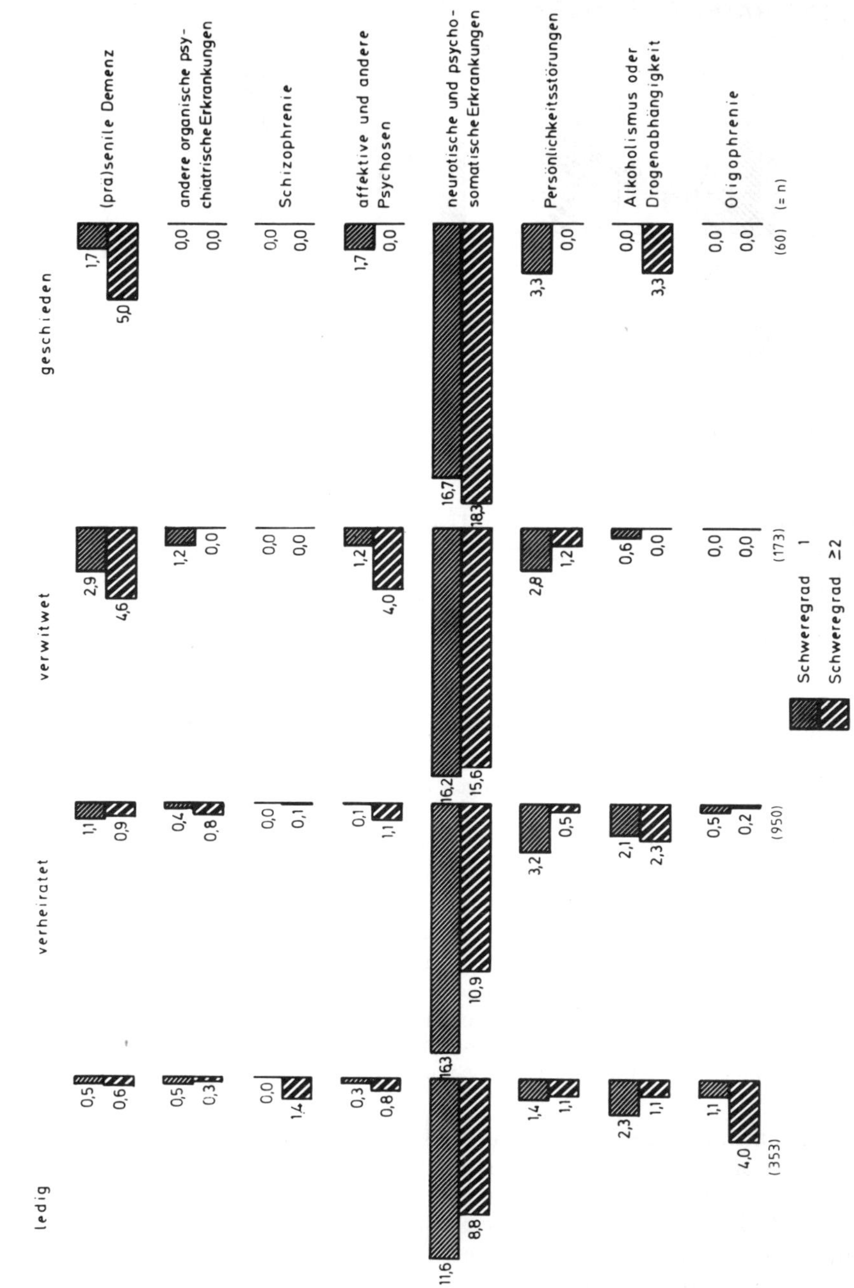

Abb. 27 Häufigkeit psychiatrischer Diagnosen nach Familienstand

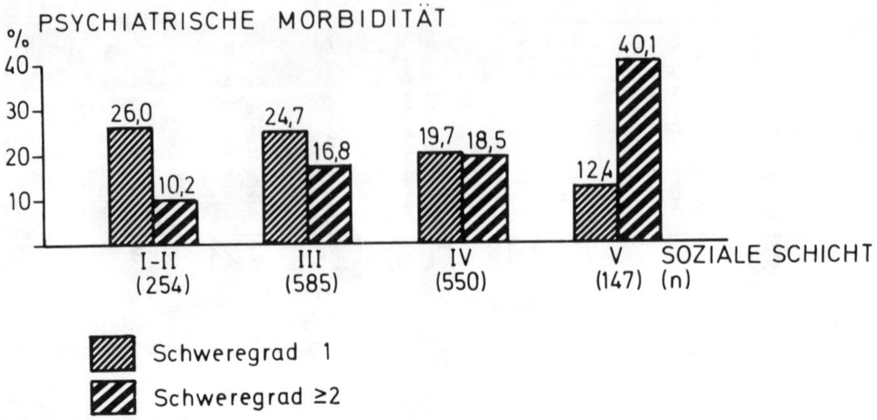

Abb. 28 Häufigkeit psychischer Störungen nach sozialer Schicht

chischer Erkrankungen in der unteren Unterschicht am höchsten; in 5 von 10 Untergruppen, bei Männern, Verheirateten, 15- bis 44- und 45- bis 64jährigen sowie Probanden aus Traunstein sind die Raten um so höher, je niedriger die soziale Schicht. Dieses Ergebnis ist mindestens auf dem 5%-Niveau signifikant.

Führt man als weiteren Indikator für den sozioökonomischen Status die *berufliche Stellung* ein, so zeigt sich sowohl bei den leichten, wie auch den schweren psychischen Erkrankungen ein analoger Zusammenhang wie bei der sozialen Schicht (Abb. 30). Die Morbiditätsrate (Schweregrad ⩾ 2) ist um so höher, je niedriger die berufliche Stellung der Selbständigen, Beamten/Angestellten und Arbeiter. Für die leichteren psychischen Störungen gilt für alle drei Gruppen der umgekehrte Zusammenhang.

Bezieht man Diagnose und Sozialschicht (Abb. 31) aufeinander, so zeigt sich, daß für neurotische/psychosomatische Erkrankungen, Persönlichkeitsstörungen und Alkoholismus/Drogenabhängigkeit mit einem Schweregrad ⩾ 2 die Raten von der Oberschicht/oberen und mittleren Mittelschicht zur unteren Unterschicht sukzessive zunehmen, während sie für die leichteren Erkrankungen abnehmen. Bei den Diagnosen Oligophrenie, Schizophrenie und andere organische psychiatrische Erkrankungen sind Angehörige der unteren sozialen Schichten ebenfalls überrepräsentiert. Lediglich bei Probanden mit (prä)seniler Demenz und affektiven und anderen Psychosen findet sich die höchste Rate (Schweregrad ⩾ 2) in Schicht IV bzw. Schicht III.

Hinsichtlich der *Intramobilität*, d.h. inwieweit sich jemand in seiner beruflichen Stellung verändert hat, zeigt sich, daß die Rate behandlungsbedürftiger psychischer Erkrankungen bei Probanden, die einen beruflichen Abstieg erfahren haben, oder in ihrem beruflichen Status häufig wechseln, etwa dreimal so hoch ist wie bei beruflichen Aufsteigern (Abb. 32). Bei letzteren ist die Rate leichterer psychischer Störungen überdurchschnittlich hoch.

Auch eine Reihe von *weiteren sozialen Faktoren* soll im Zusammenhang mit dem Auftreten psychischer Störungen untersucht werden: Kindheit und Jugend, Familie, soziale Kontakte und Arbeitssituation.

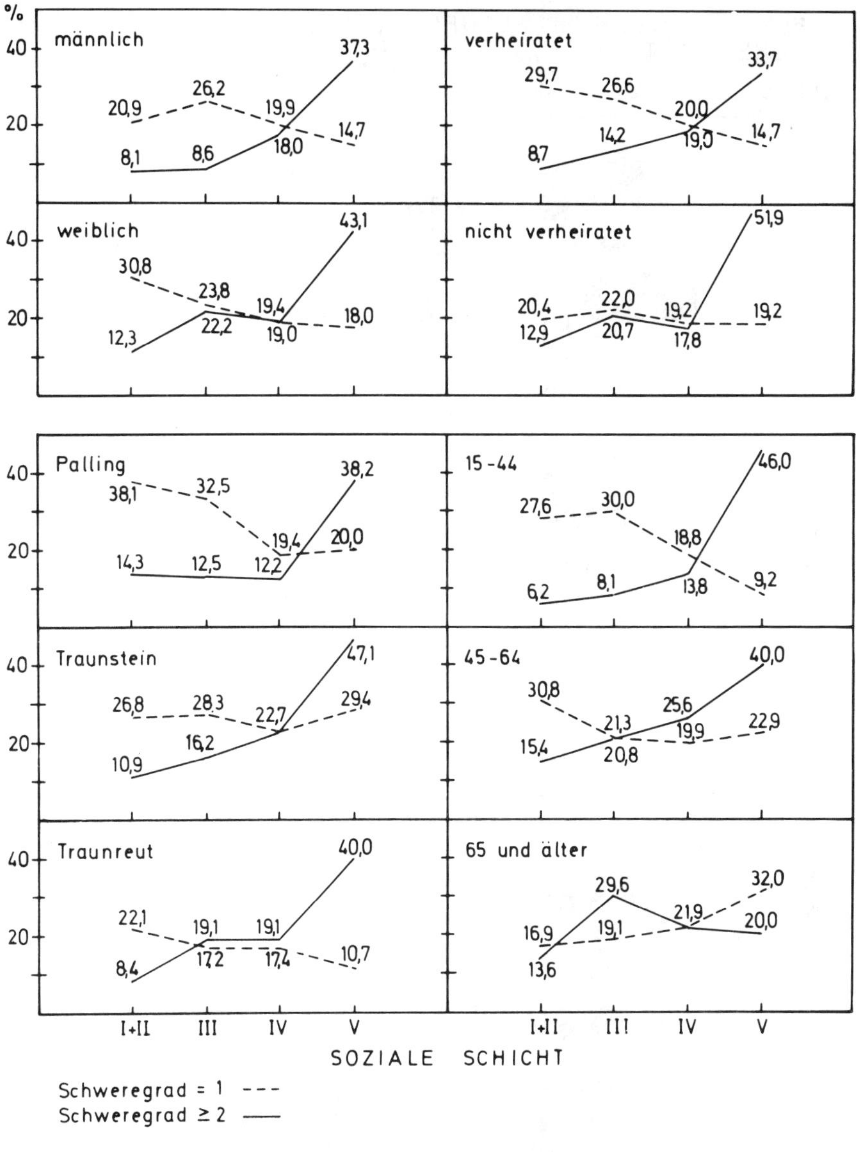

Abb. 29 Häufigkeit psychischer Störungen nach sozialer Schicht und Gemeinde, Geschlecht, Alter und Familienstand

Es zeigte sich, daß die Morbiditätsraten von Probanden, die in ihrer *Kindheit und Jugend* überwiegend in einem *Dorf* (bis 5 000 Einwohner), einer *Kleinstadt* (bis 20 000 Einwohner), *Mittelstadt* (bis 100 000 Einwohner) oder einer *Großstadt* (über 100 000 Einwohner) aufgewachsen waren, etwa gleich hoch waren (Tab. 31).

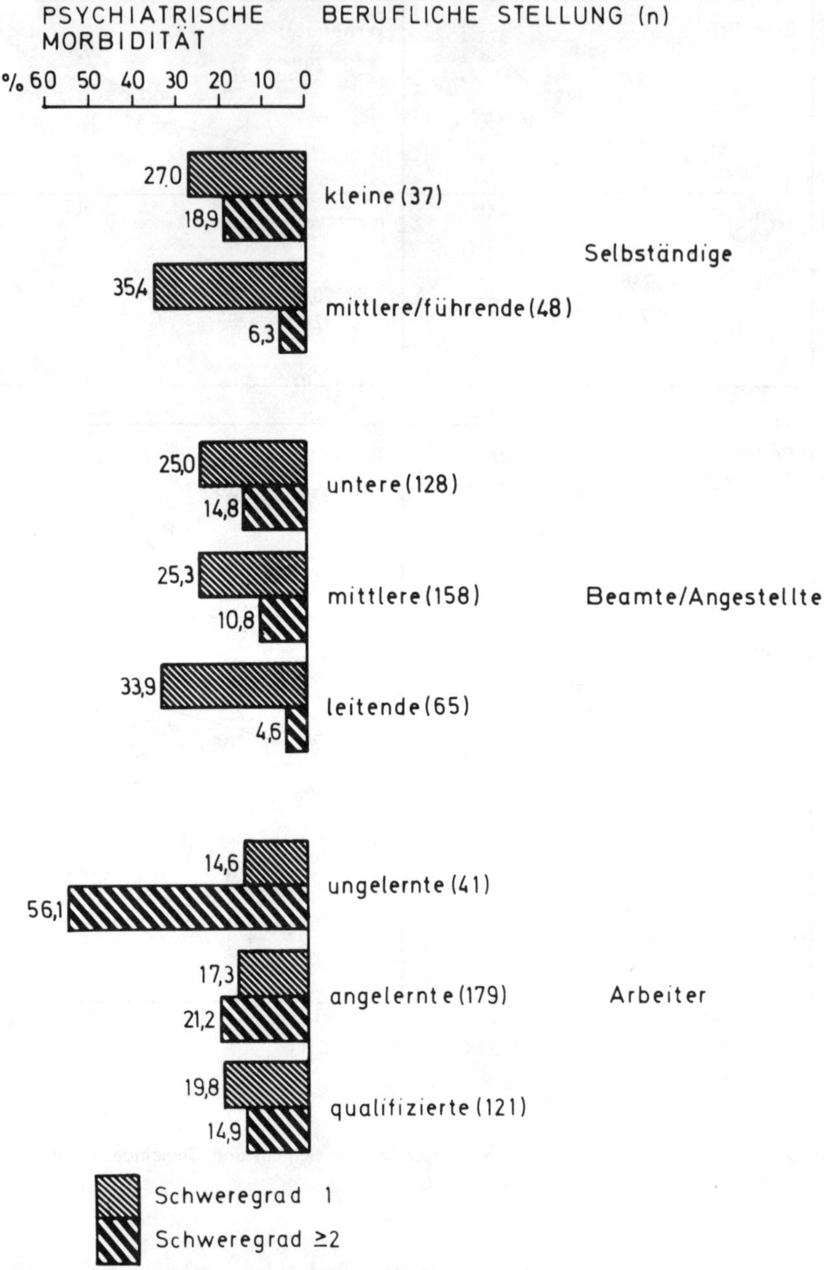

Abb. 30 Häufigkeit psychischer Störungen nach beruflicher Stellung

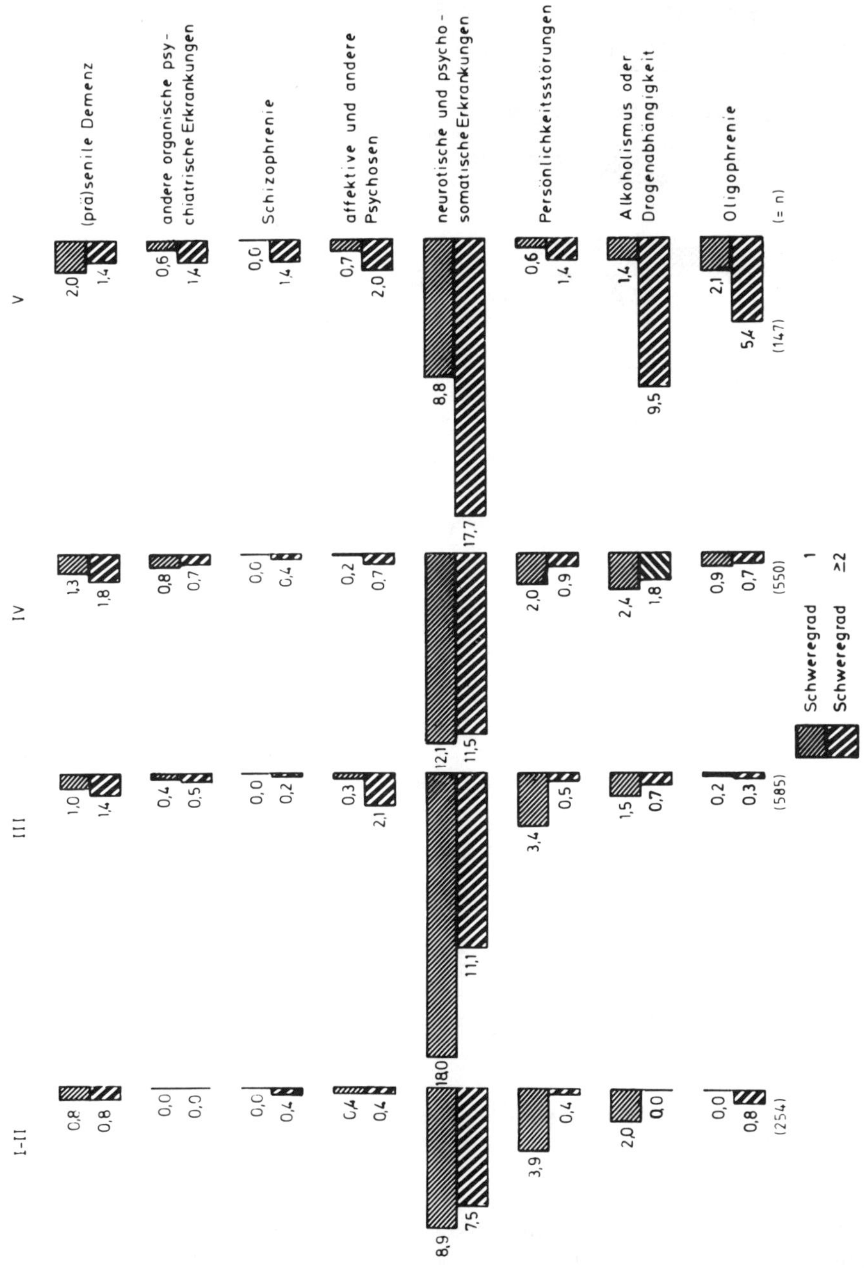

Abb. 31 Häufigkeit psychiatrischer Diagnosen nach sozialer Schicht

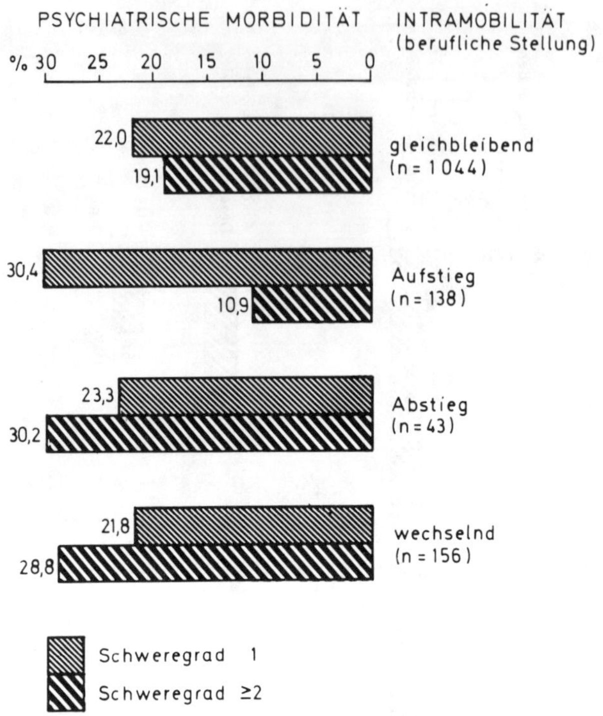

Abb. 32 Häufigkeit psychischer Störungen nach beruflicher Intramobilität

Tabelle 31 Häufigkeit psychischer Störungen nach Größe des Ortes, wo die Probanden in ihrer Kindheit und Jugend (bis zum 18. Lebensjahr) überwiegend aufgewachsen waren

aufgewachsen in	(n)	Schweregrad 1	Schweregrad ⩾ 2
Dorf	(804)	20,8	20,0
Kleinstadt	(463)	23,6	16,7
Mittelstadt	(112)	21,5	19,6
Großstadt	(156)	26,8	16,1

$Chi^2 = 5{,}23$; 6df; $p > .05$

Die vom Interviewer aufgrund anamnestischer Angaben beurteilten *Belastungsfaktoren in Kindheit und Jugend* korrelierten positiv mit dem Auftreten psychischer Störungen (Tab. 32).

Die *Stellung in der Geschwisterreihe* (Abb. 33) hatte keinen nennenswerten Einfluß auf die Häufigkeit psychischer Erkrankungen. Die Schwankungsbreite lag bei den leichten psychischen Störungen zwischen 20,7% (jüngstes Kind) und 24,2% (mittleres Kind), bei den schwereren Erkrankungen zwischen 16,2% (Einzelkind) und 19,6% (mittleres Kind).

Hinsichtlich der reaktiven Belastung unterschieden wir bezüglich der Familie zwei Möglichkeiten. Zum einen beurteilte der Interviewer, inwieweit der von ihm

Tabelle 32 Korrelation zwischen Belastungsfaktoren in Kindheit und Jugend und psychischer Erkrankung; n = 1 474 (bei 62 ausländischen Probanden nicht beurteilt). Sämtliche Koeffizienten unterscheiden sich hochsignifikant ($p < .001$) von einer Zufallsverteilung ($r = 0$)

Belastung in Kindheit und Jugend durch	psychische Erkrankung
pathogene Erziehung	.24
Verhaltensauffälligkeiten	.20
äußere Ereignisse	.18
Krankheit in der Familie	.15
eigene Krankheit	.15

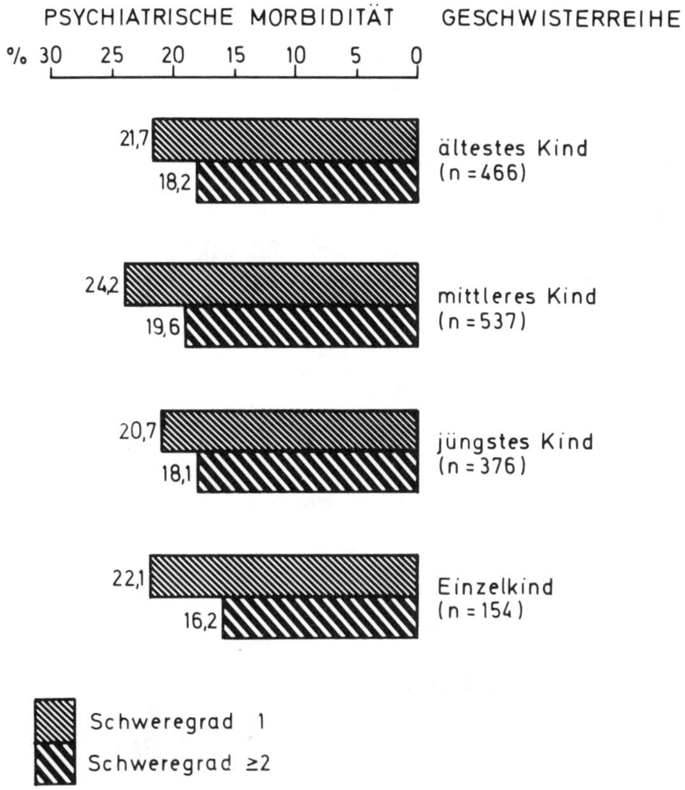

Abb. 33 Häufigkeit psychischer Störungen und Geschwisterreihe

befragte Proband die Familie belastet, zum anderen, inwieweit der Proband selbst Belastungen der Familie ausgesetzt ist. Zwischen der Variablen „Proband belastet die Familie" und dem Schweregrad psychischer Störungen bestand eine Korrelation von .48 ($p < .001$). Im Vergleich dazu hatten familiäre Belastungen für den Schweregrad der psychischen Erkrankung zwar eine geringere, aber durchaus nennenswerte Bedeutung ($r = .29$; $p < .001$).

Probanden mit einer behandlungsbedürftigen psychischen Erkrankung berichteten häufiger über *familiäre Sorgen* als diejenigen mit leichten bzw. keinen psychischen Störungen (Abb. 34).

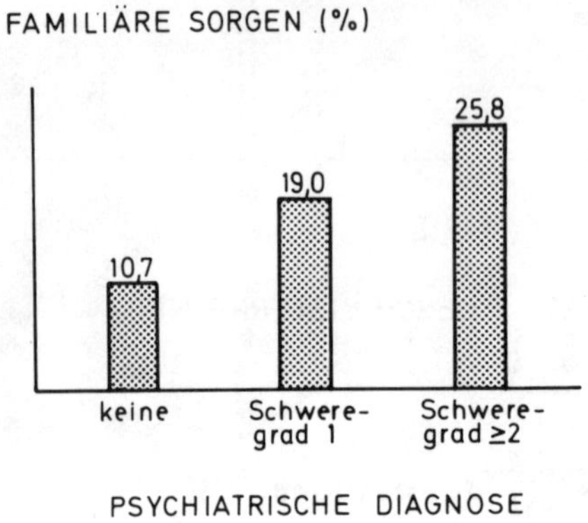

Abb. 34 Familiäre Sorgen und psychische Erkrankung

Ebenso klagten Probanden mit psychischen Erkrankungen sehr viel häufiger als psychisch Gesunde darüber, bei persönlichen Problemen keine *Aussprachemöglichkeiten* zu haben (Abb. 35).

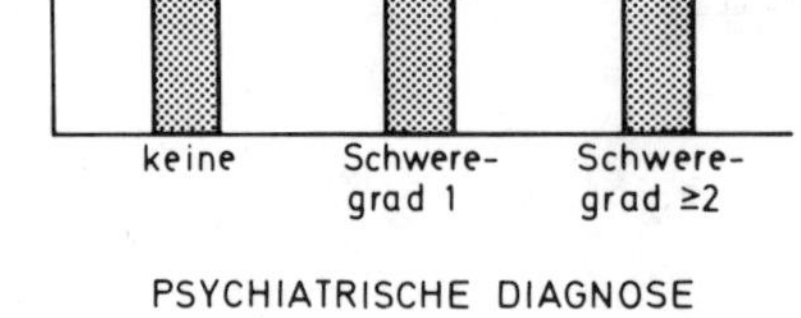

Abb. 35 Aussprachemöglichkeit bei persönlichen Problemen und psychische Erkrankung

Bezüglich der *sozialen Kontakte außerhalb der Familie* bestand ebenfalls eine deutliche Beziehung zum Auftreten psychischer Störungen. Je stärker die soziale Integration nach Einschätzung der Interviewer gestört war, desto höher war die Rate psychischer Erkrankungen ($r = .41$; $p < .001$). Psychisch Kranke litten signifikant häufiger unter sozialer Isolation und wünschten sich mehr soziale Kontakte als psychisch Gesunde. Eine analoge Beziehung finden wir auch, was die Zufriedenheit mit der Freizeitgestaltung betrifft (Abb. 36).

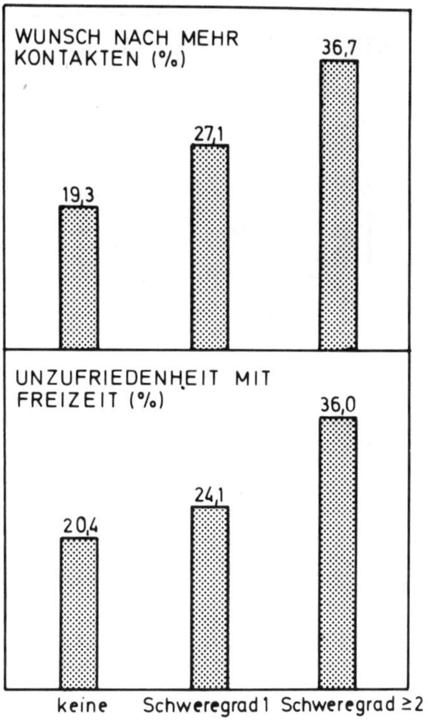

Abb. 36 Soziale Kontakte, Freizeitgestaltung und psychische Erkrankung

Die schlechtere soziale Integration außerhalb der Familie, vor allem bei schwer psychisch beeinträchtigten Probanden, spiegelt sich auch in dem geringeren Anteil dieser Probanden wider, die einem Verein angehören oder am Kirchenleben teilnehmen (Abb. 37).

Zwischen der Mehrzahl der Items, die *Belastungen am Arbeitsplatz* messen, und dem Auftreten psychischer Störungen besteht ein signifikanter Zusammenhang, wobei der Variablen „Angst um den Arbeitsplatz" die relativ größte Bedeutung zukommt (Tab. 33).

Eine besondere Risikogruppe für psychische Erkrankungen stellt die – zahlenmäßig kleine – Gruppe der *Arbeitslosen* dar (Abb. 38). 60% der Probanden, die zum Zeitpunkt der Untersuchung arbeitslos waren, litten an einer behandlungsbedürftigen psychischen Erkrankung.

Bei der Darstellung des Zusammenhangs zwischen soziodemographischen Variablen und psychischen Störungen haben wir bislang stets die Beurteilung des Schweregrades durch den Interviewer zugrundegelegt. In der epidemiologischen Literatur werden jedoch häufig auch andere Kriterien zur Bestimmung psychischer Beeinträchtigung verwendet. Es stellt sich die Frage, ob sich die Zusammenhänge grundsätzlich ändern, wenn wir als weitere Indikatoren für psychische Gesundheit den Summenscore des *Goldberg*-Interviews und der Beschwerdenlisten verwenden (Abb. 39). Die Beziehung soll exemplarisch für die Variablen Geschlecht, Alter, Familienstand und soziale Schicht dargestellt werden. Dabei zeigt sich für die drei Indikatoren psychischer Beeinträchtigung ein sehr ähnlicher Kurvenverlauf.

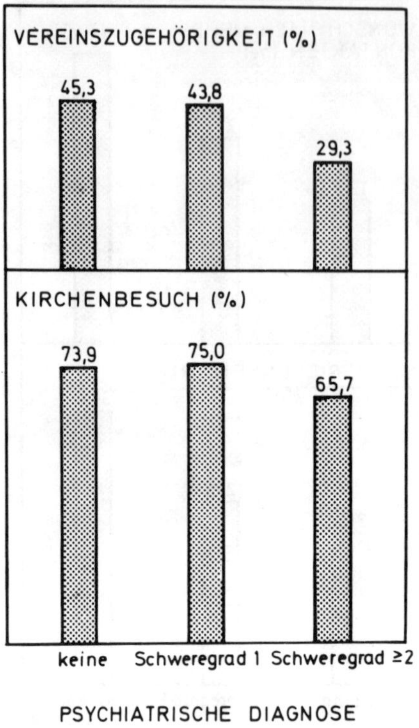

Abb. 37 Vereinszugehörigkeit, Kirchenbesuch (gelegentlich/regelmäßig) und psychische Erkrankung

Tabelle 33 Korrelation zwischen Belastung am Arbeitsplatz und psychischer Erkrankung (n = 756 Berufstätige)

Belastung am Arbeitsplatz	psychische Erkrankung
Angst um den Arbeitsplatz	$.21^{+++}$
Lärm, Schmutz etc.	$.15^{+++}$
körperlich sehr anstrengend	$.14^{+++}$
wenig Verdienst	$.13^{+++}$
zu lange Arbeitszeit, Schichtarbeit	$.12^{+++}$
schlechtes Betriebsklima	$.11^{++}$
zu starke geistige Anspannung	$.11^{++}$
lange Trennung von zu Hause	$.11^{++}$
Gehetze, zu viel Arbeit	$.09^{+}$
zu langer Anfahrtsweg	$.08^{+}$
Eintönigkeit	$.07^{+}$
geringe Aufstiegsmöglichkeiten	.03ns
Konkurrenz, Hierarchie	.02ns

$^{+}p < .05$; $^{++}p < .01$; $^{+++}p < .001$

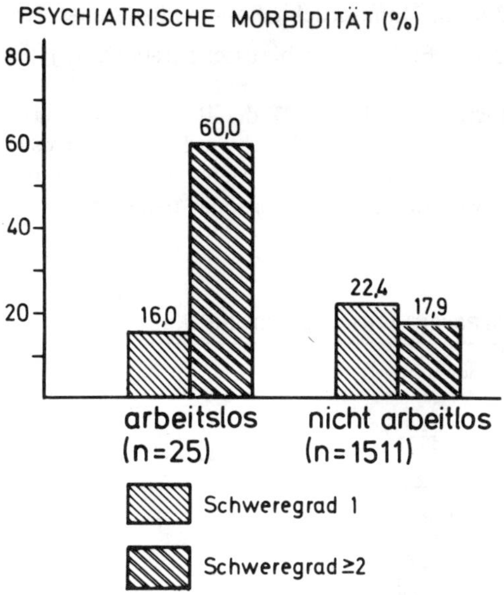

Abb. 38 Arbeitslosigkeit und psychische Erkrankung

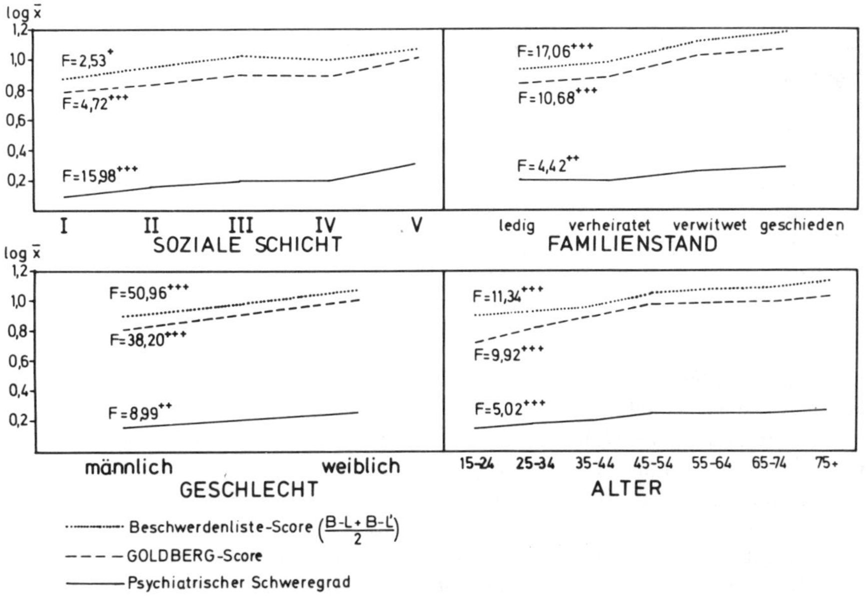

Abb. 39 Mittelwerte des Summenscores der Beschwerdenlisten, des *Goldberg*-Interviews und des Schweregrades der psychischen Erkrankung nach Geschlecht, Alter, Familienstand und sozialer Schicht. Zur besseren Übersichtlichkeit wurde eine logarithmische Darstellung gewählt.

3.4 Die Inanspruchnahme medizinischer Einrichtungen

3.4.1 Frühere psychiatrische Behandlung

Insgesamt gaben 8,8% der Befragten an, mindestens einmal im Laufe ihres Lebens wegen psychischer Beschwerden in einer psychiatrischen Institution behandelt worden zu sein, wobei die Mehrzahl (6,3%) nur ambulant, 0,7% nur stationär und 1,8% ambulant und stationär behandelt wurden (Abb. 40).

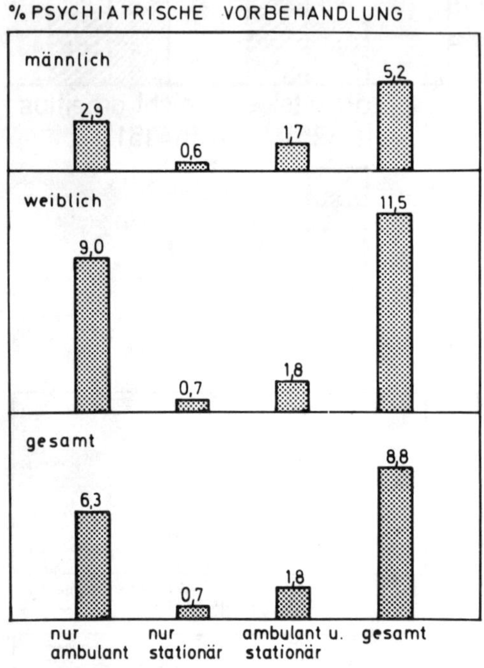

Abb. 40 Psychiatrische Vorbehandlung nach Geschlecht

Frauen wurden mehr als doppelt so häufig psychiatrisch vorbehandelt als Männer, was fast ausschließlich auf eine höhere Inanspruchnahme ambulanter Dienste zurückzuführen ist. Im stationären Bereich sind die Unterschiede zwischen Männern (2,3%) und Frauen (2,5%) nur geringfügig.

Die drei Orte unterscheiden sich nicht signifikant (Chi^2 = 2,41; 2df; $p > .05$) hinsichtlich der Rate psychiatrisch Vorbehandelter (Abb. 41).

Erwartungsgemäß steigt der Anteil psychiatrisch Vorbehandelter mit zunehmendem Alter an, denn die Wahrscheinlichkeit, als Patient irgendwann im Leben mit einer psychiatrischen Einrichtung in Kontakt zu kommen, erhöht sich mit zunehmendem Alter. Verwitwete und Geschiedene wurden etwa zweimal so häufig vorbehandelt wie Ledige und Verheiratete. Bezogen auf die soziale Schicht fällt der sehr hohe Anteil an psychiatrischen Vorbehandlungen (14,3%) in der unteren Unterschicht auf, wobei 6,1% nur ambulant, 1,4% nur stationär und 6,8% ambulant

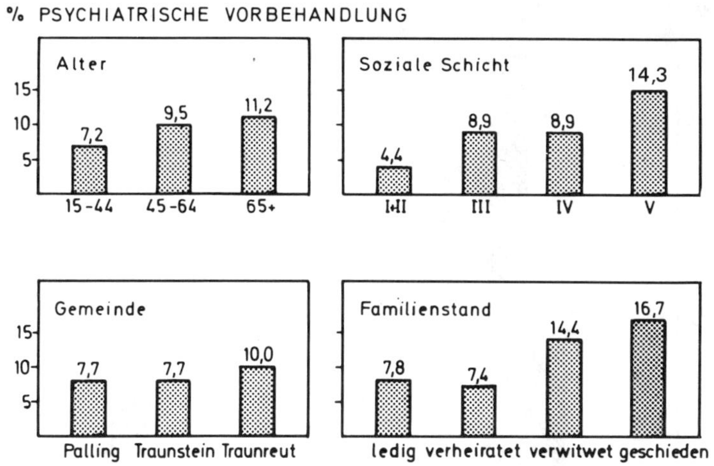

Abb. 41 Psychiatrische Vorbehandlung nach Alter, sozialer Schicht, Gemeinde und Familienstand

und stationär behandelt wurden. Der hohe Prozentsatz ist also in erster Linie auf stationäre Vorbehandlungen zurückzuführen.

Etwa jeder vierte Proband mit einer behandlungsbedürftigen psychischen Erkrankung und jeder zehnte mit einer leichteren psychischen Störung hat bereits früher einmal eine psychiatrische Einrichtung aufgesucht (Abb. 42). Beide Gruppen unterscheiden sich deutlich von den Probanden ohne psychische Erkrankung zum Erhebungszeitpunkt, von denen nur 2% vorbehandelt wurden.

Im folgenden wird für die Probanden mit behandlungsbedürftiger psychischer Erkrankung der Anteil der früher psychiatrisch Behandelten in Bezug auf verschiedene soziale Gruppierungen bestimmt. Hieraus könnten Hinweise gewonnen werden, inwieweit Geschlecht, Alter, Familienstand und soziale Schicht die Inanspruchnahme psychiatrischer Einrichtungen beeinflussen. Wir unterscheiden die drei Gruppen der nicht psychiatrisch vorbehandelten, der nur ambulant, in der Regel durch niedergelassene Nervenärzte vorbehandelten und der früher stationär behandelten Patienten. Die Gruppe der stationär wie auch ambulant Behandelten wird nicht gesondert aufgeführt, sondern unter die stationär Behandelten subsumiert. Es erweist sich, daß bei den Frauen die Zahl der ambulanten Behandlungen überwog, bei den Männern hingegen die der stationären ($Chi^2 = 6,22$; 2df; $p < .05$). Bei den übrigen Gruppen fanden sich zwar keine statistisch signifikanten Unterschiede, es zeigten sich aber bestimmte Trends. Der Anteil stationär Behandelter war bei den 15- bis 44jährigen, bei den nicht Verheirateten und bei den Angehörigen der unteren Unterschicht überdurchschnittlich hoch.

Eine Aufgliederung der behandlungsbedürftigen Probanden nach Diagnosen (Schweregrad $\geqslant 2$) zeigt, daß alle 6 schizophrenen Probanden früher bereits in ambulanter oder stationärer Behandlung waren (Abb. 43). Relativ hoch ist auch der Anteil Vorbehandelter mit affektiven und anderen Psychosen, es folgen Probanden mit anderen organischen psychiatrischen Erkrankungen und Oligophrene, die zu

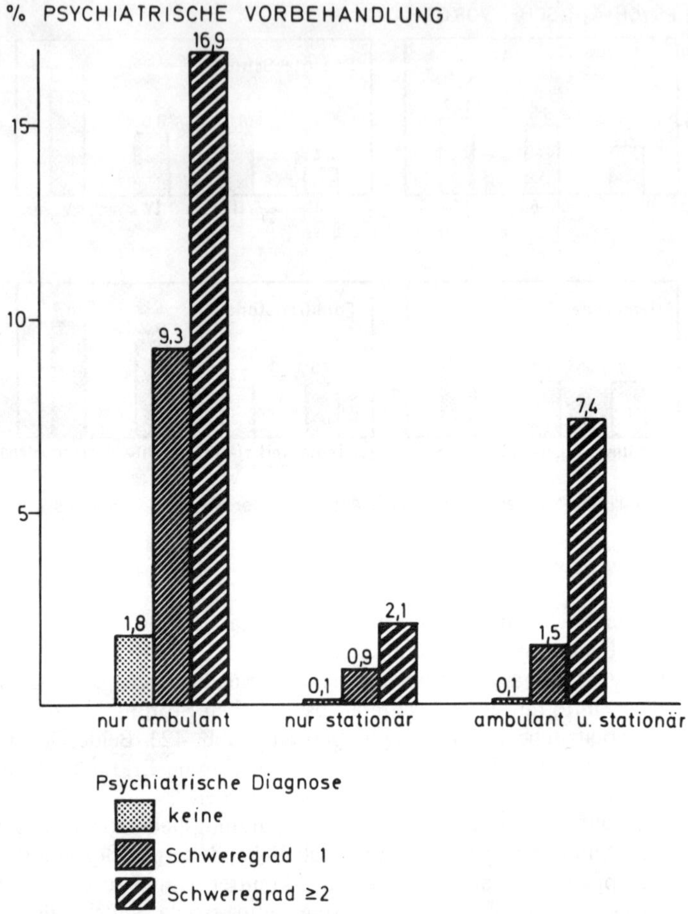

Abb. 42 Psychiatrische Vorbehandlung nach Schweregrad der psychischen Erkrankung

einem Drittel, und die Neurotiker, von denen jeder vierte vorbehandelt wurde. Bei den Persönlichkeitsstörungen, vor allem aber bei Alkoholismus/Drogenabhängigkeit und psychogeriatrischen Erkrankungen dagegen war der Anteil der Vorbehandelten sehr niedrig.

Grenzt man die Rate nervenärztlich Behandelter auf die letzten 12 Monate ein, so ergibt sich ein Wert von 2,1% mit nur geringfügigen Schwankungen in den drei Gemeinden (Tab. 35).

Ähnlich wie bei den psychiatrischen Vorbehandlungen insgesamt, so finden wir auch hier, daß behandlungsbedürftige Probanden in den letzten 12 Monaten sehr viel häufiger nervenärztlich behandelt wurden (6,0%) als Probanden mit leichteren psychischen Störungen (2,6%) oder ohne psychiatrische Diagnose zum Untersuchungszeitpunkt (0,8%).

Tabelle 34 Psychiatrische Vorbehandlung in Prozent der im Querschnitt behandlungsbedürftigen psychisch Kranken nach Geschlecht, Alter, Familienstand und sozialer Schicht

Merkmal	Ausprägung (n = 100%)	frühere psychiatrische Behandlung			Signifikanz
		1. keine	2. nur ambu-	3. stationär	
Geschlecht	männlich (104)	77,9	9,6	12,5	Chi^2=6,22* (2df)
	weiblich (180)	71,1	21,1	7,8	
Alter	15–44 (110)	70,9	15,5	13,6	
	45–64 (106)	75,5	19,8	4,7	Chi^2=5,98ns (4df)
	65 + (68)	75,0	14,7	10,3	
Familienstand	verheiratet (161)	77,0	16,1	6,9	Chi^2=3,20ns (2df)
	nicht verheiratet (123)	69,1	17,9	13,0	
soziale Schicht	I–III (123)	74,0	17,9	8,1	
	IV (102)	74,5	18,6	6,9	Chi^2=4,08ns (4df)
	V (59)	71,2	11,9	16,9	

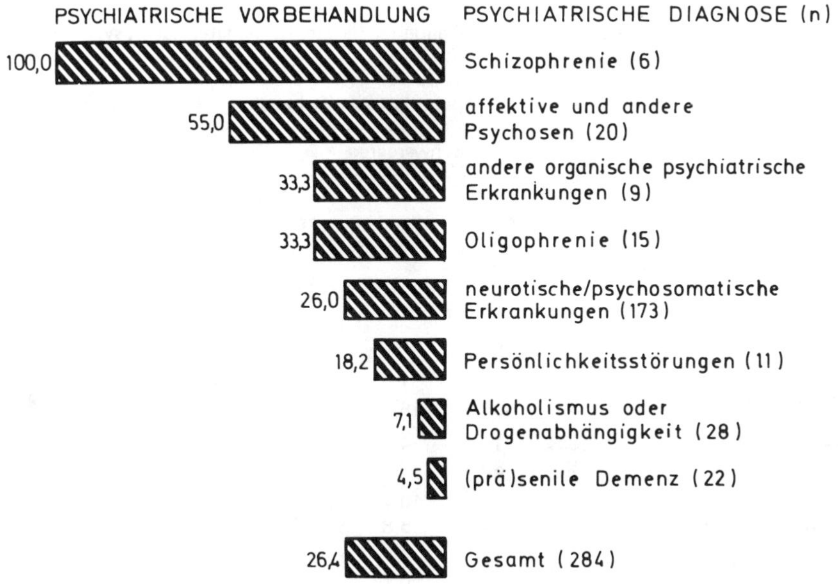

Abb. 43 Psychiatrische Vorbehandlung nach Art der Diagnose (Schweregrad ⩾ 2)

Tabelle 35 Häufigkeit psychiatrisch Vorbehandelter (letzte 12 Monate) nach Gemeinde

psychiatrische Behandlung (letzte 12 Monate)	Gemeinde							
	Palling		Traunstein		Traunreut		gesamt	
	abs	%	abs	%	abs	%	abs	%
nein	289	98,0	608	97,9	605	97,7	1502	97,9
ja	6	2,0	13	2,1	14	2,3	33	2,1
gesamt (n = 100%)	295		621		619		1535	

Bezogen auf einzelne Diagnosen (Schweregrad ⩾ 2) zeigt sich (Tab. 36), daß Probanden mit endogenen Psychosen relativ betrachtet häufiger in den letzten 12 Monaten einen Nervenarzt aufgesucht hatten, während Probanden mit (prä)seniler Demenz und anderen organischen psychiatrischen Erkrankungen sowie Alkoholiker zumindest im letzten Jahr psychiatrisch nicht behandelt wurden.

Tabelle 36 Häufigkeit psychiatrisch Vorbehandelter (letzte 12 Monate) nach psychiatrischer Diagnose (Schweregrad ⩾ 2)

psychiatrische Diagnose		psychiatrische Behandlung (letzte 12 Monate)					
		Schweregrad ⩾ 2			Schweregrad 3 + 4		
		nein	ja	n=100% gesamt	nein	ja	n=100% gesamt
(prä)senile Demenz	abs	22	–	22	7	–	7
	%	100,0	–		100,0	–	
andere organische psychiatrische Erkrankungen	abs	9	–	9	2	–	2
	%	100,0	–		100,0	–	
Schizophrenie	abs	5	1	6	4	–	4
	%	83,8	16,7		100,0	–	
affektive und andere Psychosen	abs	16	4	20	4	1	5
	%	80,0	20,0		80,0	20,0	
neurotische und psychosomatische Erkrankungen	abs	163	10	173	14	1	15
	%	94,2	5,8		93,3	6,7	
Persönlichkeitsstörungen	abs	10	1	11	–	–	–
	%	90,9	9,1		–	–	
Alkoholismus oder Drogenabhängigkeit	abs	28	–	28	8	–	8
	%	100,0	–		100,0	–	
Oligophrenie	abs	14	1	15	9	1	10
	%	93,9	6,7		90,0	10,0	
gesamt	abs	267	17	284	48	3	51
	%	94,0	6,0		94,1	5,9	

Weiterhin findet man in Tab. 36 den Anteil von Probanden mit Schweregrad 3 und 4, bei denen laut Definition in der Regel eine psychiatrische Behandlung erfolgen sollte. Auch bezogen auf diese Zahl von 3,3% aller Untersuchten ist die tatsächlich erfolgte Beteiligung von Fachärzten an der Behandlung niedrig. Da man nicht von einer Punkt-, sondern von einer Jahresprävalenz ausgehen muß, liegt der erwartete prozentuale Anteil deutlich über 3,3%. Bezogen auf die behandlungsbedürftigen Probanden mit psychischen Störungen würde man also erwarten, daß sich von diesen im letzten Jahr etwa ein Fünftel in nervenärztlicher Behandlung oder Beratung befunden hätten, also zwei- bis dreimal soviele, wie von uns ermittelt.

3.4.2 Die Inanspruchnahme nichtpsychiatrischer ärztlicher Dienste

3.4.2.1 Häufigkeit der Arztkonsultationen

81,7% der von uns befragten Probanden gaben an, mindestens einmal in den letzten 12 Monaten einen Arzt konsultiert zu haben. Die Mehrzahl der Probanden, 43,1%, hatten zwischen 1 und 4, 17,6% zwischen 5 und 11 Arztbesuchen absolviert; etwa jeder fünfte Proband suchte einen Arzt mehr als 12mal im Jahr auf (Tab. 37).

Tabelle 37 Anzahl der Arztbesuche in den letzten 12 Monaten bei Probanden mit psychiatrischer bzw. somatischer Diagnose (Schweregrad ⩾ 2)

psychiatrische/ somatische Diagnose	Anzahl der Arztbesuche (letzte 12 Monate)				
	kein	1–4	5–11	⩾ 12	gesamt (n = 100%)
P + S +	6,1	25,0	15,2	53,8	132
P + S –	15,1	38,2	21,1	25,7	152
P – S +	6,9	31,4	22,8	39,0	290
P – S –	23,9	49,9	15,8	10,3	961
gesamt	18,3	43,1	17,6	21,0	1 535

Da sowohl das Vorhandensein psychischer als auch somatischer Erkrankungen die Inanspruchnahme ärztlicher Dienste beeinflußt, haben wir, um diesen Faktor zu kontrollieren, auch in der folgenden Analyse die früher schon erwähnten 4 Gruppen gebildet: Probanden mit psychiatrischer und somatischer Diagnose (P+ S+), Probanden mit nur psychiatrischer Diagnose (P+ S–), Probanden mit nur somatischer Diagnose (P– S+), Probanden ohne psychiatrische und somatische Diagnose (P– S–). Um die Darstellung übersichtlicher zu gestalten, beschränken wir uns auf behandlungsbedürftige Erkrankungen, P+ bzw. S+ bedeutet eine psychische bzw. somatische Erkrankung mit einem Schweregrad ⩾ 2, P– bzw. S– umfaßt sowohl Probanden mit psychischer bzw. somatischer Erkrankung ohne Behandlungsbedürftigkeit (Schweregrad 1), als auch solche ohne psychiatrische bzw. somatische Diagnose.

Es zeigt sich, daß über die Hälfte der Probanden mit psychischen und somatischen Erkrankungen mehr als 12mal im Jahr einen Arzt aufsuchte, während die übrigen Gruppen deutlich niedrigere Konsultationsraten aufweisen. Die höchste durchschnittliche Konsultationsrate (Tab. 38), bezogen auf die letzten 12 Monate, weisen erwartungsgemäß Probanden mit psychischen und somatischen Erkrankungen auf (16,3); Probanden mit nur somatischen Erkrankungen konsultieren häufiger (12,0) einen Arzt, als diejenigen mit nur psychischen Störungen (9,1). Zum Zeitpunkt der Untersuchung gesunde Personen haben einen Arzt erwartungsgemäß am seltensten aufgesucht (4,1).

Tabelle 38 Durchschnittliche Anzahl der Arztbesuche in den letzten 12 Monaten nach psychiatrischer bzw. somatischer Diagnose (Schweregrad ≥ 2) und Geschlecht

Geschlecht	P + S +	P + S –	P – S +	P – S –	gesamt
männlich	15,9	6,1	11,6	3,3	6,8
weiblich	16,5	10,8	12,4	4,8	7,9
gesamt	16,3	9,1	12,0	4,1	7,4

Eine Unterscheidung der ärztlichen Inanspruchnahme nach Geschlecht (Tab. 38) zeigt, daß Frauen mit psychischen Störungen wesentlich häufiger einen Arzt aufsuchen, als Männer; bei Vorliegen einer nur somatischen Erkrankung oder der Kombination von seelischer und körperlicher Erkrankung ergeben sich für beide Geschlechter nahezu identische Werte.

Wenn wir zusätzlich die Variable Alter einbeziehen, so stellen wir insgesamt für beide Geschlechter mit zunehmendem Alter eine steigende Konsultationsrate fest (Tab. 39). In allen Altersgruppen mit ausschließlich psychischen Erkrankungen suchen Frauen häufiger einen Arzt auf als Männer. Dagegen stellt man in den drei Altersgruppen bei ausschließlich somatischen Erkrankungen für beide Geschlechter nur geringfügige Unterschiede fest.

Tabelle 39 Durchschnittliche Anzahl der Arztbesuche in den letzten 12 Monaten nach psychiatrischer bzw. somatischer Diagnose (Schweregrad ≥ 2), Geschlecht und Alter

Geschlecht	Alter	P + S +	P + S –	P – S +	P – S –	gesamt
Männer	15–44	6,3	4,5	8,8	2,7	4,7
	45–64	14,1	6,3	14,3	3,9	7,6
	65 +	32,2	11,4	11,8	5,5	12,3
Frauen	15–44	10,3	8,1	8,5	4,2	5,3
	45–64	22,1	8,9	15,1	4,9	9,5
	65 +	13,8	18,8	12,7	7,5	11,4

Bezüglich der sozialen Schicht finden wir insgesamt mit Ausnahme einer etwas niedrigeren Rate in Schicht I–II nahezu identische Konsultationshäufigkeiten (Tab. 40). Differenziert man nach somatischen und psychiatrischen Erkrankungen, so stellt sich heraus, daß Unterschichtangehörige den Arzt wegen somatischer Leiden dreimal so häufig aufsuchen wie wegen psychischer Erkrankungen und Angehörige der Mittelschicht mehr als doppelt so oft wie Mitglieder der unteren Unterschicht wegen psychischer Störungen ärztlichen Rat einholen.

Tabelle 40 Durchschnittliche Anzahl der Arztbesuche in den letzten 12 Monaten nach psychiatrischer bzw. somatischer Diagnose (Schweregrad ⩾ 2) und sozialer Schicht

soziale Schicht	P + S +	P + S –	P – S +	P – S –	gesamt
I–II	11,2	4,1	6,9	3,7	5,1
III	13,7	11,9	11,2	5,0	7,6
IV	13,8	7,3	10,2	4,9	7,4
V	8,0	5,4	16,1	3,3	7,3

Diagnosenspezifisch (Tab. 41) ergeben sich für Probanden mit psychotischen und neurotischen Erkrankungen (Schweregrad ⩾ 2) sehr viel höhere Raten der Inanspruchnahme als für diejenigen mit Persönlichkeitsstörungen, Alkoholismus/Drogenabhängigkeit und Oligophrenie.

Tabelle 41 Anzahl der Arztbesuche in den letzten 12 Monaten nach Art der psychiatrischen Diagnose (Schweregrad ⩾ 2)

psychiatrische Diagnose	Anzahl der Arztbesuche (letzte 12 Monate)				
	kein	1–4	5–11	⩾ 12	gesamt (n=100%)
(prä)senile Demenz, andere organische psychiatrische Erkrankungen	9,7	16,1	32,3	41,9	31
Schizophrenie, affektive und andere Psychosen	11,5	30,8	11,5	46,2	26
neurotische und psychosomatische Erkrankungen	5,8	34,7	16,2	43,4	173
Persönlichkeitsstörungen	18,2	27,3	27,3	27,3	11
Alkoholismus oder Drogenabhängigkeit	32,1	32,1	25,0	10,7	28
Oligophrenie	26,7	40,0	6,7	26,7	15
gesamt	10,9	32,0	18,3	38,7	284

In einem weiteren Schritt beziehen wir die Inanspruchnahme ärztlicher Dienste auf die letzten 7 Tage, gerechnet vom Zeitpunkt des Interviews. Insgesamt haben 13,8% aller Probanden in den letzten 7 Tagen einen Arzt aufgesucht, wobei der Anteil in Traunstein (12,9%) und Traunreut (13,8%) höher war als in Palling (9,2%).

Es zeigt sich, daß Probanden mit ausschließlich somatischer Erkrankung zu einem etwas höheren Anteil (24,5%) einen Arzt aufgesucht hatten, als diejenigen mit ausschließlich psychischen Störungen (17,9%); der Unterschied ist aber nicht signifikant ($Chi^2 = 2{,}85$; 1df; $p > .05$). Männer haben etwas häufiger als Frauen einen Arzt aufgesucht, wenn eine behandlungsbedürftige körperliche Krankheit vorlag (Tab. 42).

Tabelle 42 Anzahl der Probanden, die in den letzten 7 Tagen ärztliche Hilfe in Anspruch genommen haben. Unterscheidung nach psychiatrischer bzw. somatischer Diagnose (Schweregrad ⩾ 2) und Geschlecht

Geschlecht	P + S + % von (n)	P + S − % von (n)	P − S + % von (n)	P − S − % von (n)	gesamt % von (n)
männlich	36,2 (47)	17,9 (56)	27,2 (136)	4,9 (448)	12,5 (687)
weiblich	34,1 (85)	17,9 (95)	22,1 (154)	9,0 (513)	14,9 (847)
	34,8 (132)	17,9 (151)	24,5 (290)	7,1 (961)	13,8 (1 534)

Bezogen auf die Altersgruppen finden wir mit Ausnahme der Gruppe P– S+ die höchste Rate der Inanspruchnahme bei den über 65jährigen (Tab. 43).

Tabelle 43 Anteil der Probanden, die in den letzten 7 Tagen ärztliche Hilfe in Anspruch genommen haben. Unterscheidung nach psychiatrischer bzw. somatischer Diagnose (Schweregrad ⩾ 2) und Alter

Alter	P + S + % von (n)	P + S − % von (n)	P − S + % von (n)	P − S − % von (n)	gesamt % von (n)
15–44	30,3 (33)	15,8 (76)	16,2 (84)	6,1 (593)	10,2 (786)
45–64	26,9 (52)	16,7 (54)	28,3 (92)	6,7 (255)	14,6 (453)
65 +	46,8 (47)	28,6 (21)	20,2 (114)	13,3 (113)	22,4 (295)
gesamt	34,8 (132)	17,9 (151)	24,5 (290)	7,1 (961)	13,8 (1 534)

Insgesamt zeigt sich ein leichter linearer Anstieg in der Inanspruchnahme ärztlicher Dienste von Schicht I–II bis Schicht V (Tab. 44). Angehörige der Schicht I–II haben bei Vorliegen rein somatischer Erkrankungen den Hausarzt relativ selten konsultiert.

Tabelle 44 Anteil der Probanden, die in den letzten 7 Tagen ärztliche Hilfe in Anspruch genommen haben. Unterscheidung nach psychiatrischer bzw. somatischer Diagnose (Schweregrad ⩾ 2) und sozialer Schicht

soziale Schicht	P + S + % von (n)	P + S – % von (n)	P – S + % von (n)	P – S – % von (n)	gesamt % von (n)
I + II	22,2 (9)	25,0 (16)	13,6 (44)	7,6 (184)	10,3 (253)
III	34,1 (44)	14,8 (54)	25,7 (105)	6,8 (382)	13,0 (585)
IV	41,3 (46)	17,9 (56)	27,9 (122)	6,4 (326)	15,3 (550)
V	30,3 (33)	20,0 (25)	21,1 (19)	10,1 (69)	17,8 (146)
gesamt	34,8 (132)	17,9 (151)	24,5 (290)	7,1 (961)	13,8 (1 534)

3.4.2.2 Häufigkeit ärztlicher Hausbesuche

Vor allem in kleinstädtisch-ländlichen Regionen kommt dem Hausbesuch des Arztes eine besondere Bedeutung zu. Im Rahmen unserer Untersuchung ist der Bezugszeitraum wiederum ein Jahr. Insgesamt berichteten 12,4% der Probanden von mindestens einem ärztlichen Hausbesuch; die Werte in den drei Orten sind mit 12,4% in Palling, 13,4% in Traunstein und 11,2% in Traunreut etwa gleich hoch.

Überdurchschnittlich häufig waren ärztliche Hausbesuche bei Frauen und älteren Probanden erforderlich (Tab. 45 und Tab. 46).

Tabelle 45 Anteil der Probanden mit mindestens einem ärztlichen Hausbesuch in den letzten 12 Monaten. Unterscheidung nach psychiatrischer bzw. somatischer Diagnose (Schweregrad ⩾ 2) und Geschlecht

Geschlecht	P + S + % von (n)	P + S – % von (n)	P – S + % von (n)	P – S – % von (n)	gesamt % von (n)
männlich	23,4 (47)	12,7 (55)	14,0 (136)	7,8 (448)	10,5 (686)
weiblich	31,8 (85)	20,8 (96)	20,8 (154)	7,6 (513)	13,9 (848)
gesamt	28,8 (132)	17,9 (151)	17,6 (290)	7,7 (961)	12,4 (1 534)

Tabelle 46 Anteil der Probanden mit mindestens einem ärztlichen Hausbesuch in den letzten 12 Monaten. Unterscheidung nach psychiatrischer bzw. somatischer Diagnose (Schweregrad ⩾ 2) und Alter

Alter	P + S + % von (n)	P + S – % von (n)	P – S + % von (n)	P – S – % von (n)	gesamt % von (n)
15–44 Jahre	24,2 (33)	15,8 (76)	11,9 (84)	5,9 (593)	8,3 (786)
45–64 Jahre	23,1 (52)	18,5 (54)	12,0 (92)	10,2 (255)	13,0 (453)
65 + Jahre	38,3 (47)	23,8 (21)	26,3 (114)	11,5 (113)	22,4 (295)
gesamt	28,8 (132)	17,9 (151)	17,6 (290)	7,7 (961)	12,4 (1 534)

Zu den Angehörigen der Oberschicht und oberen Mittelschicht kam der Arzt etwas häufiger ins Haus (Tab. 47) als bei Unterschichtangehörigen. Das bezieht sich vor allem auf Probanden mit psychischen Störungen.

Tabelle 47 Anteil der Probanden mit mindestens einem ärztlichen Hausbesuch in den letzten 12 Monaten. Unterscheidung nach psychiatrischer bzw. somatischer Diagnose (Schweregrad ⩾ 2) und sozialer Schicht

soziale Schicht	P + S + % von (n)	P + S – % von (n)	P – S + % von (n)	P – S – % von (n)	gesamt % von (n)
I + II	44,4 (9)	23,5 (17)	25,0 (44)	10,9 (184)	15,4 (254)
III	22,7 (44)	20,8 (53)	16,2 (105)	7,6 (382)	11,5 (584)
IV	32,6 (46)	19,6 (56)	16,4 (122)	6,7 (326)	12,4 (550)
V	27,3 (33)	4,0 (25)	15,8 (19)	4,3 (69)	11,0 (146)
gesamt	28,8 (132)	17,9 (151)	17,6 (290)	7,7 (961)	12,4 (1 534)

3.5 Die Befragung der Hausärzte

92,4% der von uns interviewten Probanden gaben an, einen Hausarzt zu haben, wobei der Anteil in Traunreut mit 95,2% am höchsten war und in Traunstein mit 89,4% am niedrigsten ($Chi^2 = 15{,}15$; 2df; $p < .001$). In allen drei Orten konnten wir für über 80% der interviewten Probanden Informationen von den Hausärzten bekommen (Tab. 48). Insgesamt waren 31 Hausärzte – 18 Allgemeinärzte, 7 Internisten und 6 sonstige Fachärzte – an der Befragung beteiligt. 82,6% der Probanden gaben einen Allgemeinarzt, 16,7% einen Internisten und 0,8% einen Gynäkologen, Chirurgen oder Orthopäden als Hausarzt an.

Tabelle 48 Anteil der in die Hausarzterhebung einbezogenen Probanden

Hausarzt	Palling abs	%	Traunstein abs	%	Traunreut abs	%	gesamt abs	%
kein	20	6,8	66	10,6	30	4,8	116	7,6
nicht befragt	28	9,5	45	7,3	63	10,2	136	8,9
befragt	247	83,7	510	82,1	527	85,0	1 284	83,6
gesamt (n = 100%)	295		621		620		1 536	

Die meisten Probanden waren bei dem jeweiligen Hausarzt gut (82,4%), weitere 13,5% mäßig bekannt (Tab. 49). Der Bekanntheitsgrad variierte nur geringfügig in den drei Orten. Bei 53 Probanden (4,1%) war er so gering, daß eine weitere Beurteilung der Probanden durch den Hausarzt nicht möglich war. – Hierbei handelte es sich häufig um einmalige oder seltene Besuche besonders jüngerer Patienten. Um ein Beispiel zu geben, hatte sich einer dieser Probanden vor längerer Zeit wegen einer leichten Schnittverletzung versorgen lassen; weiteres war dem Arzt nicht bekannt und verständlicherweise auch nicht auf der Karteikarte des Betreffenden vermerkt.

Tabelle 49 Bekanntheitsgrad der Hausarztpatienten

Bekanntheitsgrad (Hausarzt)	Palling abs	%	Traunstein abs	%	Traunreut abs	%	gesamt abs	%
gut	197	79,8	430	84,3	431	81,8	1 058	82,4
mäßig	39	15,8	61	12,0	73	13,9	173	13,5
schlecht	11	4,5	19	3,7	23	4,3	53	4,1
gesamt (n = 100%)	247		510		527		1 284	

Die Besuchsfrequenz der Probanden wurde von den Pallinger Hausärzten häufiger als adäquat beurteilt als von denjenigen in Traunreut und besonders Traunstein (Tab. 50). Die Traunsteiner Ärzte stellten immerhin bei fast einem Viertel der Fälle zu seltene, die Traunreuter dagegen in 6,2% zu häufige Besuche fest.

Tabelle 50 Beurteilung der Besuchsfrequenz durch den Hausarzt

Besuchsfrequenz (Hausarzt)	Palling abs	%	Traunstein abs	%	Traunreut abs	%	gesamt abs	%
adäquat	199	84,3	364	74,1	400	79,3	963	78,2
zu selten	32	13,6	117	23,8	73	14,5	222	18,0
zu oft	5	2,1	10	2,0	31	6,2	46	3,7
gesamt (n = 100%)	236		491		504		1 231	

Über soziale Belastungsfaktoren (offene Frage) berichteten die Hausärzte bei etwa einem Drittel der Probanden (Tab. 51), wobei Krankheit in der Familie, Partnerprobleme, Schwierigkeiten in Schule oder Beruf und Krankheit des Probanden im Vordergrund standen. Besonders häufig gaben die Ärzte in Palling soziale Belastungsfaktoren an, was möglicherweise als Ausdruck der guten Kenntnis der Bewohner des kleinen Ortes zu bewerten ist. Die Unterschiede in den einzelnen Praxen waren stark ausgeprägt und schwankten zwischen 8,3% und 60,9%. Im Mittel waren bei jedem dritten Probanden soziale Belastungen bekannt.

Tabelle 51 Beurteilung der sozialen Belastung durch den Hausarzt

soziale Belastung	Palling abs	%	Traunstein abs	%	Traunreut abs	%	gesamt abs	%
nein	129	54,7	270	55,0	332	65,9	731	59,4
ja	99	41,9	177	36,0	121	24,0	397	32,3
unbekannt	8	3,4	44	9,0	51	10,1	103	8,4
gesamt (n = 100%)	236		491		504		1 231	

Nach Meinung der Hausärzte hatten 13,2% der Probanden leichte und 17,8% psychische Störungen mit einem Schweregrad $\geqslant 2$ (Tab. 52). Die psychiatrischen Interviewer diagnostizierten wesentlich häufiger als die Hausärzte leichtere, vor allem neurotische Erkrankungen, während die Rate der behandlungsbedürftigen Störungen laut Interviewer mit 19,3% nur geringfügig höher war als die der Hausärzte.

Tabelle 52 Häufigkeit psychischer Störungen laut Hausarzt und Interviewer

psychiatrische Diagnose	lt. Hausarzt abs	lt. Hausarzt %	lt. Interviewer abs	lt. Interviewer %
keine	849	69,0	721	58,6
Schweregrad 1	163	13,2	273	22,1
Schweregrad 2	171	13,9	200	16,3
Schweregrad 3	40	3,3	33	2,7
Schweregrad 4	8	0,6	4	0,3
gesamt	1 231	100,0	1 231	100,0

Die Häufigkeit behandlungsbedürftiger psychischer Erkrankungen variierte in den Einzelpraxen (Abb. 44) sehr stark, vor allem wenn man das Urteil des Hausarztes zugrunde legt (Minimum in Praxis D: 4,0% und Maximum in Praxis H: 33,3%). Bei der Beurteilung durch die Interviewer ist die Schwankungsbreite etwas geringer (Minimum in Praxis B: 8,7% und Maximum in Praxis Q: 28,3%). Es muß bedacht werden, daß die hier angegebene Morbidität laut Interviewer stets aus den Urteilen einer Reihe von Untersuchern zusammengesetzt ist. Es wäre also eher mit einer Gleichverteilung aufgrund sich ausgleichender Urteile zu rechnen als bei den Hausärzten. Die sich trotzdem darstellenden Diskrepanzen sind ein Hinweis darauf, daß in die Praxen tatsächlich sehr unterschiedliche Patientengruppen zur Behandlung kommen.

Schon der Praxenvergleich hatte gezeigt, daß offensichtlich trotz genereller Übereinstimmung im einzelnen beträchtliche Diskrepanzen zu erwarten sind. So stellen wir hinsichtlich der psychiatrischen Fallidentifikation die Frage, inwieweit Interviewer und Hausarzt bei ein und demselben Patienten übereinstimmen (Tab. 54). Vollständige Übereinstimmung besteht bei 61,6% aller beurteilten Probanden, wobei einheitlich von beiden Beurteilern 48,4% keine, 4,5% eine leichte und 8,7% eine schwerere psychische Störung zugeordnet wurde. In 7,7% stellten sowohl Hausarzt wie Interviewer eine psychiatrische Diagnose, es bestand jedoch ein Unterschied in der Einschätzung des Schweregrades. Bei 3,7% aller Probanden schätzte der Interviewer, bei 4% der Hausarzt den Schweregrad höher ein.

1. Übereinstimmung von Interviewer und Arzt:	61,6% (48,4 + 4,5 + 8,7%)
2. Unterschied: Schweregrad 1 und Schweregrad ⩾ 2:	7,7% (3,7 + 4,0%)
3. Unterschied: keine Diagnose und Schweregrad 1:	18,7% (13,7 + 5,0%)
4. Unterschied: keine Diagnose und Schweregrad ⩾ 2: (eindeutige Fehlklassifikation)	11,9% (6,8 + 5,1%)
gesamt	99,9%

Bei 18,7% aller Probanden bestand ein Unterschied hinsichtlich der Beurteilung keine Diagnose und leichte psychische Störungen. Dabei zeigte sich bei den psychiatrischen Interviewern eine deutliche Tendenz, mehr leichte psychische Störungen (13,7%) zu diagnostizieren als der Hausarzt. Die Hausärzte hingegen stellten

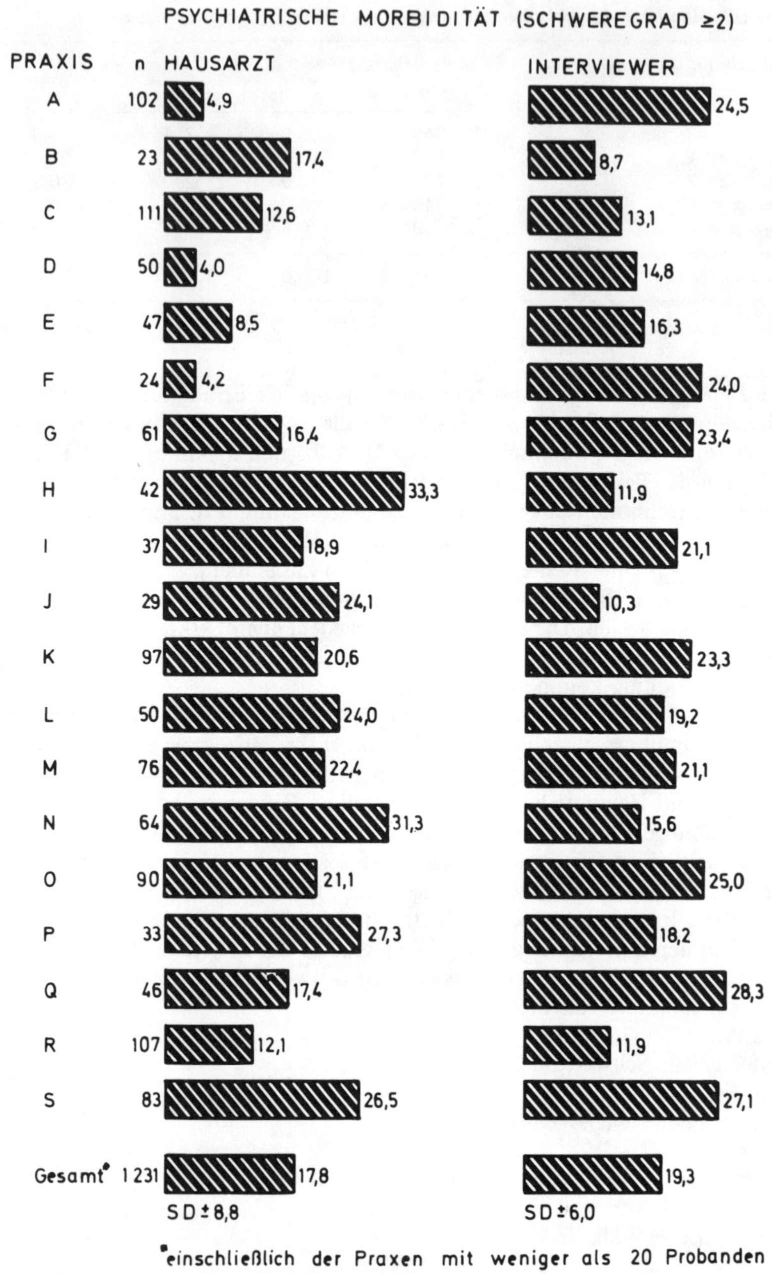

Abb. 44 Häufigkeit psychischer Störungen (Schweregrad ⩾ 2) in Einzelpraxen laut Hausarzt und Interviewer

Tabelle 53 Häufigkeit psychischer Störungen (Schweregrad ⩾ 2) laut Hausarzt und Interviewer nach Art der Diagnose

psychiatrische Diagnose (Schweregrad ⩾ 2)	lt. Hausarzt abs.	%	lt. Interviewer abs.	%
(prä)senile Demenz	29	2,4	20	1,6
andere organische psychiatrische Erkrankungen	3	0,2	7	0,6
Schizophrenie	4	0,3	4	0,3
affektive und andere Psychosen	14	1,1	14	1,1
neurotische und psychosomatische Erkrankungen	117	9,5	150	12,2
Persönlichkeitsstörungen	7	0,6	8	0,6
Alkoholismus oder Drogenabhängigkeit	35	2,8	22	1,8
Oligophrenie	10	0,8	12	1,0
gesamt	219	17,8	237	19,3
% bezogen auf n =	1 231		1 231	

Tabelle 54 Fallidentifikation zwischen psychiatrischem Interviewer und Hausarzt. n = 1 231

psychiatrische Diagnose (Interviewer)	psychiatrische Diagnose (Hausarzt) keine abs	%	Schweregrad = 1 abs	%	Schweregrad ⩾ 2 abs	%	gesamt abs	%
keine	596	48,4	62	5,0	63	5,1	721	58,6
Schweregrad = 1	169	13,7	55	4,5	49	4,0	273	22,2
Schweregrad ⩾ 2	84	6,8	46	3,7	107	8,7	237	19,3
gesamt	849	68,9	163	13,2	219	17,8	1 231	

nur bei 5,0% eine leichte psychische Störung fest, während die Interviewer keine psychiatrische Diagnose stellten. Eindeutige Fehlklassifikationen auf einer der beiden diagnostizierenden Seiten finden wir in 11,9% aller Beurteilungen, wobei in 6,8% der Fälle der Interviewer eine psychiatrische Diagnose mit einem Schweregrad ⩾ 2 stellte, der Hausarzt aber keinerlei psychische Störungen diagnostizierte. Umgekehrt stellte in 5,1% der Hausarzt behandlungsbedürftige, der Interviewer hingegen keinerlei psychische Störungen fest.

Für einzelne Krankheitsgruppen gilt (Abb. 45), daß die vom Hausarzt als behandlungsbedürftig klassifizierten Neurotiker zu 72,6% vom Interviewer erkannt wurden, wobei dieser in 64,1% ebenfalls eine Neurose und in 8,5% eine andere psychische Erkrankung diagnostizierte. Umgekehrt hat der Hausarzt die vom Interviewer festgestellten Neurosen (Schweregrad ⩾ 2) in 62,7% erkannt, bei einer diagnostischen Übereinstimmung von nur 44,7%. – Die vom Interviewer diagnostizierten Alkoholiker mit einem Schweregrad ⩾ 2 wurden zu einem Drittel nicht erkannt, ein Hinweis auf eine relativ hohe Dunkelziffer. Bei einigen Probanden, die

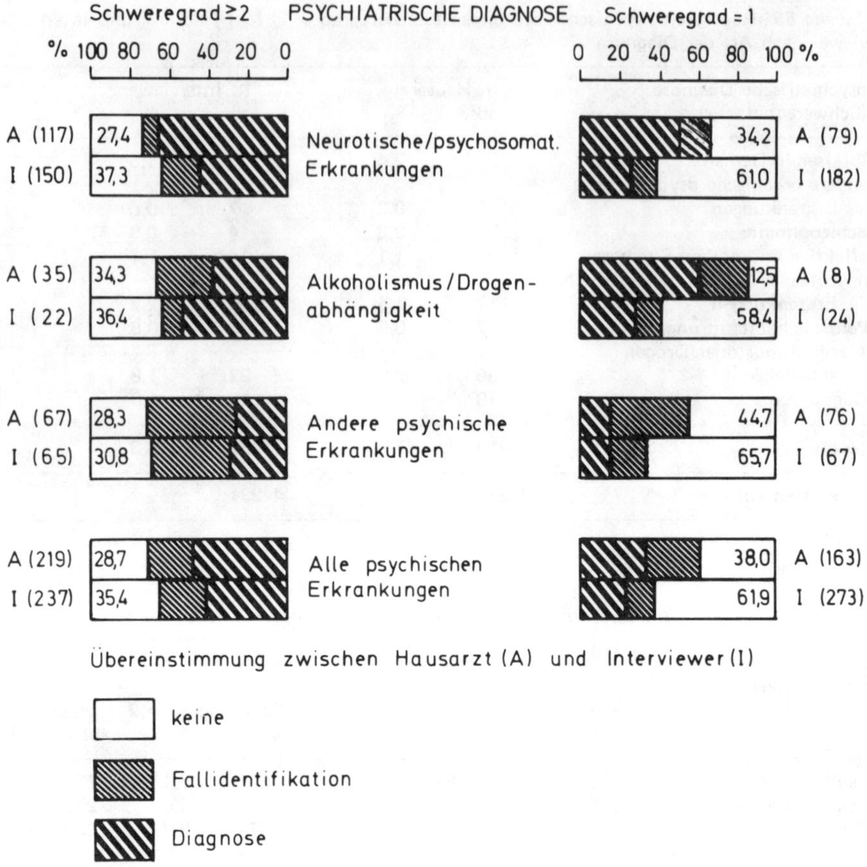

Abb. 45 Diagnostische Übereinstimmung zwischen Hausarzt und Interviewer

der Hausarzt als Alkoholiker eingestuft hatte, der Interviewer dagegen nicht, war diesem die Problematik zwar bekannt, der Alkoholmißbrauch lag jedoch schon mehrere Jahre zurück. Die Probanden litten zwar noch unter somatischen Folgeerkrankungen, zum Zeitpunkt des Interviews ergaben sich jedoch sichere Anzeichen dafür, daß diese Probanden alkoholabstinent waren.

Die in einer dritten Kategorie zusammengefaßten behandlungsbedürftigen psychischen Erkrankungen wurden von Hausarzt und Interviewer in ähnlicher Frequenz beurteilt. Vom Interviewer festgestellte behandlungsbedürftige Neurosen wurden vom Hausarzt signifikant häufiger ($Chi^2 = 17{,}55$; 1df; $p < .001$) erkannt (62,7%) als leichte neurotische Störungen (39,0%). Eine ähnliche Tendenz findet sich auch beim Alkoholismus ($Chi^2 = 3{,}15$; 1df; $p > .05$). Umgekehrt wurden die vom Hausarzt diagnostizierten leichten wie auch schweren Neurosen vom Interviewer etwa gleich häufig (65,8% bzw. 72,6%) erkannt ($Chi^2 = 0{,}91$; 1df; $p > .05$), die diagnostische Übereinstimmung war aber bei den leichten Neurosen geringer.

Übereinstimmend gaben Hausärzte und Interviewer an, daß 11 bis 12% aller Probanden psychopharmakologisch behandelt werden sollten (Tab. 55). Eine psychotherapeutische Behandlung schlugen die Interviewer etwa zweimal so häufig vor wie die Hausärzte. Dies spiegelt sich auch bei den für die Behandlung empfohlenen Institutionen wider, wo die Interviewer häufiger als der Hausarzt Psychiater und Psychotherapeuten angaben. Hausärzte und Interviewer hielten etwa gleich häufig eine stationäre psychiatrische Behandlung für erforderlich, Hausärzte häufiger andere psychosoziale Einrichtungen wie Beratungsstellen.

Tabelle 55 Behandlungsvorschlag laut Hausarzt und Interviewer. Die Prozentzahlen beziehen sich auf n = 1 231 Probanden

Behandlungsvorschlag (letzte 12 Monate)	Hausarzt	Interviewer
Art der Therapie		
psychopharmakologisch	12,0	11,1
psychotherapeutisch/psychosozial	7,8	14,6
Art der Institution		
Hausarzt	11,5	9,4
Psychiater	2,8	11,5
Psychotherapeut	1,3	3,8
psychiatrisches Krankenhaus	0,8	0,7
andere psychosoziale Einrichtungen	2,3	0,2

4 Diskussion

Ziel unserer Studie war zum einen die Untersuchung der psychiatrischen Morbidität und ihrer Beziehung zu demographischen und sozialen Variablen, zum anderen die Frage der Inanspruchnahme von Ärzten und hieraus mögliche Konsequenzen für die Versorgung der psychisch Kranken. Die vorliegende Studie ist seit den Untersuchungen zwischen den beiden Weltkriegen die erste umfassende psychiatrische Felderhebung in der Bundesrepublik Deutschland. Sie wurde im Gegensatz zur Mehrzahl der in anderen Ländern durchgeführten psychiatrisch-epidemiologischen Studien dieser Art, in denen nicht-ärztliche Interviewer tätig wurden, von psychiatrisch geschulten Ärzten durchgeführt. Hierdurch war es nicht nur möglich, die psychischen Auffälligkeiten, also den psychopathologischen Befund differenzierter zu erheben und die nosologische Einordnung durchzuführen, sondern auch die somatischen Erkrankungen besser einzuschätzen. Die Untersuchung basiert auf einer repräsentativen Zufallsstichprobe (n = 1 536) der über 15jährigen Einwohner der Landgemeinde Palling, der Dienstleistungsstadt Traunstein und der Industriestadt Traunreut.

Im Rahmen unserer Arbeit wurden 3 Schwerpunkte behandelt:

1. Probleme der Fallidentifikation: Die im Interview angewandten Untersuchungsinstrumente zur Messung psychischer und körperlicher Beschwerden werden untereinander und mit dem psychiatrisch diagnostischen Urteil der Interviewer in Beziehung gesetzt.

2. Die Häufigkeit psychischer Störungen unterschiedlicher Diagnosen in der Allgemeinbevölkerung und ihr Bezug zu demographischen und sozialen Faktoren.

3. Die Inanspruchnahme medizinischer Einrichtungen, insbesondere niedergelassener praktischer Ärzte und Nervenärzte. Den Hausärzten, die in einer zusätzlichen Erhebung in die Untersuchung einbezogen wurden, kommt dabei eine besondere Bedeutung zu.

Entscheidendes Kriterium und Basis für jedes epidemiologische Resultat ist die Bestimmung des „Falles" (*Wing* et al. 1981). Dieses macht in medizinischen Einrichtungen keine größeren Schwierigkeiten, weil der Patient sich selbst als krank bezeichnet und Behandlung wünscht, oder in manchen – weniger häufigen – Fällen, von den Angehörigen oder seiner sonstigen sozialen Umgebung als behandlungsbedürftig und somit als „Fall" angesehen wird. Treten manchmal bereits hier im Bereich der Selbstzuschreibung der Patientenrolle Probleme auf, so wird die Falldefinition bei Feldstudien noch schwieriger, da viele der interviewten Probanden zum Zeitpunkt der Untersuchung keine oder wenigstens keine spezifisch-psychiatrischen Patienten sind. Der Interviewer muß also sehr oft selbst die Entscheidung fällen, ob ein Proband als „Fall" anzusehen ist und ob damit Behandlungs- und gegebenenfalls Überweisungsbedürftigkeit vorliegt.

Unsere Fallidentifikation folgte in erster Linie klinischen Kriterien, die von den Untersuchern aufgrund ihrer psychiatrischen Ausbildung angewendet wurden. Verglichen mit dieser Grundlage wurden die Erhebungsergebnisse der zwei von uns verwandten Instrumente, des *Goldberg*-Interviews (*Goldberg* et al. 1970) und der Beschwerdenliste nach *v. Zerssen* (1976). Die Prüfung dieser Instrumente bezog sich zum einen auf die Untersuchung der Reliabilität, d.h. der Beurteilerübereinstimmung, zum anderen auf die Validität, d.h. ihren Wert bei der Fallidentifikation.

Die Untersuchung des *Goldberg*-Interviews auf Reliabilität erfolgte außerhalb der eigentlichen Feldstudie. Hierbei benutzten wir Videoaufzeichnungen mit dem Vorteil beliebiger Reproduzierbarkeit. Die Beschwerdenliste wurde durch Vergleich ihrer Parallelform auf Zuverlässigkeit geprüft. Die Validitätsuntersuchung erfolgte direkt an Daten, die in der Feldstudie gewonnen waren.

Bei der Prüfung der Reliabilität des *Goldberg*-Interviews konnten wir mit Hilfe des Agreement-Scores (*v. Cranach* und *Cooper* 1972) zeigen, daß sowohl der Wert für die Interrater-Reliabilität (Mittelwert der Übereinstimmung zwischen 9 Interviewern bei jeweils 85% im ersten und zweiten Rating) als auch derjenige für die Intraraterreliabilität (Mittelwert der Übereinstimmung der 9 Interviewer zwischen erstem und zweiten Rating 86%) ausreichend hoch lag.

Die besonders hohe inter- und intraindividuelle Übereinstimmung für einzelne Symptome wie Depersonalisation, Wahn und Halluzinationen muß relativiert werden, da diese bei den von uns ausgewählten 20 Patienten nur selten auftraten. Bei häufig vorkommenden Beschwerden wir körperlichen Symptomen, Müdigkeit, deprimierter Stimmung und Konzentrationsmangel war die Übereinstimmung niedriger, es wurde aber in keinem Fall ein Wert von 70% unterschritten. Eine ähnlich hohe Reliabilität wurde bereits in früheren Studien (*Goldberg* et al. 1970; *Zintl-Wiegand* et al. 1978) festgestellt.

Bei der Überprüfung der Validität des *Goldberg*-Interviews steht uns als Außenkriterium die vom Interviewer gestellte psychiatrische Diagnose in Verbindung mit einem bestimmten Schweregrad zur Verfügung. Die theoretisch günstigere Lösung, nämlich die Beurteilung durch einen zweiten psychiatrischen Interviewer als Außenkriterium, ließ sich leider aus Gründen der Praktikabilität nicht verwirklichen.

Zwischen dem Summenscore der *Goldberg*-Symptome und dem vom Interviewer festgelegten Schweregrad der psychischen Erkrankung bestand eine Korrelation von .73. In einer ähnlichen Größenordnung lagen nach *Goldberg* (1972) die Korrelationen zwischen dem General Health Questionnaire und dem klinischen Status von Patienten in Allgemeinpraxen in Philadelphia (.77) und London (.80).

Die Gesamteffizienz, die ein Maß für die richtig zugeordneten Patienten darstellt, erreichte in unserer Studie bei einem Summenscore von 20 Punkten einen Wert von 87,0% und war damit ähnlich hoch wie in der Untersuchung in Mannheimer Allgemeinpraxen (*Zintl-Wiegand* et al. 1978) mit 92,0% und in der Hausarztstudie im Landkreis Traunstein (*Dilling* und *Weyerer* 1978 b) mit 83,1%. In allen diesen Studien wurde die Bildung des Summenscores, dem Vorschlag von *Goldberg* entsprechend, jeweils so vorgenommen, daß die subjektiven Beschwerden einfach und die objektiven Symptome doppelt gewichtet wurden. Wir stellten uns aber auch die Frage, ob durch eine andere Gewichtung der Items die Effizienz des *Goldberg*-Interviews erhöht werden kann. *Bruder* et al. (1982) konnten an Daten der Hausarztstudie im Landkreis Traunstein zeigen, daß sich die Trefferquote bei einer a-priori-Gewichtung der Items analog den in dem *Bayes*-Theorem benutzten Größen (Logarithmen der Likelihood-Quotienten) nur unwesentlich erhöhte. Ein diskriminanzanalytischer Ansatz ergab ebenfalls keine deutliche Verbesserung der Gesamteffizienz. Aufgrund dieser Ergebnisse besteht für künftige epidemiologische Untersuchungen keine Veranlassung, die von *Goldberg* et al. vorgeschlagene einfache Gewichtung der subjektiven und doppelte Gewichtung der objektiven Symptome aufzugeben.

Problematisch erscheint bei einem Cut-off-Punkt von 20 die geringe Sensitivität, die nur 50,3% der Fälle erreicht; die gute Gesamteffizienz ist also auf die hohe Spezifität zurückzuführen, die einerseits erforderlich ist, da so gut wie keine falsch positiven Fälle diagnostiziert werden sollen, andererseits aber doch ergänzt werden sollte durch eine nicht zu niedrige Sensitivität, da sonst dem Verfahren kein positiver Wert zugesprochen werden kann. – Variieren wir den Cut-off-Punkt, so zeigt sich, daß in unserer Studie bei einem Wert von 10 Punkten sowohl die Sensitivität als auch die Spezifität Werte von über 80% erreichen; das *Goldberg*-Interview nimmt somit im Vergleich zu anderen Screeninginstrumenten eine mittlere Stellung ein (Tab. 56).

Tabelle 56 Sensitivität und Spezifität verschiedener Screening Tests (nach *Goldberg* 1972). Letzte Zeile: Ergebnisse unserer Felduntersuchung

Screening Test	n	Sensitivität %	Spezifität %
60-Item General Health Questionnaire (GHQ) General practice (London)	200	95,7	87,8
60-Item General Health Questionnaire (GHQ) Medical outpatients' department (London)	91	87,1	93,3
30-Item General Health Questionnaire (GHQ) 5 general practices (Philadelphia)	247	85,0	79,5
36-Item Symptom Check List (SCL) 5 general practices (Philadelphia)	247	84,0	68,8
Kellner's Symptom Rating Test (SRT)	83	95,0	76,7
Saslow's Screening Test	447	72,0	95,0
Rawnslays Modified Cornell Medical Inventory (CMI)	76	73,5	81,7
Langner's 22-Item Screening Test	1 660	73,5	81,7
Fould's Symptom Sign Inventory (SSI)	336	89,0	86,0
Goldberg-Interview (Cut-off: 10 Punkte)	1 529	85,3	81,3

Die Hauptschwierigkeit, die Sensitivität des *Goldberg*-Interviews und vergleichbarer Symptomskalen zu erhöhen, liegt darin, daß in dem Spektrum psychischer Störungen monosymptomatische Krankheitsbilder nur einen niedrigen Gesamtscore erreichen und hierdurch falsch negativ klassifiziert werden; d.h. bei Probanden, die nur an einem einzelnen, sehr behindernden Symptom, wie etwa einer Phobie, leiden und daher nur einen niedrigen Gesamtscore erreichen, läßt sich die Fallidentifikation aufgrund eines Summenscores und das diagnostische Urteil durch den Interviewer nicht zur Deckung bringen. Darüber hinaus kann ein bestimmtes Krankheitsverhalten, wie etwa die Abwehr psychischer Konflikte oder ein Mangel an Krankheitseinsicht zu Fehlklassifikationen beitragen.

Die Sensitivität ist neben der Art der psychischen Störungen, nämlich Mono- oder Polysymptomatik auch abhängig von ihrem Schweregrad. Bei leichteren psychischen Störungen ist sie erwartungsgemäß niedriger, weil zahlreiche Probanden nur wenige Beschwerden und Symptome aufweisen und demzufolge niedrige Punktwerte erhalten, was zu einer falschen Klassifikation führen kann. In bezug auf diagnostische Gruppen ergab sich, daß psychotische Störungen viel besser erfaßt werden als Persönlichkeitsstörungen und Alkoholismus. Dieses Problem stellt sich auch in der Praxis und Klinik, wo die Alkoholiker psychopathologisch häufig unauffällig sind und dazu neigen, die Erkrankung zu verleugnen, zu dissimulieren und zu bagatellisieren. Im *Goldberg*-Interview fehlen, seinem allgemeinen Charakter entsprechend, spezielle anamnestische Fragen, so daß im Unterschied etwa zum MALT (*Feuerlein* 1979) kein diagnosenspezifisches Screening erfolgt.

Trotz dieser grundsätzlichen Schwierigkeiten hat sich das *Goldberg*-Interview als nützliches Instrument für die epidemiologische Forschung erwiesen, da mit seiner Hilfe standardisiert Beschwerden und psychopathologische Symptome erfaßt werden können und ein zumindest relativer Zusammenhang mit den Diagnosen hergestellt werden kann; seine Validität sollte jedoch durch Aufnahme weiterer relevanter Symptome noch erhöht werden; einige uneindeutige Symptome sollten klarer herausgearbeitet werden. Bezüglich der Diagnose Alkoholismus kann man diskutieren, ob nicht gegenüber dem Einbau zusätzlicher spezifischer Items die kombinierte Anwendung von *Goldberg*-Interview und MALT vorzuziehen wäre. Dennoch wird man bezüglich der Fallidentifikation keine zu hohen Erwartungen gegenüber einer verbesserten Fassung hegen dürfen, solange von dem Prinzip eines auf Symptomen basierenden Gesamtscores ausgegangen wird.

Das *Goldberg*-Interview stößt an seine Grenze, wo nicht mehr psychopathologischer Querschnittsbefund und Beschwerden, sondern ebenso anamnestische Faktoren wie etwa bestimmte Konfliktsituationen die Diagnosenstellung wesentlich mitbestimmen.

Für einen Vergleich unserer Ergebnisse mit der Beschwerdenliste bietet sich in erster Linie die Originaluntersuchung von *von Zerssen* (1976) an, die für die Bundesrepublik Deutschland repräsentativ ist und die 20- bis 64jährigen einbezog.

Hinsichtlich der Paralleltestreliabilität der Beschwerdenlisten B–L und B–L' ergab sich in unserer Untersuchung für alle Probanden ein ähnlich hoher Wert (.82) wie in der Eichstichprobe (.85). Berücksichtigt man lediglich die Probanden mit einer psychiatrischen Diagnose, so entspricht die Paralleltestkorrelation von .85 ebenfalls derjenigen aus einer Vergleichsgruppe von psychiatrischen Klinikpatienten, die *von Zerssen* untersucht hatte (.88). Auch in bezug auf einzelne soziodemographische Gruppen stimmen die Mittelwerte der Summenscores von B–L und B–L' innerhalb einer Gruppe jeweils weitgehend überein. Dies gilt auch für die über 65jährigen, die in der ursprünglichen Eichstichprobe nicht berücksichtigt wurden. Die hohe Reliabilität läßt sich auch für einzelne diagnostische Gruppen nachweisen. Die niedrige Mittelwertübereinstimmung bei den Schizophrenen in unserer Studie dürfte auf die geringe Anzahl (n = 6) dieser Personen zurückzuführen sein, zumal *von Zerssen* gerade bei dieser Gruppe eine sehr hohe Paralleltestkorrelation (.89) fand. Die Verläßlichkeit der Probandenangaben wird durch den Vergleich ähnlicher Items der Beschwerdenlisten B–L und B–L' und des subjektiven Teils des *Goldberg*-Interviews bestätigt. Insgesamt ist hinsichtlich der Reliabilität der Schluß berechtigt, daß der vorliegende Test, gemessen an den in der Literatur genannten Mindestanforderungen (.70 für Tests zur Beurteilung individueller Differenzen und .50 für Tests zur Beurteilung von Gruppendifferenzen) als sehr günstig zu beurteilen ist; die Objektivität im Sinne der Auswertungsgenauigkeit ist ebenfalls in hohem Maße gegeben, da exakte Anweisungen für die Berechnung des Testscores vorliegen.

Wir fragen weiter, inwieweit der Test tatsächlich das zu messen vermag, was er von der Konzeption her zu messen vorgibt (Validität), nämlich im vorliegenden Fall, ob er die subjektive Beeinträchtigung durch überwiegend körperliche und Allgemeinbeschwerden zu erfassen imstande ist. – Beim Vergleich der Summenscores von B–L und B–L' mit dem vom psychiatrischen Interviewer festgelegten Schweregrad einer psychischen Störung findet sich eine Korrelation von .47, ein Wert, der nach *Lienert* (1969) noch als ausreichend ($r > .30$) anzusehen ist. *Von Zerssen* untersuchte die externe Validität am Kriterium der Zugehörigkeit von Personen zu verschiedenen klinischen Gruppen. Dabei betrug die Korrelation zwischen Beschwerdenscore und dem Kriterium der Gruppenzugehörigkeit (Patient-Kontrollfall) für Patienten mit funktionellen Herzbeschwerden $r = .55$, für psychiatrische Klinikpatienten mit den Diagnosen endogene Depression, neurotische Depression, Angstneurose und Hypochondrie $r = .62$ und für Patienten mit der Diagnose Schizophrenie und paranoide Psychose $r = .41$.

Hinsichtlich der Korrelation mit einem validitätsverwandten Test liegen die Werte der beiden Studien in einer ähnlichen Größenordnung: In unserer Untersuchung ergab sich zwischen dem Summenscore der Beschwerdenliste B–L und dem *Goldberg*-Score (subj.) eine Korrelation von .65; der entsprechende Wert für die Beschwerdenliste B–L' lag bei .66; *von Zerssen* erhielt Korrelationen der ursprünglichen Form der Beschwerdenliste mit der N-Skala aus MMQ (*Eysenck* 1953) und MPI (*Eysenck* 1959) zwischen .60 und .70.

Eine Faktorenanalyse ergab in beiden Untersuchungen ein ähnliches Resultat; es konnte jeweils ein Faktor extrahiert werden, der in unserer Studie 26%, in verschiedenen faktorenanalytischen Untersuchungen der Beschwerdenliste durch *von Zerssen* (1976) zwischen 15% und 20% der Gesamtvarianz erklärte und den von den weiteren Faktoren erklärten Varianzanteil um das Vier- bis Fünffache übertraf. Somit ist weitgehend faktorielle Eindimensionalität (*Lienert* 1969) der Testskala gegeben, die als ein Aspekt ihrer Konstruktvalidität betrachtet werden kann.

Um die Sicherheit der Fallidentifikation zu erhöhen oder, wie schon erwähnt, um ein besseres Außenkriterium zur Verfügung zu haben, wäre entweder im Feld ein zweiter Beurteiler, beispielsweise zur Kontrolle der *Goldberg*-Interviews oder zur Diagnosenstellung wünschenswert gewesen, oder aber wenigstens eine nachträgliche Zweitbeurteilung der erhobenen Befunde. Auch diese generelle nachträgliche Zweitbeurteilung der erhobenen Befunde durch eine weitere Untersuchung konnten wir nicht realisieren, jedoch haben wir bei einem Teil der Probanden gemeinsam schwierige Differentialdiagnosen diskutiert, so daß nach einheitlichen Kriterien klassifiziert werden konnte. – Auch eine Reliabilitätsuntersuchung in dem

Sinne, daß eine bestimmte Anzahl von Probanden aus der Bevölkerungsstichprobe von zwei Psychiatern getrennt interviewt wurde, haben wir nicht durchgeführt. Zum einen ist ein solches Vorgehen in der besonderen Situation einer Feldstudie kaum durchzuhalten, zum anderen war aufgrund der personellen Aufwendigkeit des Projektes eine zusätzliche Untersuchung dieser Art nicht zu leisten.

4.1 Die Häufigkeit psychischer Störungen und ihr Bezug zu demographischen und sozialen Faktoren

Die vorliegende Arbeit war von Anfang an auf die Erhebung und Darstellung deskriptiver Daten hin angelegt. Vergleicht man die Lage der psychiatrisch-epidemiologischen Forschung in Deutschland mit der anderer westlicher Länder, so muß festgestellt werden, daß dort – etwa in Schweden, Norwegen, Dänemark, Holland, England und den USA – schon vor vielen Jahren Feldstudien zur Prävalenzbestimmung durchgeführt wurden, als hierzulande dieser Forschungszweig noch nicht wieder etabliert war. Es sei nur noch einmal daran erinnert, daß in den 20er und 30er Jahren in Deutschland eine Reihe von bahnbrechenden und klassischen Untersuchungen durchgeführt wurden. In der dann folgenden Zeit des Nationalsozialismus war aber weitere intensive Forschung auf psychiatrischem Gebiet nicht mehr möglich. Erst nach langer Pause kam es 20 Jahre nach Kriegsende zu ersten Arbeiten in diesem Bereich (*Häfner* et al. 1969), und erst in den 70er Jahren zu einer größeren Anzahl von Studien im Rahmen des Sonderforschungsbereiches 116 der DFG. – Aus dieser historischen Entwicklung erklärt sich die gegenüber dem Ausland viel spätere Durchführung von Feldstudien, so daß hier ein beträchtlicher Anteil deskriptiver epidemiologischer Daten noch zu erheben war und in dieser Arbeit den Hauptakzent bildet.

Bereits in der Einleitung beim Vergleich verschiedener Feldstudien haben wir auf die sehr große Schwankungsbreite psychischer Störungen in der Allgemeinbevölkerung hingewiesen, die im wesentlichen auf unterschiedliche Kriterien der Fallidentifikation zurückzuführen ist. Aus rein numerischen Übereinstimmungen der Prozentzahlen in verschiedenen Untersuchungen darf nicht ohne weiteres geschlossen werden, daß dasselbe gezählt wurde. Eine weitere Schwierigkeit beim Vergleich von Prävalenzraten besteht darin, daß in manche Untersuchungen alle Altersgruppen einbezogen sind, während in anderen Kinder und Jugendliche oder ältere Menschen nicht berücksichtigt wurden. Schließlich ist bei solchen Vergleichen selbstverständlich auch der Erfassungszeitraum zu beachten; in manchen Studien untersuchte man die Stichtagsprävalenz, in anderen die Periodenprävalenz. So sind trotz der großen Anzahl durchgeführter Studien nur wenige jeweils untereinander vergleichbar (*Brock* und *Leist* 1970/1). Allerdings haben die unterschiedlichen Raten der Gesamtmorbidität psychischer Störungen letztlich in der psychiatrischen Epidemiologie eine geringere Bedeutung als die relative Häufigkeit psychischer Störungen für verschiedene soziodemographische Untergruppen. Auch die Raten bestimmter diagnostischer Gruppen eignen sich eher für Vergleiche. „Here the level of comparability is likely to be much higher and even international comparisons may be feasible“ (*Ødegaard* 1961).

Die Gesamtrate (18,6%) stimmt trotz dieser Erwägungen, die Vorsicht bei der Interpretation von Prävalenzraten geraten sein lassen, mit der durchschnittlichen

Prävalenzrate (18,1%) für psychische Störungen, die *Dohrenwend* und *Dohrenwend* (1969) aufgrund von 33 Studien nach 1950 referieren, gut überein. Vergleichen wir unsere Jahresprävalenzrate von 24,1% mit anderen Studien, so stimmt unser Ergebnis mit dem von *Hinterhuber* (1982), der über einen Zeitraum von 5 Jahren eine Prävalenzrate von 23,9% ermittelte, auch bei nicht eindeutiger zeitlicher Vergleichbarkeit tendenziell überein. Methodisch besser vergleichbar scheint die von *Astrup* (1981, 1982) in Nordnorwegen durchgeführte Studie zu sein, mit einer Gesamtmorbidität von 23,7%. In ähnlicher Höhe wie unsere Raten liegen auch die Studien von *Srole* et al. (1962) in Manhattan (23,3%) und *Leighton* et al. (1963) in Stirling County (23,4%), beides Stichtagserhebungen. Diese Beispiele, die sich um etliche vermehren ließen, mögen genügen, um aufzuzeigen, daß bei Berücksichtigung neurotischer und psychosomatischer Störungen in zahlreichen Studien etwa vergleichbare Raten ermittelt wurden.

Betrachtet man die diagnostischen Gruppen im einzelnen, so steht die Krankheitsgruppe der Neurosen und psychosomatischen Erkrankungen bei neueren Untersuchungen an erster Stelle, wie *Katschnig* und *Strotzka* (1977) in ihrer Übersicht zeigen. Dabei sollte man bei Vergleichen in diese Gruppe auch die Persönlichkeitsstörungen mit hereinnehmen, da sehr ungleich mit dieser Kategorie umgegangen wird. Auch unsere Interviewer stellten diese Diagnose nicht einheitlich, wie wir bei einem Vergleich der Arztberichte über die Probanden feststellten. Besonders schwierig ist die Unterscheidung von gestörter Primärpersönlichkeit und neurotischer Störung der Persönlichkeit. So wurde häufig die Diagnose Persönlichkeitsstörung im Sinne von Charakterneurose mit starken persönlichkeitseigenen Anteilen verwendet. Letztlich könnte man also, wie es auch häufig geschieht, in einer solchen Studie die Trennung in neurotische und psychosomatische Störungen auf der einen Seite und Persönlichkeitsstörungen auf der anderen aufgeben.

Im Vergleich zu der von uns festgestellten Rate von Neurosen und Persönlichkeitsstörungen von 11,3% liegt die von *Schepank* (1982) bzw. *Hönmann* und *Schepank* (1982) an ausgewählten Altersgruppen in Mannheim bestimmte Rate neurotischer und psychosomatischer Störungen von 27% wesentlich höher, davon allerdings nur 5,2% Psychoneurosen im engeren Sinne; für die Gesamtrate schränken die Autoren ein, daß diese Probanden nicht sämtlich behandlungsbedürftig oder -motiviert seien, so daß sich ein Vergleich mit unserer Gesamtrate anbietet.

Auch *Astrup* (1982) stellte mit 16,4% eine höhere Neurosenrate als wir fest. Bezüglich weiterer Vergleiche sei auf die Übersicht von *Katschnig* und *Strotzka* (1977) verwiesen.

An zweiter Stelle der Häufigkeit steht die Diagnose Alkoholismus/Drogenabhängigkeit. Insgesamt stellten wir diese Diagnose (Schweregrad $\geqslant$ 2) bei 1,8% der Probanden als Hauptdiagnose, bei weiteren 0,9% als Nebendiagnose, mit insgesamt 2,7% ein ähnlicher Wert wie der von *Wieser* und *Feuerlein* (1976) für die Bremer Bevölkerung (2–3%) angegebene. Hinzu kommen 2,4% Gefährdete (Schweregrad 1), so daß immerhin etwa 5% der Bevölkerung direkt mit dem Problem Alkoholismus konfrontiert sind, indirekt zusätzlich die Angehörigen, Freunde und Kollegen der Betroffenen. – In diesem Sinne fand sich bezüglich der Trinkmenge mit der Untersuchung von *Wieser* (1973) eine sehr gute Übereinstimmung: Jeweils etwa 5% der Probanden gaben an, durchschnittlich pro Tag mehr als 100 ccm Alkohol zu trinken.

An dritter Stelle der Häufigkeit steht die (prä)senile Demenz. Diese Kategorie setzt sich aus mehreren Diagnosen zusammen. In erster Linie fanden wir zahlreiche

Probanden mit Hirnarteriosklerose, nur wenige mit seniler, keinen mit präseniler Demenz. Unsere Rate liegt in ähnlicher Größenordnung wie bei anderen Untersuchern. So fand *Hinterhuber* (1982) in Lüsen 1% Prävalenz für senile organische Psychosen. Sein Anteil organischer Psychosyndrome liegt mit 2,2% allerdings wesentlich höher als unserer mit nur 0,6%. Das mag auch mit auf die Zuordnung der in Lüsen zahlreich gefundenen organischen Psychosyndrome bei Alkoholismus oder Drogenabhängigkeit zurückzuführen sein, die bei uns in der Kategorie Alkoholismus oder Drogenabhängigkeit zu finden sind. Im übrigen gibt es in der Literatur nur wenige Angaben zur Prävalenz organischer Psychosyndrome.

Für Schizophrene liegt die Stichtagsprävalenz bei den meisten epidemiologischen Studien zwischen 2 und 5 pro 1 000 (*Lauter* 1977). Dem entspricht auch unser Ergebnis von 0,4%. Bedenkt man, daß der im Anhang aufgeführte Fall eigentlich als schizophrenes Residuum mit noch vorhandener Restsymptomatik zu zählen wäre, so liegt auch unser Wert bei 5 pro 1 000. Wesentlich höher liegt mit 1,4% die Lüsener Zahl. Dort könnte die sehr gut bekannte administrative Prävalenz auch die wahre Rate mit beeinflußt haben, falls man nicht für die Südtiroler Talschaft eine höhere Rate als in den meisten Vergleichsregionen annehmen will. Gegen die Annahme, daß die Kenntnis früherer psychotischer Auffälligkeit die Rate wesentlich beeinflußt hat, spricht vor allem auch die von skandinavischen Autoren mit sehr guter Kenntnis ihrer Untersuchungsgebiete gefundene geringere Prävalenzziffer etwa in Samsø und Lundby. – Auch wenn man Krankheitserwartungswerte, die in der Mehrzahl zwischen 0,7 und 1,5% (*Lauter* 1977) angegeben werden, in Vergleich zieht, muß die Lüsener Fünf-Jahres-Prävalenz als hoch beziffert werden.

Wesentlich unterschiedlicher als bei der Schizophrenie stellen sich in der Literatur die Raten der affektiven Psychosen dar. Dieses ist in erster Linie durch die unterschiedlichen diagnostischen Einteilungen bedingt. Einige Autoren verstehen unter pathologischen Depressionen alle depressiven Syndrome, andere unterscheiden zwischen neurotischen und psychotischen Depressionen, wobei die Grenze kaum scharf zu ziehen ist. Hinzu kommt der von manchen Autoren, so auch von uns, verwendete Begriff der Involutionsdepression, der den endogenen Depressionen näher steht als den neurotischen. Stützen wir uns wieder auf *Lauter* (1977), so muß unser Gesamtwert mit 1,3% als hoch bezeichnet werden. Damit kaum vergleichbar ist der von *Hinterhuber* angegebene Wert von 3,9%, der sich allerdings auf eine viel längere Prävalenzperiode stützt. Lassen wir die oft uncharakteristischen Involutionsdepressionen beiseite und vergleichen mit den von *Lauter* (1977) referierten Werten, so entspricht unser Wert von 0,3 für endogene Depression bzw. Zyklothymie den für Periodenprävalenz angegebenen Raten aus der Literatur. Unsere Rate ist auch deshalb relativ hoch, da wir auch noch in Behandlung stehende, aber gegenwärtig symptomfreie Fälle mitzählten. Hierin liegt sicherlich eine definitorische Schwäche einer Prävalenzstudie, die sich zwar auf den gefundenen Querschnitt stützt, aber dennoch symptomfreie, gleichwohl in Behandlung stehende Probanden einbezieht.

Noch nicht erwähnt wurde bisher die Gruppe der Oligophrenen, die von uns mit 1,0 Behandlungsbedürftiger und insgesamt 1,6% beziffert wurde. Auch in diesem Fall ist die Vergleichbarkeit mit anderen Untersuchungen sehr schwierig, da nach sehr unterschiedlichen Kriterien vorgegangen wird und keine Abschätzung durch Messung des IQ's erfolgte. Verglichen mit anderen Untersuchern, so etwa mit *Hinterhuber*, der 6–7% fand, muß unsere Rate eher als niedrig bezeichnet werden. Eine ähnliche Prozentzahl wie unsere gibt *Strotzka* (1969) für „Kleinburg" an.

Die Häufigkeit behandlungsbedürftiger psychischer Erkrankungen aufgrund des klinisch-diagnostischen Urteils der Interviewer war in der Landgemeinde Palling wie auch den beiden Städten etwa gleich hoch, was nicht überrascht, da der Vergleich keine extremen Siedlungs- und Bevölkerungsunterschiede beinhaltet, wie etwa Großstadt mit hoher Mobilität und beträchtlicher sozialer Desintegration gegenüber ländlicher Siedlung mit geringer Mobilität und starker sozialer Integration.

Bislang durchgeführte Feldstudien in städtischen und ländlichen Regionen zeigen ein sehr widersprüchliches Bild (Tab. 57). Nach *Dohrenwend* und *Dohrenwend* (1972) fand man in nordamerikanischen Untersuchungen im Durchschnitt höhere Raten in ländlichen Gebieten, in europäischen Studien dagegen war die Rate in den Städten höher. Eine klare Definition für städtische und ländliche Gebiete wird allerdings nicht gegeben.

Tabelle 57 Häufigkeit psychischer Störungen in ländlichen und städtischen Regionen (nach *B.P. Dohrenwend, B.S. Dohrenwend:* Psychiatric Epidemiology: An Analysis of „True Prevalence" Studies. In: *S.E. Golann, C. Eisdorfer* [Hrsg.], Handbook of Community Mental Health., Appleton-Century-Crofts, New York 1972)

		Nordamerika	Nordeuropa
	Median	18,0	10,4
ländlich	Schwankungsbreite	1,7–64,0	1,1–28,6
	Anzahl der Studien	7	14
	Median	7,2	15,6
städtisch	Schwankungsbreite	1,8–32,0	1,0–33,0
	Anzahl der Studien	6	5

Diagnosenspezifisch fanden sich trotz der ähnlichen Gesamtraten deutliche Unterschiede zwischen der Landgemeinde Palling und den beiden Städten. In Traunstein und Traunreut war die Rate neurotischer und psychosomatischer Erkrankungen etwa 2- bis 3mal so hoch wie in Palling, wo wesentlich häufiger Persönlichkeitsstörungen diagnostiziert wurden. Vor allem aber war in Palling die Rate der Alkoholiker mit 4,1% deutlich höher als in Traunstein (1,0%) und Traunreut (1,6%). Nimmt man die Rate der Gefährdeten, aber noch nicht Behandlungsbedürftigen hinzu, so kommt man auf 6,8% in Palling, 3,7% in Traunstein und nur 2,3% in Traunreut. Neben der objektiv unterschiedlichen Häufigkeit mag die Differenz teilweise auf die Unsicherheit beim Stellen der Diagnose Alkoholismus zurückzuführen sein. Anfänglich bezogen wir die Trinkmenge, die in Palling über der der Vergleichsorte liegt, stärker in die diagnostischen Überlegungen ein als später, da wir körperliche Folgeerkrankungen und soziale Konsequenzen des Alkoholismus bei der Diagnosenstellung zugrundelegten. Die Ergebnisse der 5-Jahres-Folgestudie dürften zu diesem Punkt einige Aufschlüsse bringen.

Nahezu 60% der psychischen Erkrankungen dauerten länger als 5 Jahre. Einen gewissen Hinweis auf die Chronizität psychischer Störungen liefert auch ein Vergleich der 19 Probanden, die zufällig sowohl in der Hausarztstudie von 1972/74 als auch in der späteren Feldstudie befragt wurden (Tab. 58). Die Beurteilung des psychischen Befundes erfolgte unabhängig: Die Interviewer der Feldstudie kannten also den psychiatrischen Befund der Hausarztuntersuchung nicht.

Tabelle 58 Vergleich von Probanden, die sowohl in der Hausarztstudie als auch in der Feldstudie befragt wurden

		1. Untersuchung (Hausarztstudie; 1972/74)		
		psychisch gesund	psychisch auffällig	gesamt
2. Untersuchung (Feldstudie; 1975–1977)	psychisch gesund	10	1	11
	psychisch auffällig	2	6	8
	gesamt	12	7	19

Es zeigte sich, daß 6 der 7 bei der Erstuntersuchung psychisch kranken Probanden auch bei der zweiten Untersuchung psychisch auffällig waren. Zwei von 12 der früher gesunden Probanden waren zwischenzeitlich erkrankt.

Zwischen den Summenscores der *Goldberg*-Symptome bestand in beiden Untersuchungen eine Korrelation von .56. Der Mittelwert der Summenscores war in der Hausarztstudie mit 17,7 doppelt so hoch wie in der Feldstudie mit nur 8,3, was in erster Linie auf den unterschiedlichen sozialen Kontext, in dem die Befragung jeweils stattfand, zurückzuführen sein dürfte.

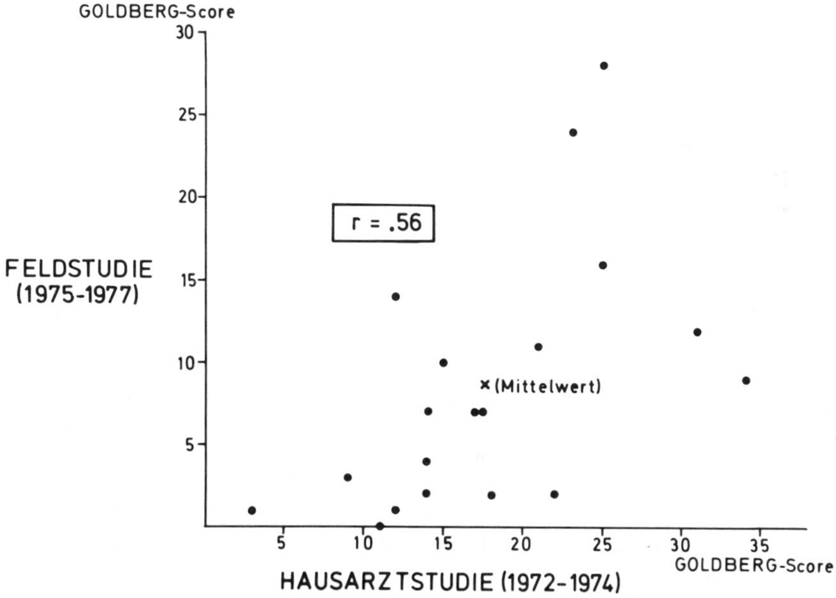

Abb. 46 Korrelation der Summenscores der *Goldberg*-Symptome bei zweimal untersuchten Probanden, die in den Jahren 1972/1974 sowie 1975/1977 erfolgte

Bei den Frauen (21,3%) war die Rate behandlungsbedürftiger psychischer Erkrankungen deutlich höher als bei den Männern (15,1%). Dieses Ergebnis steht in Einklang mit den Ergebnissen der Feldstudien, die seit 1950 durchgeführt wurden (Tab. 59), wobei mit Ausnahme von 2 Untersuchungen stets überdurchschnittlich hohe Raten psychischer Störungen bei Frauen festgestellt wurden. In den vor 1950 durchgeführten Feldstudien dagegen finden wir in 7 von 9 Untersuchungen eine höhere Rate psychischer Störungen bei Männern. Das kann man damit erklären, daß die häufiger bei Frauen diagnostizierten neurotischen Erkrankungen nicht oder nur selten in die früheren Studien einbezogen wurden.

Tabelle 59 Häufigkeit psychischer Störungen in europäischen und nordamerikanischen Studien (1950 und später) nach Geschlecht (nach *Dohrenwend* und *Dohrenwend* 1976). Raten für Psychosen modifiziert unter Herauslassung der referierten Werte von *Hagnell* (1966) als extreme Minima

	männlich		weiblich
gesamt			
Median	15,4		23,5
Schwankungsbreite	2,0 –51,8		2,7 –75,2
Anzahl der Studien		22	
Psychosen			
Median	1,41		1,9
Schwankungsbreite	0,23– 4,6		0,30–6,56
Anzahl der Studien		13	
Neurosen			
Median	3,56		8,0
Schwankungsbreite	0,30–44,0		0,31–64,0
Anzahl der Studien		15	
Persönlichkeitsstörungen			
Median	5,85		2,94
Schwankungsbreite	0,046–18,0		0,047–11,0
Anzahl der Studien		13	

Ähnlich wie in den neueren Feldstudien können wir für die Psychosen und Neurosen ein Überwiegen der Frauen bestätigen.

Bezüglich der Persönlichkeitsstörungen finden wir im Gegensatz zu den meisten anderen Feldstudien, in denen die Rate bei den Männern höher ist, ein leichtes Überwiegen der Frauen. *Dohrenwend* und *Dohrenwend* (1976) führen die höhere Rate der Persönlichkeitsstörungen bei Männern auf die Kategorie „antisoziales Verhalten“ zurück, eine Diagnose, die in unserer Studie nur einmal gestellt wurde.

Bezogen auf einzelne Altersgruppen finden wir die niedrigste Rate bei den 15- bis 24jährigen (10,0%), ein Ergebnis, das in der Tendenz in Einklang steht mit der Mehrzahl früherer Feldstudien. In einer Übersicht von *Dohrenwend* und *Dohrenwend* (1969) zeigt sich, daß in 19 von 24 Untersuchungen die Rate in der jeweils jüngsten Altersgruppe am niedrigsten war. Bezüglich der maximalen Morbiditätsrate sind die Ergebnisse keinesfalls eindeutig: In 5 Studien liegt das Maximum psychischer Störungen in der Adoleszenz, in 12 Untersuchungen im mittleren Lebensalter und in 7 in der jeweils ältesten Altersgruppe. – In unserer Studie ist die Morbidität bei den 55- bis 64jährigen (24,6%) am höchsten, die Differenz zu den 45- bis 54jährigen (22,4%) und den über 65jährigen (23,1%) ist jedoch gering.

Eine gesonderte Betrachtung der Altersverteilung der Neurosen zeigt, daß in nur 2 von 15 Feldstudien die höchste Morbiditätsrate bei den über 60jährigen gefunden wurde. Für die übrigen Altersgruppen ist keine eindeutige Zuordnung möglich. In 7 Untersuchungen wurde die höchste Morbiditätsrate bei Personen unter 40 Jahren gefunden, in 6 Feldstudien lag das Maximum in der Altersgruppe zwischen 40 und 60 Jahren (*Dohrenwend* und *Dohrenwend* 1969).

In unserer Untersuchung war die Rate neurotischer und psychosomatischer Erkrankungen in der Gruppe der 45- bis 64jährigen (17,0%) etwa doppelt so hoch wie bei den 15- bis 44jährigen (8,9%) und den über 65jährigen (8,8%) mit einem Durchschnitt von 11,3%. Trotz dieser Differenzen stehen in allen Altersgruppen diese Erkrankungen im Vordergrund.

Tabelle 60 Häufigkeit psychischer Störungen bei über 65jährigen (in der Untersuchung von *Essen-Möller:* Altersgruppe 60 Jahre und älter). Angaben in %. (Angaben teilweise nach *Cooper* und *Sosna* 1982)

Autor	Ort der Untersuchung	n	funktionelle Psychosen %	Neurosen, Persönlichkeitsstörungen	leichtes organisches Psychosyndrom	schweres organisches Psychosyndrom	gesamt
Sheldon (1948)	Wolverhampton England (städtisch)	369	–	12,6	11,7	3,9	28,2
Essen-Möller (1956)	Lundby Schweden (ländlich)	443	6,1	12,0	10,8	–	28,9
Nielsen (1962)	Samsø Dänemark (ländlich)	978	3,7	6,8	15,4	3,1	29,0
Kay et al. (1964)	Newcastle England (städtisch)	443	2,4	12,5	5,7	5,7	26,3
Cooper und *Sosna* (1982)	Mannheim Deutschland (städtisch)	343	2,2	10,7	5,4	5,8	24,1
Dilling u. *Weyerer* (1984)	Oberbayern (kleinstädtisch und ländlich)	295	3,4	10,2	5,0	3,5	23,1*

* inklusive Alkoholiker (0,7%) und Oligophrene (0,3%)

Auch bei den über 65jährigen (Tab. 60) ist die Rate der Neurosen und Persönlichkeitsstörungen zusammengenommen recht hoch (10,2%), jedoch ähnlich wie in den Untersuchungen von *Sheldon* (1948), *Essen-Möller* (1976) und *Kay* et al. (1964) nur geringfügig höher als diejenige der (prä)senilen Demenz und anderer organischer psychiatrischer Erkrankungen (8,5%).

In der Studie von *Cooper* und *Sosna* (1982) finden sich mehr körperlich begründbare Störungen als psychogene; noch deutlicher ausgeprägt ist diese Differenz in der englischen Untersuchung von *Kay* et al. (1964). In der Untersuchung von *Nielsen* (1962) wurden psychogeriatrische Erkrankungen sogar fast zweimal so häufig diagnostiziert wie neurotische und Persönlichkeitsstörungen.

Ziehen wir zum Vergleich weiterer Details die Feldstudie von *Cooper* und *Sosna* (1982) in Mannheim heran, in der 343 Probanden über 65 Jahren interviewt wurden, eine der unseren mit n = 295 vergleichbare Zahl von Probanden dieser Altersgruppe, so finden wir in beiden Regionen bezüglich der Altersgruppen 65 bis 74, sowie 75 und älter überdurchschnittlich hohe Raten bei den Frauen (Tab. 61); für beide Geschlechter gilt ein beträchtlicher Anstieg bei den über 75jährigen.

Tabelle 61 Häufigkeit psychischer Störungen in Mannheim und Oberbayern nach Geschlecht und Alter

Untersuchungsgebiet	Geschlecht	Alter 65–74 %	 75 + %
Mannheim:	Männer	11,2	25,6
	Frauen	23,3	32,3
Oberbayern:	Männer	16,7	20,0
	Frauen	24,8	33,3

Die Morbiditätsrate für Ledige, Verwitwete und Geschiedene über 65 Jahren war im Vergleich zu den Verheirateten in Mannheim und Oberbayern deutlich höher (Tab. 62). Zusätzlich konnten wir höhere Raten bei alleinlebenden gegenüber nicht alleinlebenden Ledigen nachweisen.

Tabelle 62 Häufigkeit psychischer Störungen in Mannheim und Oberbayern bei über 65jährigen nach Familienstand

Untersuchungsgebiet	Familienstand verheiratet %		 nicht verheiratet %	
Mannheim	18,9		26,4	
Oberbayern	18,1		27,8	
		lebt allein 30,5		lebt nicht allein 24,6

Die überdurchschnittlich hohen Raten Verwitweter und Geschiedener in beiden Untersuchungsgebieten werden in der Mehrzahl vergleichbarer Untersuchungen bestätigt.

Schichtspezifisch fand sich in beiden Untersuchungsgebieten die niedrigste Rate in Schicht I–II (Tab. 63). In Mannheim waren im Vergleich zu Oberbayern, wo das Maximum in der Mittelschicht lag, viel mehr Angehörige der unteren Unterschicht psychisch krank.

Tabelle 63 Häufigkeit psychischer Störungen in Mannheim und Oberbayern bei über 65jährigen nach sozialer Schicht

Untersuchungsgebiet	soziale Schicht		
	I–II %	II–IV %	V %
Mannheim	14,7	24,3	36,8
Oberbayern	13,6	26,1	20,0

Kehren wir nach diesem Exkurs zur Analyse unserer Gesamtpopulation zurück, so zeigt sich bei Betrachtung der Sozialschicht ein Anstieg der behandlungsbedürftigen psychischen Störungen in Richtung auf niedrigere Schichten. Auch dieses Ergebnis wird in der Literatur von *Dohrenwend* und *Dohrenwend* (1969) bestätigt. In 22 von 27 Feldstudien (Tab. 64) war die Morbiditätsrate in der untersten sozialen Schicht am höchsten; nur in 5 Studien fand sich das Maximum in einer anderen Schicht. In 4 Untersuchungen lag das Maximum in einer mittleren Schicht. Eine Ausnahme stellt die Feldstudie von *Pasamanick* et al. (1959) dar, in der die Rate psychischer Störungen in der obersten sozialen Schicht am höchsten war. Über den Zusammenhang zwischen sozialer Schicht und psychischer Erkrankung haben wir an anderer Stelle ausführlicher referiert (*Weyerer* et al. 1982).

Tabelle 64 Maximale Häufigkeitsraten nach sozialer Schicht (nach *B.P. Dohrenwend, B.S. Dohrenwend:* Social Status and Psychological Disorders: A Causal Inquiry. J. Wiley and Sons, New York-London-Sydney-Toronto 1969)

	Maximum in der untersten sozialen Schicht	Maximum in einer anderen sozialen Schicht	gesamt
gesamt	22	5	27
Psychosen	6	7	13
Neurosen	6	8	14
Persönlichkeitsstörungen	10	3	13

Keine eindeutige schichtspezifische Verteilung psychischer Störungen in der Allgemeinbevölkerung läßt sich nach *Dohrenwend* und *Dohrenwend* (1969) bei den Psychosen und Neurosen nachweisen; Persönlichkeitsstörungen dagegen finden sich überdurchschnittlich häufig in der untersten Sozialschicht.

Die Rate der neurotischen/psychosomatischen Erkrankungen und der Persönlichkeitsstörungen unter unseren Probanden war um so höher, je niedriger die soziale Schicht. Dabei sei festgestellt, daß wir von einer eher weiten Fassung des Neurosebegriffs ausgehen, der somit nicht den Kriterien einer psychoanalytischen Definition im engeren Sinne entspricht (*Schwidder* 1972). Bei den affektiven und anderen Psychosen ergab sich ein heterogenes Bild mit überdurchschnittlich hohen Raten in Schicht III und Schicht V. – Immerhin ist bemerkenswert, daß die affektiven Psychosen, wie vielfach nachgewiesen, sich auch bei uns häufiger in der Mittelschicht finden. – Alkoholismus bzw. Drogenabhängigkeit und Oligophrenie fanden wir, wie erwartet, gehäuft in den unteren Schichten.

Die beschriebenen Zusammenhänge zwischen Schicht und psychischen Störungen bestätigen sich auch, wenn wir als Indikator die berufliche Stellung verwenden. Je höher die berufliche Qualifikation, um so niedriger ist die Rate behandlungsbedürftiger psychischer Erkrankungen.

Schon in früheren Untersuchungen (*Jahoda* et al. 1933, *Cobb* et al. 1966, *Brenner* 1973) wurde auf das Anwachsen psychischer Störungen bei Arbeitslosen hingewiesen. Auch in unserer Untersuchung lag in dieser allerdings zahlenmäßig kleinen Population der Anteil von psychischen Störungen (Schweregrad $\geqslant 2$) mit 60% weit über dem Durchschnitt.

Unsere Resultate bezüglich des Einflusses psychischer Erkrankungen auf die Arbeitsfähigkeit sind an anderer Stelle (*Dilling* und *Weyerer* 1980) mit Berücksichtigung der Literatur zu diesem Thema ausführlich dargestellt. Wir konnten das erwartete Ergebnis bestätigen, daß Personen mit psychischen Störungen zu einem wesentlich höheren Prozentsatz in den letzten 12 Monaten eingeschränkt arbeitsfähig waren als psychisch Gesunde. Probanden mit somatischen Erkrankungen waren in einem ähnlich hohen Prozentsatz wie die mit psychischen Störungen in den letzten 12 Monaten arbeitsunfähig, noch höher war der Anteil von Arbeitsunfähigen, wenn psychische und somatische Störungen bei derselben Person vorlagen.

Die bisherige Diskussion über die Häufigkeit psychischer Störungen und ihre Korrelation zu demographischen und sozialen Faktoren basierte auf klinischer Diagnose und Schweregrad laut Interviewer. Auch wenn wir andere Indikatoren zur Bestimmung psychischer Beeinträchtigung verwenden wie den Summenscore der *Goldberg*-Symptome oder der Beschwerdenliste, ändert sich die Interpretation der Ergebnisse nicht, wie wir exemplarisch für die Verteilung psychischer Störungen nach Geschlecht, Alter, Familienstand und sozialer Schicht zeigen können.

Was die relative Häufigkeit der Beschwerden der B–L und B–L' betrifft, so steht unsere Studie in Einklang mit den Resultaten der Eichstichprobe von *von Zerssen* (Abb. 47).

Sind die beiden Studien hinsichtlich der relativen Symptomhäufigkeit in hohem Maße konsistent, so zeigt die Abbildung aber auch, daß die Mittelwerte der einzelnen Symptome in unserer Studie in der Regel niedriger sind als in der Eichstichprobe. Insgesamt liegen die durchschnittlichen Punktwerte in unserer Untersuchung mit 10,5 für die B–L und 9,5 für die B–L' um etwa ein Drittel niedriger als in der Eichstichprobe mit Werten von jeweils 14,3. Ein Grund für die Unterschiede in den absoluten Häufigkeiten der angegebenen Beschwerden könnte darin bestehen, daß die Eichstichprobe als repräsentativ für die Bundesrepublik Deutschland gelten kann, also auch großstädtische Regionen umfaßte, unsere Untersuchung hingegen für eine kleinstädtisch-ländliche Region typisch ist.

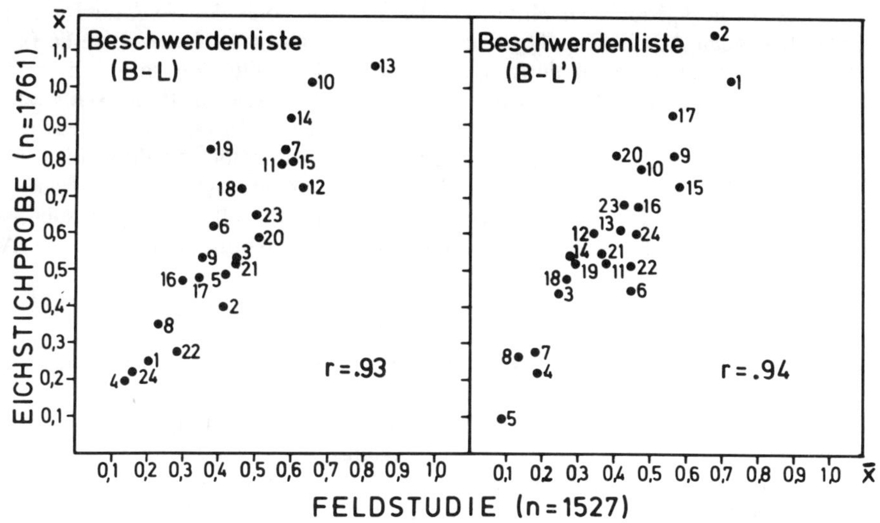

Abb. 47 Vergleich der Mittelwerte einzelner Beschwerden der B–L und B–L' in der Eichstichprobe (*von Zerssen* 1976) und der Feldstudie

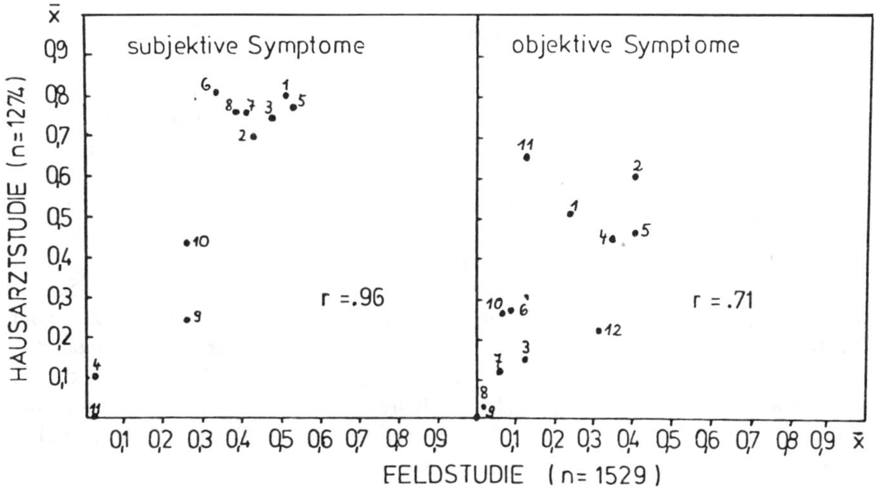

Abb. 48 Vergleich der Mittelwerte der *Goldberg*-Symptome in der Hausarztstudie und in der Feldstudie

Ein Vergleich der relativen Häufigkeiten der *Goldberg*-Symptome in der Hausarztstudie im Landkreis Traunstein und der Feldstudie zeigt vor allem bei den subjektiven Symptomen eine sehr hohe Übereinstimmung (Abb. 48).

Insgesamt liegt jedoch der Mittelwert des Summenscores des *Goldberg*-Items in der vorliegenden Arbeit ($\bar{x}$ = 8,0) deutlich niedriger als in der Hausarztstudie ($\bar{x}$ = 15,5). Bei dieser Diskrepanz dürfte die unterschiedliche Situation, in der die beiden Untersuchungen jeweils stattfanden, eine wichtige Rolle spielen. In der Hausarztstudie handelte es sich um Patienten, die in der Regel wegen aktueller Beschwerden den Hausarzt konsultierten, während wir in der Feldstudie die Probanden in ihrer Alltagssituation interviewten. Darüber hinaus ist eine Stichprobe der Hausarztkonsultationen nicht repräsentativ für die Allgemeinbevölkerung, da Frauen, ältere Personen und nicht Berufstätige überdurchschnittlich häufig Hausärzte in Anspruch nehmen.

4.2 Inanspruchnahme psychiatrischer und anderer medizinischer Einrichtungen

Da Epidemiologie in erster Linie eine anwendungsbezogene Disziplin ist, muß sowohl die Erhebung des gegenwärtigen Versorgungsstandes wie auch dessen zukünftige Entwicklung zentrales Thema darstellen. Bei Betrachtung einer bestimmten Bevölkerungsgruppe wird also bei den Fällen wie auch bei den Nichtfällen nach früherer und gegenwärtiger psychiatrischer Behandlung gefragt. Es muß die Beziehung der fachärztlichen Behandlung zur Primärversorgung durch den Hausarzt dargelegt werden; es ist der Anteil nichtbehandelter Fälle zu charakterisieren und bezüglich des Behandlungsbedarfs zu schätzen. Dabei sollte neben die Einschätzung durch die psychiatrischen Interviewer auch die der Hausärzte treten, wobei auch jeweils unterschiedliche Behandlungsmethoden berücksichtigt werden sollten.

Insgesamt 8,8% der Probanden gaben an, früher psychiatrisch behandelt worden zu sein. 6,3% hatten ausschließlich ambulante Dienste – in der Regel niedergelassene Nervenärzte – 0,7% nur stationäre Einrichtungen in Anspruch genommen; weitere 1,8% wurden sowohl ambulant als auch stationär behandelt. Die Behandlungsraten in den drei Orten unterschieden sich nicht signifikant voneinander. Frauen wurden mehr als zweimal so häufig vorbehandelt wie Männer; dieses ist vor allem auf eine höhere Inanspruchnahme niedergelassener Nervenärzte durch weibliche Patienten zurückzuführen. Ein besonders hoher Anteil stationär behandelter Probanden stammt aus der unteren Unterschicht.

Etwa ein Viertel der zum Untersuchungszeitpunkt psychisch Kranken (Schweregrad $\geqslant$ 2) wurde früher psychiatrisch behandelt. Alle 6 Schizophrenen sowie über die Hälfte der Probanden mit affektiven und anderen Psychosen waren fachärztlich vorbehandelt. Ermittelt man die Rate der in den letzten 12 Monaten psychiatrisch Vorbehandelten, so entspricht der Wert von 2,1% dem anderer Untersuchungen (*Wing* et al. 1967) wie auch einer eigenen Studie zur Bestimmung der Behandlungsprävalenz (*Dilling* und *Weyerer* 1978 a) (s. Tab. 1).

Ebenso wie bei den psychiatrischen Behandlungen insgesamt sind auch hier die Unterschiede in den drei Orten sehr gering. Dieses ist insofern überraschend, als nur in Traunstein, nicht aber in den etwa 12 km entfernten Gemeinden Palling und Traunreut, niedergelassene Nervenärzte tätig sind. In unserer früheren Untersuchung zur administrativen Prävalenz (*Dilling* und *Weyerer* 1978 a) in den Landkreisen Berchtesgaden, Rosenheim und Traunstein konnten wir zeigen, daß die Inanspruchnahme niedergelassener Nervenärzte mit zunehmender Entfernung vom Praxisort abnimmt, ein Ergebnis, das sich hier zunächst nicht bestätigen läßt. Bei genauerer Betrachtung unserer früheren Analyse ergibt sich allerdings, daß eine Entfernung von 12 km nach unserer Definition einer Entfernungszone (6–15 km) zuzuordnen ist, in der zwar die Zahl der Erstkonsultationen nicht wesentlich geringer ist als in der Nahzone (bis 5 km), wohl aber die der Wiederkonsultationen, d.h. der Patienten, die bereits früher einmal in der betreffenden Praxis registriert wurden. Somit erklärt sich, daß die Zahl der insgesamt Vorbehandelten in den Untersuchungsorten nicht wesentlich voneinander abweicht.

Eine psychologisch-psychotherapeutische Vorbehandlung gaben 45 von 1 526 Probanden an (bei 10 Interviewten ließ sich keine Angabe ermitteln). Von diesen waren 15 zusätzlich auch ambulant oder stationär psychiatrisch vorbehandelt worden, 30 unterzogen sich ausschließlich einer psychologisch-psychotherapeutischen Behandlung. Für diese Behandlungsform fanden wir also eine Rate von 3%, immerhin ein Drittel des Anteils der nervenärztlich-psychiatrisch Vorbehandelten.

Bei allen Vergleichen verschiedener Patienten- oder Probandengruppen sollte man drei Ebenen im Auge haben: die Absolutzahlen, die Prozentanteile und schließlich Raten, die sich auf die Einwohner der Untersuchungsregion beziehen. So unterscheiden sich die relativen Anteile bestimmter psychischer Erkrankungen beträchtlich, je nachdem, ob man von Patienten des psychiatrischen Krankenhauses oder der Nervenpraxis ausgeht, von Patienten des Hausarztes oder von Probanden der Feldstudie (Tab. 65).

Tabelle 65 Prozentuale Häufigkeit psychiatrischer Diagnosen bei über 15jährigen psychiatrisch behandelten Patienten in drei Kreisen Oberbayerns (*Dilling* und *Weyerer* 1978 a), bei Hausarztkonsultationen im Landkreis Traunstein (*Dilling* und *Weyerer* 1978 b) sowie bei Probanden der Feldstudie (Schweregrad ⩾ 2). n = 100% = Zahl der psychiatrischen Patienten in ambulanter und stationärer Behandlung (Halbjahresprävalenz), der Patienten mit psychischen Störungen in der Praxis des Hausarztes und der wegen psychischer Störungen Behandlungsbedürftigen unter den Probanden der Feldstudie

Diagnose	psychiatrische Behandlung ambulant	psychiatrische Behandlung stationär	Hausarztkonsultationen	Feldstudie
(prä)senile Demenz	4,1	11,7	9,0	7,7
andere organische psychiatrische Erkrankungen	5,4	8,2	4,3	3,2
Schizophrenie	8,9	33,5	1,1	2,1
affektive und andere Psychosen	23,3	15,6	9,2	7,0
neurotische und psychosomatische Erkrankungen	42,3	6,0	56,9	60,7
Persönlichkeitsstörungen	4,0	3,6	9,4	3,9
Alkoholismus oder Drogenabhängigkeit	3,8	10,8	3,6	9,8
Oligophrenie	2,3	7,8	6,5	5,6
nicht klassifizierbar	5,7	2,8	–	–
gesamt (n = 100%)	2 709	1 264	445	285

Während sich die diagnostische Verteilung psychisch Kranker in Hausarztpraxen und in der Allgemeinbevölkerung, vom Alkoholismus abgesehen, nur wenig unterscheidet und neurotische und psychosomatische Erkrankungen über die Hälfte aller psychischen Erkrankungen ausmachen, stehen in ambulanten nervenärztlichen, und in noch stärkerem Maße im stationären psychiatrischen Bereich psychotische Erkrankungen im Vordergrund. Aus diesem Grund kann die selektive Inanspruchnahme psychiatrischer Einrichtungen durch Angehörige verschiedener sozialer Gruppen nur im Zusammenhang mit psychiatrischen Diagnosen sinnvoll bestimmt werden.

Zunächst sollen einige dieser diagnostischen Gruppen für die Inanspruchnahme unterschiedlicher Institutionen in Hinsicht auf soziale Faktoren verglichen werden. Dabei müssen die Diagnosengruppen andere organische psychiatrische Erkrankungen, Schizophrenie und Persönlichkeitsstörungen wegen zu geringer Fallzahl ($n < 15$) bei den Hausarztkonsultationen bzw. in der Feldstudie unberücksichtigt bleiben.

Tabelle 66 Verhältnis männlich/weiblich bei psychiatrisch Behandelten, bei Patienten von Hausärzten und Probanden der Feldstudie nach Art der Diagnose

Diagnose	psychiatrische Behandlung		Hausarzt-konsulta-tionen	Feldstudie
	ambulant	stationär		
(prä)senile Demenz	0,96	0,64	2,08	0,47
affektive und andere Psychosen	0,34	0,31	0,40	0,14
neurotische und psychosomatische Erkrankungen	0,75	0,52	0,77	0,50
Alkoholismus oder Drogenabhängigkeit	3,55	3,13	35,00	19,00
Oligophrenie	1,87	1,76	2,10	0,75

Beim Vergleich des Anteils der beiden Geschlechter finden wir bei den affektiven und anderen Psychosen sowie den neurotischen und psychosomatischen Erkrankungen für alle 4 Zielgruppen ein deutliches Überwiegen bei den Frauen (Tab. 66). Die Rate für Alkoholismus oder Drogenabhängigkeit ist bei den psychiatrisch behandelten Männern mehr als dreimal so hoch wie bei den Frauen; bei den Hausarztkonsultationen und Probanden in der Allgemeinbevölkerung ist der Unterschied um ein Vielfaches größer. (Prä)senile Demenz kommt mit Ausnahme der Hausarztkonsultationen häufiger bei Frauen, Oligophrenie mit Ausnahme der Ergebnisse der Feldstudie häufiger bei Männern vor.

Vergleicht man die Prävalenz bezüglich der Altersgruppen (Tab. 67), so ist bei den affektiven und anderen Psychosen die Morbiditätsrate in der Altersgruppe der 15- bis 44jährigen stets am niedrigsten, das Maximum dagegen liegt bei über 45 Jahren für stationär Behandelte, in der Feldstudie sogar bei über 65 Jahren. Bei den neurotischen und psychosomatischen Erkrankungen und bei Alkoholismus/Drogenabhängigkeit liegt das Minimum jeweils bei den über 65jährigen, die Maxima liegen bei den mittleren Altersgruppen; bei den stationär Behandelten mit neuroti-

Tabelle 67 Minimale und maximale Morbiditätsraten bei psychiatrisch Behandelten nach Alter und Diagnose, bei Patienten von Hausärzten und Probanden der Feldstudie

Diagnose		psychiatrische Behandlung ambulant (‰)	psychiatrische Behandlung stationär (‰)	Hausarzt-konsultationen %	Feldstudie %
affektive und	Min.	15–44 (1,11)	15–44 (0,14)	15–44 (0,6)	15–44 (0,3)
andere Psychosen	Max.	45–64 (3,42)	65 + (1,15)	45–64 (5,4)	65 + (3,4)
neurotische und	Min.	65 + (1,90)	65 + (0,15)	65 + (8,5)	65 + (8,8)
psychosomatische Erkrankungen	Max.	45–64 (4,59)	15–44 (0,28)	45–64 (24,6)	45–64 (17,0)
Alkoholismus oder	Min.	65 + (0,19)	65 + (0,24)	65 + (0,3)	65 + (0,7)
Drogenabhängigkeit	Max.	15–44 (0,36)	45–64 (0,61)	15–44 (1,6)	45–64 (3,1)
Oligophrenie	Min.	65 + (0,02)	65 + (0,07)	45–64 (1,9)	45–64 (0,2)
	Max.	15–44 (0,30)	15–44 (0,36)	15–44 (2,6)	15–44 (1,8)

schen Störungen liegt das Maximum bei der jüngsten Altersgruppe. Das gleiche gilt beim Alkoholismus für die ambulant psychiatrisch und die hausärztlich Betreuten. Erwartungsgemäß liegen bei den Oligophrenen die Maxima stets in der jüngsten Altersgruppe.

Bei Betrachtung des Familienstandes findet sich bei der Diagnose (prä)senile Demenz in allen 4 Gruppen ein Überwiegen der Nichtverheirateten, d.h. meist von Verwitweten. Dasselbe gilt mit Ausnahme der ambulant psychiatrisch Behandelten für die affektiven und anderen Psychosen (Tab. 68).

Tabelle 68 Verhältnis verheiratet/nicht verheiratet bei psychiatrisch Behandelten, bei Patienten von Hausärzten und Probanden der Feldstudie nach Art der Diagnose

Diagnose	psychiatrische Behandlung ambulant	psychiatrische Behandlung stationär	Hausarzt-konsultation	Feldstudie
(prä)senile Demenz	0,53	0,19	0,83	0,41
affektive und andere Psychosen	1,05	0,82	0,53	0,65
neurotische und psychosomatische Erkrankungen	1,16	1,00	1,04	0,92
Alkoholismus oder Drogenabhängigkeit	0,94	0,54	1,88	2,30
Oligophrenie	0,11	0,04	0,38	0,08

Bei den neurotischen und psychosomatischen Erkrankungen finden wir in allen 4 Gruppen etwa gleich hohe Raten für Verheiratete und Nichtverheiratete. Alkoholiker, vor allem jene in stationärer Behandlung, sind häufiger unverheiratet im Vergleich zu denjenigen in der Hausarztpopulation und in der Allgemeinbevölkerung, ein deutlicher Indikator für die noch geringere soziale Desintegration der von uns in der Feldstudie diagnostizierten Alkoholiker. Bei den Oligophrenen finden sich erwartungsgemäß wesentlich mehr Unverheiratete als Verheiratete.

Schichtspezifisch (Tab. 69) finden wir für die 4 Populationen lediglich bei den Diagnosen Alkoholismus/Drogenabhängigkeit und Oligophrenie alle maximalen Werte in der unteren Unterschicht. Bei den affektiven und anderen Psychosen liegt das Minimum stets in der Mittel- und Oberschicht; dasselbe gilt für die neurotischen und psychosomatischen Erkrankungen mit Ausnahme der Hausarztpopulation, bei der das Minimum in Schicht V festgestellt wurde. Die Maxima der beiden letztgenannten Diagnosen tendieren insgesamt eher zur Unterschicht. Keinerlei Tendenz läßt sich bei der Diagnose (prä)senile Demenz feststellen, was insofern einleuchtet, als hier die somatische Verursachung im Vordergrund steht.

Ein wesentliches Ziel der Untersuchung ist die Bestimmung der unbehandelten psychiatrischen Morbidität. *Link* und *Dohrenwend* (1980) stellen in diesem Zusammenhang fest, daß nur in wenigen Feldstudien der Anteil früher psychiatrisch behandelter Probanden bestimmt wurde. Anhand von 11 Untersuchungen konnten sie zeigen, daß etwa ein Viertel der psychisch Kranken (Median: 26,7%) in der Allgemeinbevölkerung früher psychiatrisch behandelt wurde, ein Wert, der mit dem von uns gefundenen Wert (26,4%) sehr gut übereinstimmt. In den älteren Feldstudien von *Jarvis* (1866), *Rosanoff* (1917), *Brugger* 1931 und *Roth* und *Luton* (1943) war aufgrund der sehr engen Diagnosenkriterien der Anteil psychiatrisch Vorbehandelter bei Werten von 51,2%, 52,0%, 60,5% und 41,6% wesentlich höher als in den neueren Untersuchungen. In den nach 1950 durchgeführten Feldstudien lagen die Raten zwischen 7,8% (*Warheit* 1977) und 40,0% (*Myers* und *Weissman* 1977).

Für alle psychotischen Erkrankungen (ICD 290–299) fand sich in unserer Untersuchung ein vergleichsweise niedriger Wert (36,8%), der im wesentlichen auf die Diagnose (prä)senile Demenz mit einer Rate von nur 4,5% Vorbehandelter zurückzuführen ist. Bei den übrigen Probanden lag der Anteil mit 57,1% in einer Größenordnung, die der Mehrzahl der anderen Untersuchungen entspricht, bei den endogenen Psychosen sogar bei 65,4%.

Tabelle 69 Minimale und maximale Morbiditätsraten bei psychiatrisch Behandelten, bei Patienten von Hausärzten und Probanden der Feldstudie nach sozialer Schicht und Diagnose

Diagnose		psychiatrische Behandlung				Hausarzt-konsultationen		Feldstudie	
		ambulant	(‰)	stationär	(‰)		(%)		(%)
(prä)senile Demenz	Min.	III	(0,22)	III	(0,21)	I–II, V	(2,4)	I–II	(0,8)
	Max.	I–II	(0,36)	IV, V	(0,49)	IV	(3,9)	V	(1,4)
affektive und andere Psychosen	Min.	I–II	(1,25)	III	(0,32)	I–II	(2,4)	I–II	(0,4)
	Max.	IV	(1,85)	V	(0,68)	IV	(3,5)	III	(2,1)
neurotische und psychosomatische Erkrankungen	Min.	I–II	(2,41)	I–II	(0,09)	V	(17,2)	I–II	(7,5)
	Max.	IV	(1,85)	IV	(0,30)	I–II	(30,6)	V	(17,7)
Alkoholismus oder Drogenabhängigkeit	Min.	III	(0,12)	I–II	(0,11)	III	(0,8)	I–II	(0,0)
	Max.	V	(0,40)	V	(0,51)	V	(1,8)	V	(9,5)
Oligophrenie	Min.	I–II	(0,07)	III	(0,06)	I–II	(0,0)	III	(0,3)
	Max.	V	(0,74)	V	(0,87)	V	(7,7)	V	(5,4)

Tabelle 70 Prozentualer Anteil früher psychiatrisch Behandelter, bezogen auf die aktuelle Morbidität in der Allgemeinbevölkerung (nach *B. Link, B.P. Dohrenwend:* Formulation of Hypotheses about the Ratio of Untreated to Treated Cases in the True Prevalence Studies of Functional Psychiatric Disorders in Adults in the United States. In: *B.P. Dohrenwend, B.S. Dohrenwend, M. Schwartz-Gould, B. Link, R. Neugebauer, R. Wunsch-Hitzig* [Eds.]: Mental Illness in the United States. Epidemiological Estimates. Praeger, New York 1980)

Untersuchung	Stichprobe (n)	wahre Prävalenz	% Behandelter
alle psychischen Erkrankungen			
Brugger (1931)	37 561	1,3	60,5
Roth und *Luton* (1943)	26 100	0,4	52,0
Jarvis (1866)	1 124 676	0,234	51,2
Rosanoff (1917)	83 960	1,9	41,6
Myers und *Weissman* (1977)	511	15,1	40,0
Cole et al. (1957)	350	31,7	38,7
Srole et al. (1962)	1 660	23,4	26,7
Brunetti (1973)	683	5,7	23,0
Singer (1980)	1 318	31,8	22,0
Phillips (1966)	599	27,5	21,8
Dohrenwend (1970)	257	27,6	19,7
Hare und *Shaw* (1965)	1 940	20,7	8,5
Warheit (1977)	1 636	28,2	7,8
Dilling und *Weyerer* (1984)	1 536	18,6	26,4
Psychosen			
Strömgren (1950)	45 000	1,20	85,3
Cohen und *Fairbank* (1938)	40 565	0,83	81,5
Lemkau et al. (1942)	55 100	0,67	80,1
Helgason (1964)	5 395	5,1	59,7
Bremer (1951)	1 604	2,9	55,3
Brunetti (1973)	683	1,2	50,0
Dilling und *Weyerer* (1984)	1 536	1,7	65,4
Schizophrenie			
Bremer (1951)	1 080	0,56	100,0
Cohen und *Fairbank* (1938)	40 565	0,31	96,1
Essen-Möller (1956)	2 520	0,67	88,2
Helgason (1964)	5 395	0,67	83,3
Böök (1953)	8 981	0,95	78,8
Eaton und *Weil* (1955)	8 542	0,11	55,6
Brunetti (1973)	683	0,59	50,0
Dilling und *Weyerer* (1984)	1 536	0,4	100,0

In der Allgemeinbevölkerung identifizierte Patienten mit schizophrenen Erkrankungen waren in unserer Studie ähnlich wie in der Untersuchung von *Bremer* (1951) sämtlich psychiatrisch vorbehandelt. Auch in der Mehrzahl der übrigen von *Link* und *Dohrenwend* zitierten Studien finden sich hohe Raten für die frühere Behandlung von schizophrenen Patienten.

Für mehrere Variablen in Verbindung mit psychiatrischer Vorbehandlung sind mit einigen amerikanischen Feldstudien Vergleiche möglich, so mit *Myers* und

Weissman (1977), die nach dem RDC vorgingen und *Warheit* (1977), der den HOS benutzte und sowie mit *Singer* (NORC = National Opinion Research Center 1980) und *Phillipps* (1966), die die Langner-Skala verwendeten.

Mit Ausnahme der Untersuchung von *Myers* und *Weissman* wurden Frauen mit psychischen Erkrankungen häufiger psychiatrisch vorbehandelt als Männer (Tab. 71).

Tabelle 71 Prozentualer Anteil früher psychiatrisch Behandelter, bezogen auf das Geschlecht (nach *B. Link, B.P. Dohrenwend:* Formulation of Hypotheses about the Ratio of Untreated to Treated Cases in the True Prevalence Studies of Functional Psychiatric Disorders in Adults in the United States. In: *B.P. Dohrenwend, B.S. Dohrenwend, M. Schwartz-Gould, B. Link, R. Neugebauer, R. Wunsch-Hitzig* [Eds.]: Mental Illness in the United States. Epidemiological Estimates. Praeger, New York 1980)

Untersuchung	männlich %	weiblich %
Myers und *Weissman* (1977)	36,6	35,9
Warheit (1977)	7,5	7,9
Singer (NORC) (1980)	15,9	25,2
Phillips (1966)	19,7	23,1
Dilling und *Weyerer* (1984)	22,1	28,9

Bei der Unterscheidung nach Alter war eine einheitliche Festlegung der Altersgrenzen mit den Vergleichsstudien nicht möglich (Tab. 72). Es zeigt sich aber, daß in der jeweils jüngsten Altersgruppe Probanden mit psychischen Erkrankungen am häufigsten vorbehandelt wurden. Während in den amerikanischen Untersuchungen die frühere Inanspruchnahme psychiatrischer Einrichtungen mit zunehmendem Alter eindeutig geringere Werte annahm, fand sich in unserer Studie bei den 45- bis 64jährigen sowie den über 65jährigen eine nahezu identische Rate. Diese Ergebnisse dürften sich durch die zunehmende Verfügbarkeit von Psychiatern in den ambulanten Diensten und ihre größere Akzeptanz durch die Bevölkerung erklären.

Bezüglich des Familienstandes (Tab. 73) fand sich in den Untersuchungen ein überdurchschnittlich hoher Wert bei den Ledigen und Geschiedenen. Im Gegensatz zu unserer Untersuchung war in den amerikanischen der Anteil psychiatrisch Vorbehandelter bei den Verheirateten deutlich höher als bei den Verwitweten; das entspricht der Feststellung einer geringeren Zahl älterer, früher Behandelter.

Schichtspezifisch zeigten sich deutliche Unterschiede in der Inanspruchnahme psychiatrischer Einrichtungen (Tab. 74). Während in den amerikanischen Untersuchungen psychisch Kranke der jeweils höchsten sozialen Schicht am häufigsten, hingegen diejenigen aus der untersten sozialen Schicht sehr viel seltener psychiatrisch vorbehandelt wurden, war in Oberbayern die Schwankungsbreite in der Inanspruchnahme sehr gering. Eine Ursache könnte in dem unterschiedlichen medizinischen Versorgungssystem liegen. Während in der Bundesrepublik aufgrund der gesetzlichen Krankenversicherung die Inanspruchnahme medizinischer Dienste nur geringen ökonomischen Restriktionen unterliegt, stellen diese in den USA vielfach eine beträchtliche finanzielle Hürde dar. Amerikanische Gesundheitsstatistiken zei-

Tabelle 72 Prozentualer Anteil früher psychiatrisch Behandelter, bezogen auf das Alter (nach *B. Link, B.P. Dohrenwend:* Formulation of Hypotheses about the Ratio of Untreated to Treated Cases in the True Prevalence Studies of Functional Psychiatric Disorders in Adults in the United States. In: *B.P. Dohrenwend, B.S. Dohrenwend, M. Schwartz-Gould, B. Link, R. Neugebauer, R. Wunsch-Hitzig* [Eds.]: Mental Illness in the United States. Epidemiological Estimates. Praeger, New York 1980)

Untersuchung	psychiatrisch vorbehandelt %
Myers und *Weissman* (1977)	
26–45	43,0
46–65	31,3
66 +	26,7
Warheit (1977)	
16–44	13,4
45–59	4,3
60 +	1,6
Singer (NORC) (1980)	
22–40	26,6
41–60	22,4
61 +	11,8
Dilling und *Weyerer* (1984)	
15–44	29,1
45–64	24,5
65 +	25,0

Tabelle 73 Prozentualer Anteil früher psychiatrisch Behandelter, bezogen auf den Familienstand (nach *B. Link, B.P. Dohrenwend:* Formulation of Hypotheses about the Ratio of Untreated to Treated Cases in the True Prevalence Studies of Functional Psychiatric Disorders in Adults in the United States. In: *B.P. Dohrenwend, B.S. Dohrenwend, M. Schwartz-Gould, B. Link, R. Neugebauer, R. Wunsch-Hitzig* [Eds.]: Mental Illness in the United States. Epidemiological Estimates. Praeger, New York 1980)

Untersuchung	%
Myers und *Weissman* (1977)	
ledig	72,8
verheiratet	35,2
verwitwet	16,0
geschieden	44,8
Singer (NORC) (1980)	
ledig	22,4
verheiratet	21,4
verwitwet	9,4
geschieden	41,0
Dilling und *Weyerer* (1984)	
ledig	31,8
verheiratet	23,0
verwitwet	27,3
geschieden	37,5

Tabelle 74 Prozentualer Anteil früher psychiatrisch Behandelter, bezogen auf die soziale Schicht (nach *B. Link, B.P. Dohrenwend:* Formulation of Hypotheses about the Ratio of Untreated to Treated Cases in the True Prevalence Studies of Functional Psychiatric Disorders in Adults in the United States. In: *B.P. Dohrenwend, B.S. Dohrenwend, M. Schwartz-Gould, B. Link, R. Neugebauer, R. Wunsch-Hitzig* [Eds.]: Mental Illness in the United States. Epidemiological Estimates. Praeger, New York 1980)

Untersuchung	psychiatrisch vorbehandelt %
Myers und *Weissman* (1977)	
Unterschicht	31,3
Mittelschicht	37,4
Oberschicht	39,4
Warheit (1977)	
Unterschicht	2,6
untere Mittelschicht	8,7
mittlere Mittelschicht	8,5
obere Mittelschicht	12,3
Oberschicht	12,9
Singer (NORC) (1980)	
Unterschicht	15,1
untere Mittelschicht	28,3
mittlere Mittelschicht	19,3
obere Mittelschicht	24,4
Oberschicht	28,6
Dilling und *Weyerer* (1984)	
Unterschicht	28,8
Mittelschicht	25,5
Oberschicht	26,0

gen, daß die Inanspruchnahme medizinischer Einrichtungen mit steigendem Familieneinkommen wächst (*Roth* 1969; *Strauss* 1969).

Da dem Hausarzt in der medizinischen Versorgung eine Schlüsselfunktion zukommt und in unserer Untersuchung über 90% der Probanden dem Hausarzt bekannt waren, ist sein diagnostisches Urteil von besonderer Bedeutung. Sieht man von Unterschieden im Schweregrad der psychischen Erkrankung ab, so liegt die Übereinstimmung Fall/Nichtfall zwischen Hausarzt und Interviewer mit 69,3% in einer ähnlichen Größenordnung wie in unserer früheren Studie in Allgemeinpraxen und einer entsprechenden zeitlich parallel von *Zintl-Wiegand* et al. (1978) in Mannheim durchgeführten Untersuchung. – Eine ähnliche Feldstudie wie wir führten auch *Giel* und *Le Nobel* (1971) an einer allerdings kleineren ländlichen holländischen Population durch, wobei sie eine Übereinstimmung von 59% erreichten.

Zwar gehen wir zunächst davon aus, daß die psychiatrischen Interviewer in der Feldstudie „zutreffende" Diagnosen stellen, das heißt entsprechend der von ihnen übernommenen klinischen Usance, dennoch müßte beim Vergleich jeweils im Sinne einer Fallkonferenz für jeden einzelnen Probanden entschieden werden, ob ein Fall vorliegt oder nicht. Bei einem Probanden mit psychiatrischer Diagnose müßte dann noch Behandlungsbedürftigkeit und gegebenenfalls Überweisungsnotwendigkeit diskutiert und festgelegt werden. Es können also in der Diskussion mit dem

Hausarzt neue, dem Interviewer unbekannt gebliebene Gesichtspunkte auftauchen, die die Fallidentifikation des Interviewers revidieren.

Murphy (1982) erwähnt als Nachteile der Beurteilung durch den praktischen Arzt: sein unterschiedliches Training und seine unterschiedliche Bereitschaft, sich mit psychisch kranken Patienten zu befassen; die oft für eine psychiatrische Beurteilung zu kurzen Konsultationen; die variierende Praxiszusammensetzung aufgrund unterschiedlichen medizinischen Interesses und die damit verbundene Fehleinschätzung diagnostischer Kollektive; und schließlich mangelhafte Frequentierung der Praxen durch Patienten, die direkt den Spezialisten aufsuchen. Die beiden letztgenannten Punkte gelten zwar für Untersuchungen in Praxen, nicht aber bei unserem Vergleich mit einer Feldstudie.

Als Nachteile bei der Beurteilung durch den psychiatrischen Interviewer sieht *Murphy* die nur einmalige Beurteilung eines vorher Unbekannten durch den Untersucher („one-shot-affair"), wie auch das fehlende Hilfesuchverhalten des Probanden in der Interviewsituation, in der sich die früheren Klinikerfahrungen mit motivierten Patienten zunächst geradezu als hinderlich erweisen können. – Die Vorteile der Beurteilung durch den Psychiater liegen in seiner größeren Fachkompetenz und seiner besseren Übereinstimmung mit sonstigen psychiatrischen Vergleichsuntersuchern.

So ist insgesamt gesehen die Sensitivität, also die Identifikation psychiatrischer Fälle beim Interviewer auch deshalb größer, da er von vornherein ein psychiatrisches, der spezifischen Fallfindung dienendes Interview anwendet, während der praktische Arzt die psychiatrische Diagnose häufig nur als Nebendiagnose stellt, da er sein Hauptaugenmerk auf andere diagnostische Bereiche richtet, in denen die Patienten oft ein viel deutlicheres Symptomangebot machen.

Letztlich wird der gemeinsame oder unterschiedliche Maßstab da angelegt, wo man jeweils die Grenze zur Behandlungsbedürftigkeit zieht und wo man die Überweisung in fachärztliche Behandlung für nötig hält. Die eindeutigen Differenzen, die ähnlich auch in unserer früheren Hausarztstudie und der Mannheimer Paralleluntersuchung auftraten (Tab. 75), sollten nach *Robak* (1979) mit Vorsicht bewertet werden. Man könne nicht ohne weiteres die eine Sicht als unberechtigt hinstellen, vielmehr seien diese differenten Ergebnisse als Aufforderung zu einer intensiveren Zusammenarbeit anzusehen.

Die Häufigkeit psychischer Störungen in Einzelpraxen unterliegt starken Schwankungen. In der Londoner Untersuchung von *Shepherd* et al. (1966) lag das Minimum bei 2,5%, das Maximum bei über 30%, eine Schwankungsbreite, die der Be-

Tabelle 75 Fallidentifikation von praktischen Ärzten in bezug auf die psychiatrischen Diagnosen der Interviewer

	Patienten in Allgemeinpraxen		Feldstudie 3 Gemeinden
	Mannheim (n = 1 026)	Landkreis Traunstein (n = 1 274)	(n = 1 231)
Spezifität	77,8	84,9	82,7
Sensitivität	59,5	49,3	50,4
Gesamteffizienz	71,1	73,5	69,3

urteilung von Patienten verschiedener Praxen in unserer Feldstudie weitgehend entspricht. – *Strömgren* (1980) erwähnt ebenfalls starke Unterschiede zwischen den Praxen bei einer Durchschnittsrate von 20%, die wegen psychischer Störungen bzw. Beschwerden den Hausarzt aufsuchen.

Die Unterschiede in den beiden Allgemeinpraktikerstudien (Tab. 76) wie auch der Feldstudie sind beträchtlich und lassen sich, wie die starke Schwankungsbreite der Interviewerurteile zeigt, nicht nur auf unterschiedliche diagnostische Gewohnheiten der Hausärzte zurückführen. Eine Gleichverteilung psychischer Störungen in den Praxen ist auch deshalb nicht anzunehmen, da in der Felduntersuchung die Patienten einer Praxis jeweils von mehreren Interviewern zufallsverteilt interviewt wurden. Es ist sehr unwahrscheinlich, daß den Interviewern für bestimmte Praxen überzufällig häufig Fehlbeurteilungen unterlaufen sind.

Tabelle 76 Minimale und maximale Häufigkeit psychischer Störungen in Einzelpraxen

psychiatrische Morbidität	*Minimum*	*Maximum*
Allgemeinpraxen in Mannheim		
Hausarzturteil	15,0	67,7
Interviewerurteil	27,5	47,5
Allgemeinpraxen im Landkreis Traunstein		
Hausarzturteil	9,1	64,8
Interviewerurteil	13,8	55,6
Feldstudie in drei Gemeinden		
Hausarzturteil	4,0	33,3
Interviewerurteil	8,7	28,3

Die Rate der Behandlungsbedürftigen wird man in der Regel für einen bestimmten Zeitraum angeben, da weder ein unbegrenztes Kontinuum noch ein Zeitpunkt die notwendige Beschreibung liefern können. Wählt man ein Jahr, so wird man von der festgestellten behandlungsbedürftigen Morbidität, in unserem Fall 6,3% der Untersuchten, d.h. aller Probanden mit psychiatrischen Störungen Schweregrade 3 und 4, die Zahl der bereits fachärztlich behandelten, 2,1%, abziehen. Auf diese Weise erhält man als epidemiologische Behandlungsdifferenz 4,2%, die Rate der fachärztlich nicht behandelten Morbidität eines Jahres. Über diese fachärztlich zu Versorgenden hinaus müßte man eine weitere Rate von Probanden diskutieren, die wegen psychischer Störungen vom Schweregrad 2 in der Regel vom Hausarzt behandelt werden sollten (17,8%), die jedoch entweder nur wegen einer somatischen, also einer psychiatrisch unspezifischen Behandlung seine Behandlung suchen oder überhaupt keinen Arzt konsultieren. Die letztgenannte Rate liegt bei maximal 2%; die Rate derer, deren psychiatrische Symptome vom Hausarzt trotz Kontakt zum Kranken nicht behandelt wurden, läßt sich aufgrund unserer Untersuchung leider nicht feststellen.

Bezogen auf die Versorgung durch Nervenärzte wäre bei einer epidemiologischen Differenz von 4,2% zunächst eine Verdreifachung der bisher vorhandenen ambulanten psychiatrischen Behandlungskapazität abzuleiten. *Lehtinen* (1975) gibt in einer epidemiologischen Untersuchung, die 15- bis 64jährige Personen aus der Allgemeinbevölkerung umfaßte, im Vergleich zu uns einen noch höheren Anteil psychiatrisch behandlungsbedürftiger Probanden („obvious need of psychiatric treatment“) an, wobei sich die Rate in städtischen Gebieten (9,3%) nur unwesentlich von derjenigen in ländlichen (8,3%) unterschied. Für weitere 20,7% in städtischen und 24,7% in ländlichen Regionen empfiehlt er eine psychiatrische Behandlung („advisable need of psychiatric treatment with probably beneficial results, i. e. need of psychiatric attention“).

An diesem Beispiel wird deutlich, wie schwierig es ist, Behandlungsbedürftigkeit zu definieren. *Häfner* (1978) weist darauf hin, daß nur bei einer kleinen Anzahl von Krankheitszuständen Falldefinition und Feststellung der Behandlungsbedürftigkeit zusammenfallen. „Die Diagnose Alkoholdelir oder akute Manie sagt meist zugleich aus, daß und welche Form (stationär) von Behandlung nötig ist. Die Diagnosen Anfallsleiden, chronischer Alkoholismus und manifeste endogene Depression begründen nur ein allgemeines Behandlungsbedürfnis, das für Planungszwecke noch einer Spezifizierung bedarf. Die Diagnose Neurose oder Persönlichkeitsstörung sagt über Behandlungserfordernisse für sich allein genommen so gut wie nichts aus . . . An der überwiegenden Mehrzahl psychischer Krankheitszustände ist das Behandlungsbedürfnis nur durch ein Expertenurteil zu ermitteln.“ Die Beurteilungskriterien von Experten sind auch unter dem Gesichtspunkt zu sehen, ob diese „in einer Region arbeiten, wo ein Psychiater auf 10 000 oder 100 000 oder eine Million kommt, wie das Sozialversicherungssystem eines Landes aufgebaut ist und wie die Einstellung der öffentlichen Meinung zur nervenärztlichen Behandlung aussieht“ (*Strotzka* 1969).

Bereits in unserer früheren Untersuchung in Hausartzpraxen des Landkreises Traunstein zeigte sich, daß zwischen Experten, sprich Hausärzten und Forschungspsychiatern, erhebliche Unterschiede bezüglich der Beurteilung psychiatrischer Überweisungsbedürftigkeit bestehen (Tab. 77). Dabei ging man von der fiktiven Annahme aus, daß alle erforderlichen Institutionen zur Verfügung stünden.

Tabelle 77 Psychiatrisch/psychotherapeutische Überweisungsbedürftigkeit laut Hausarzt und Interviewer

	psychiatrische/psychotherapeutische Überweisung
Allgemeinpraxen im Landkreis Traunstein (n = 1 274)	
Hausarzturteil	5,1
Interviewerurteil	13,2
Feldstudie in drei Gemeinden (n = 1 231)	
Hausarzturteil	4,9
Interviewerurteil	16,0

Eine ähnliche Tendenz zeigte sich auch in der vorliegenden Studie, in der die Interviewer eine etwa dreimal so hohe Rate psychiatrischer Behandlungsbedürftigkeit bestimmten wie die Hausärzte.

Sehr bemerkenswert ist die Übereinstimmung bezüglich der Größenordnung zwischen der Zahl der laut Hausarzt in psychiatrische und psychotherapeutische Institutionen Überweisungsbedürftigen und der Zahl der vom Interviewer als mit Schweregrad 3 oder 4 beurteilten Probanden. Auch beim Vergleich mit der Beurteilung des Schweregrades durch die Hausärzte ergibt sich, daß diese Beurteilung nicht wesentlich von der Feststellung der Überweisungsbedürftigkeit abweicht. Die Interviewer hingegen scheinen so stark in der eigenen Arbeitswelt verhaftet zu sein, daß sie auch für die leichter Erkrankten eine fachärztliche Behandlung wünschten, womit sie für etwa 16% der Bevölkerung eine solche Behandlung empfehlen. Das zeigt immerhin, bis zu welchem Ausmaß im Urteil von Fachleuten der Bedarf an psychiatrischer Behandlung anwachsen kann, wenn ein entsprechendes Angebot ausgebaut wird.

Andererseits erscheint es uns unter dem Gesichtspunkt der sekundären Prävention auch nicht angemessen, sich bei der Überweisungsbedürftigkeit ausschließlich am klinischen Schweregrad zu orientieren. Art und Verlauf der Erkrankung sind ebenso zu berücksichtigen wie Störungen der primären und sekundären Sozialbeziehungen, Leidensdruck des Probanden und seine Krankheitseinsicht (*Jakubaschk* et al. 1978).

Die angegebenen Überweisungsraten von etwa 6,3% im Jahr sind insofern zu relativieren, als bei etwa 40% der Probanden nach dem Urteil der Interviewer keine Krankheitseinsicht und damit auch keine Behandlungsmotivation gegeben ist.

So werden eher 4–5% als realistische Behandlungsrate anzusehen sein. So gesehen wäre etwa eine Verdoppelung der praktizierenden Nervenärzte anzustreben. Das würde bedeuten, daß statt jetzt etwa 1 : 70 000 Einwohnern in der Untersuchungsregion ein Schlüssel von 1 : 35 000 vorzuschlagen wäre. Eine ähnliche Schätzung haben wir bereits früher vorgenommen (*Dilling* 1977, *Dilling* und *Weyerer* 1978 a), vor allem mit der Vorstellung von einer qualitativen Verbesserung der Versorgung. Werden auch diese Gesichtspunkte mit berücksichtigt, daß also mehr Zeit für den einzelnen Patienten zur Verfügung steht durch Begrenzung der Praxen auf maximal 500 Patienten/Quartal, so wird man sogar einen Schlüssel von 20- bis 25 000 anstreben müssen, also tatsächlich etwa eine Verdreifachung der vorgefundenen Zahl. Dabei muß auch bedacht werden, daß bei einer verbesserten ambulanten Versorgung mit Nervenärzten nicht nur mehr psychiatrische, sondern auch mehr neurologische Patienten zur Behandlung kommen werden, so daß die größere Zahl dieser Fachärzte nicht voll nur den psychiatrischen Patienten zugutekommt.

Ein Angebot von 4 bis 5 Nervenärzten auf 100 000 Einwohner, das in vielen Großstädten schon überschritten ist, erscheint unter den gegenwärtigen Strukturen der Versorgung durchaus empfehlenswert. Diese zusammenfassende Feststellung wird auch von *Hinterhuber* (1982) getroffen als ein Resultat seiner Tiroler Feldstudie. – Im Zusammenhang mit dieser Empfehlung muß zum einen gefragt werden, ob damit für klinikentlassene Patienten mit chronisch verlaufenden Psychosen eine adäquate Nachbetreuung gesichert ist, zum anderen wie der psychotherapeutische Anteil der Versorgung abgedeckt wird. Zur Sicherung der sozialpsychiatrischen Versorgung könnte man diskutieren, ob nicht ein Psychiater im Gesundheitsamt bzw. im Sozialpsychiatrischen Dienst zur Verfügung stehen sollte, um zahlreiche von den niedergelassenen Ärzten organisatorisch nur schwer zu bewerkstelligende Aufgaben zu übernehmen. Trotzdem bleiben zahlreiche weitere Möglichkeiten der Tätigkeit in der gemeindenahen Versorgung auch für die niedergelassenen Nervenärzte. – Die Frage der ausreichenden psychotherapeutischen Versorgung durch Nervenärzte wird dadurch bestimmt sein, ob genügend Ärzte vorhanden sind, die ihren Schwerpunkt auf Psychiatrie legen, denn in einer neurologisch dominierten Praxis ist es meist organisatorisch nicht möglich, in größerem Umfang Psychotherapie durchzuführen.

Noch schwieriger als über den Bedarf an Nervenärzten läßt sich über den an Psychotherapeuten eine Aussage machen. Im Enquete-Bericht (*Bericht* 1975) wird nur allgemein von etwa 2% der Bevölkerung als behandlungsbedürftig gesprochen. Die in unserer Studie befragten Hausärzte schätzen 1,3%, unsere Interviewer immerhin 3,8%. Wir könnten letztlich nur von einer eklatanten Unterversorgung sprechen, ohne aus unserer Untersuchung mehr als grob abschätzende Werte erschließen zu können. Immerhin haben wir versucht, grobe Indikationen für die verschiedenen Therapieformen zu stellen, wobei Gesprächstherapie (4,7%), übende Verfahren (3,8%) und Gruppentherapien (3,1%) im Vordergrund stehen. Analytische Psychotherapie wurde nur in 0,4%, Verhaltenstherapie desgleichen in 0,4% empfohlen. Zwar wurde psychotherapeutische Behandlung von den Interviewern in 10 bis 15% aller Fälle vorgeschlagen, aber nur in knapp 3% waren unsere Interviewer der Meinung, daß ein Psychotherapeut die Behandlung durchführen müsse. Der Großteil der Behandlung sollte nach ihrer Meinung nervenärztlich oder auch durch den Hausarzt erfolgen. Anzumerken ist, daß auch bei unseren Interviewern die Indikation zur Psychotherapie sicherlich von ihrem Kenntnisstand und ihrer Ausbildung abhing, so daß diese Zahlen tatsächlich nur als Hinweise zu verstehen sind.

Gerade der Bedarf an Psychotherapie hängt sehr stark vom Versorgungsstandard ab, den man als Maßstab anlegen will oder muß, also auch von gesellschaftlichen Normen, von Abgrenzungsfragen zwischen krankheits- und nicht-krankheitswertiger Konfliktsituation und analog dazu zwischen therapeutischer Krankenbehandlung und Lebensberatung und schließlich von der Frage, wieviel die Solidargemeinschaft der Versicherten für ihr psychotherapiebedürftiges Mitglied zu zahlen vermag und wie weit dieses unter Umständen in der Lage und willens ist, die Behandlung finanziell selbst zu tragen. Es ist zu hoffen, daß Psychotherapieforschung hier gewisse Normen setzen wird, die bisher noch fehlen.

Natürlich müssen auch die Folgen bedacht werden, die aus einem wesentlich größeren Angebot von psychiatrisch/psychotherapeutischen Institutionen resultieren, da eine zu weitgehende „Psychiatrisierung" der Bevölkerung sicherlich nicht wünschenswert ist. Durch einen zu starken Ausbau spezialisierter Dienste würde die Position des Hausarztes geschwächt, der in unserem Untersuchungsgebiet die Patienten meist seit vielen Jahren behandelt und sehr häufig deren soziale und familiäre Situation gut kennt. Eine solche Entwicklung könnte sich ungünstig gestalten. Stattdessen sollte die bislang sehr unterschiedliche psychiatrische und psychotherapeutische Kompetenz der Allgemeinärzte durch ein breiteres Angebot im Studium, besonders aber in der Weiter- und Fortbildung verbessert werden. „Postgraduate and continuing education in psychiatry and mental health promotion should be regarded as vital for all primary physicians" (WHO 1973). So wäre durchaus zu diskutieren, ob nicht angesichts der späteren Anwendungsmöglichkeiten das Mißverhältnis zwischen beispielsweise Chirurgie und Psychiatrie in der Aus- und Weiterbildung zugunsten der Psychiatrie korrigiert werden sollte.

Damit ist nicht nur Psychiatrie im engeren Wortsinn gemeint, sondern ebenso wichtige grundsätzliche Bereiche der Psychodiagnostik und Psychotherapie, der Familien- und Sozialtherapie, der Beratung zur Lebensführung und der Rehabilitation (*Beske* und *Boschke* 1982).

Höhere Kompetenz der Allgemeinärzte könnte somit einerseits dazu beitragen, die Rate der psychiatrisch Überweisungsbedürftigen zu reduzieren, andererseits aber auch die wirklich fachärztlich Behandlungsbedürftigen an den Psychiater zu überweisen (*Weissman* et al. 1981). Die Funktion des Facharztes könnte sich dann stärker auf die Beratung der praktischen Ärzte verlagern, neben seinen übrigen Funktionen, die er im Rahmen einer verbesserten psychiatrischen und psychotherapeutischen Versorgung wahrzunehmen hätte.

5 Zusammenfassung

In den Jahren 1975–1977 führten wir in drei unterschiedlich strukturierten Gemeinden des Landkreises Traunstein eine Feldstudie durch, um die „wahre Prävalenz“ psychischer Störungen und die Inanspruchnahme ärztlicher Dienste zu bestimmen. Insgesamt wurden 1 536 nach Zufallskriterien ausgewählte Probanden (15 Jahre und älter) von Ärzten der psychiatrischen Universitätsklinik München interviewt; die Verweigerungsrate lag bei 6,8%. Als wesentliches Erhebungsinstrument verwendeten wir ein von *Goldberg* et al. (1970) entwickeltes Interview; die diagnostische Klassifikation erfolgte nach der 8. Revision der ICD (International Classification of Diseases).

Die Rate behandlungsbedürftiger psychischer Erkrankungen lag – bezogen auf die letzten 7 Tage – bei 18,6%, wobei die Interviewer in der Regel eine allgemeinärztliche Behandlung (15,2%) für erforderlich hielten; 3,1% sollten ambulant und 0,3% stationär psychiatrisch behandelt werden. – Bei weiteren 22,3% bestanden leichtere psychische Störungen ohne Krankheitswert. Bezogen auf einzelne Diagnosen entfällt der höchste Anteil mit 11,3% auf neurotische und psychosomatische Erkrankungen.

Die Jahresprävalenz behandlungsbedürftiger psychischer Störungen beträgt 24,1%, wobei 17,8% allgemeinärztlich und 6,3% psychiatrisch behandelt werden sollten.

8,8% der Befragten gaben an, mindestens einmal im Laufe ihres Lebens wegen psychischer Beschwerden eine psychiatrische Einrichtung, in der Mehrzahl niedergelassene Nervenärzte, aufgesucht zu haben. Der Anteil der in den letzten 12 Monaten psychiatrisch Behandelten lag bei 2,1%. Vergleicht man diesen Wert mit der Jahresprävalenz psychiatrisch fachärztlich Behandlungsbedürftiger von 6,3%, so ergibt sich eine „epidemiologische Behandlungsdifferenz“ von 4,2%. Bezüglich der zukünftigen Planung sollten zwar deutliche Verbesserungen der nervenärztlichen bzw. sonstigen ambulanten psychiatrischen Versorgung ins Auge gefaßt werden. Entscheidend bei der hohen Zahl von Patienten mit psychischen Störungen ist aber eine verbesserte Kompetenz der Hausärzte, die nicht erst im Rahmen der Weiter- und Fortbildung angestrebt werden sollte, sondern schon im Studium umfassender vorbereitet sein müßte.

Teil II

Psychiatrische Epidemiologie im Kindesalter

Untersuchung an 3- bis 14jährigen Kindern

Karoline Artner, Anne-Marie Biener und Rolf Castell

6 Einleitung

Wie in der Einführung zum ersten Teil dieses Buches ausgeführt, weitete sich der Gegenstandsbereich der Epidemiologie im Laufe der letzten hundert Jahre auf das gesamte Spektrum somatischer und psychischer Krankheiten wie auch verschiedener Formen abweichenden Verhaltens aus. Jedoch erst seit Anfang der fünfziger Jahre sind epidemiologische Arbeiten über Art, Häufigkeit und Verteilungsstruktur psychischer Störungen im Kindes- und Jugendalter aus den USA und einigen angelsächsischen Ländern bekannt.

Trotz der steigenden Aufmerksamkeit bzw. Bedeutung dieser Frage (*Rutter* et al. 1970a) gibt es zu wenige empirische Arbeiten dazu, vor allem im deutschsprachigen Raum. Es mag dies auch am Aufwand in zeitlicher und an Schwierigkeiten in wissenschaftlich-theoretischer bzw. methodischer Hinsicht, die die Erstellung solcher Überblicke bereiten, liegen.

6.1 Bisherige Untersuchungen

Da es ein Ziel der Epidemiologie ist, „Fälle" in einer gegebenen Population zu zählen, stellen die Kriterien, nach denen ein Proband als „Fall" oder „Nichtfall" eingestuft werden kann, ein wesentliches Problem dar. Dies gilt wegen des theoretisch noch wenig erforschten und schwer zu erfassenden Entwicklungsfaktors ganz besonders auch für die kinder- und jugendpsychiatrische Epidemiologie. Die Art der „Fallidentifikation" ist auch einer der wichtigsten Unterschiede zwischen den bisherigen Arbeiten auf diesem Gebiet. Einige Autoren (*Committee on Maladjusted Children, H.M.S.O.* 1955; *Koski* 1956; *Johnson* et al. 1957; alle zitiert in *Davidson* 1961) geben an, bei wievielen Kindern eine stationäre Behandlung, eine ambulante Behandlung oder eine genauere Diagnostik nötig wäre; sie unterscheiden auf diese Weise die gestörten von den unauffälligen Kindern. *Chazan* et al. (1971), *Steuber* (1973), *Kohlscheen* (1975) und *Welding* (1977) befragen Lehrer und Erzieher in Schulen bzw. im Kindergarten, welche Kinder von ihnen als verhaltensauffällig angesehen werden und legen zur genaueren Beschreibung der Auffälligkeit eine Symptomliste vor. Zusätzlich werden alle oder ein Teil der als auffällig bezeichneten Kinder untersucht. Bei diesem Vorgehen können verzerrte Ergebnisse zustande kommen, da Lehrer eher soziale Störungen als neurotische Störungen identifizieren (*Leslie* 1974). Andere Autoren ermitteln psychisch gestörte Kinder anhand von sogenannten „Auffälligkeitsscores", welche sich aus der Anzahl oder aus Zahl und Schweregrad genannter Symptome ergeben (*Thalmann* 1971; *Davie* et al. 1972; *Shepherd* et al. 1973; *Bartl* 1975; *Richman* et al. 1975; *Kolvin* 1977). *Favez* et al. (1978) verwenden den Schweregrad der Störung als Kriterium für die Fallidentifikation. *Von Harnack* (1958) stuft Kinder klinisch nach Anzahl und Schweregrad ihrer Symptome als verhaltensgestört ein. *Kastrup* (1976) verwendet unabhängig voneinander drei Methoden: die Einschätzung der Eltern, ob ihr Kind eine Verhaltensstörung aufweist, die klinische Beurteilung des Interviewers sowie die Symptomzahl. Wird ein Kind durch zwei dieser drei Beurteilungskriterien als gestört eingestuft, so gilt es als „Fall". Als einzige Autoren nehmen *Rutter* et al. (1970 a),

Graham et al. (1973) und *Leslie* (1974) eine klinische Einschätzung der erhobenen Befunde vor, bezogen auf ihre Dauer, Ausprägung und Belastung des Kindes, und stellen eine psychiatrische Diagnose; ähnlich *Becker* et al. (1974).

Weitere methodische Unterschiede zwischen einzelnen Arbeiten liegen in der Art der Stichprobenziehung: Zufallsstichprobe aus der Bevölkerung, Zufallsstichprobe aus allen Schulen am Ort, Zufallsstichproben aus bestimmten Altersgruppen, freiwillige Mitarbeit, Totalerhebung eines Geburtenjahrganges oder eines ganzen Ortes. Weiterhin bestehen Unterschiede in der Methode der Befragung (Interview oder Fragebogen), in der Person, die interviewt wird (Eltern, Lehrer, Kinder) und in der Gesamtplanung der Untersuchung: Es werden nur Personen untersucht, die der gewählten Stichprobe angehören oder die Autoren arbeiten in zwei Phasen, indem zuerst mit einem Screeningverfahren z.B. alle Kinder eines Geburtenjahrgangs in einem Ort untersucht werden und anschließend eine genauere Untersuchung der auffälligen Kinder und einer Kontrollgruppe vorgenommen wird.

Vor allem in Großbritannien, Skandinavien und in den USA wird seit längerer Zeit intensiv auf dem Gebiet der Kinder- und Jugendpsychiatrie epidemiologisch gearbeitet. Die Prävalenzdaten einiger dieser Untersuchungen zeigt Tab. 78.

In der Bundesrepublik Deutschland gibt es wenige Arbeiten, die sich mit der psychiatrischen Morbidität von Kindern und Jugendlichen in der Gesamtbevölkerung befassen. Administrative Arbeiten anhand des Patientengutes von Kliniken, Heimen und Erziehungsberatungsstellen können nur zu ihrer eigenen Inanspruchnahme und Behandlungshäufigkeit Stellung nehmen und sind daher für die Gesamtbevölkerung nicht repräsentativ. Eine der frühen kinderpsychiatrisch-epidemiologischen Arbeiten in Deutschland stammt von *von Harnack* (1958); er untersucht das Vorkommen von „nervösen Verhaltensstörungen" beim Schulkind und befragt hierzu hauptsächlich Mütter und Lehrer der Kinder. Die anderen Arbeiten entstehen in den letzten 10 Jahren. *Thalmann* (1971) untersucht in Reutlingen Buben im Grundschulalter. Er verwendet eine Symptomliste und befragt Eltern und Lehrer. *Steuber* (1973) befragt mittels eines halbstandardisierten Interviews die Lehrer von zehnjährigen Grundschulkindern in Göttingen. Diese Untersuchung ist nicht repräsentativ, da nur zwei Schulen ausgewählt werden, wovon die eine hauptsächlich von Kindern der oberen, die andere von Kindern der unteren Sozialschichten besucht wird. *Kohlscheen* (1975) verwendet einen Fragebogen für Lehrer und macht Angaben über die Häufigkeit von Verhaltensstörungen und/oder geistiger oder körperlicher Behinderung bei Kindern der ersten Grundschulklasse in Köln. *Bartl* (1975) untersucht in Gilching bei München 3- bis 7jährige Vorschulkinder; er verwendet dazu einen Fragebogen an die Eltern. Diese Untersuchung ist ebenfalls nicht repräsentativ für diesen Ort, da die Fragebögen zur freiwilligen Beteiligung in Apotheken und öffentlichen Gebäuden ausgelegt werden. Er ermittelt für einzelne Bereiche wie Eßverhalten, Sauberkeit, Sprache, Angst etc. Auffälligkeitsscores und identifiziert damit Kinder, die in den jeweiligen Bereichen als mehr oder weniger abnorm zu betrachten sind. *Welding* (1977) befragt mittels einer Symptomliste die Betreuer in einer repräsentativen Auswahl von Kindergärten in Göttingen nach Verhaltensauffälligkeiten der Kinder. Tab. 79 gibt die Prävalenzdaten der hier zitierten deutschen Arbeiten wieder.

Tabelle 78 Häufigkeit psychischer Störungen und Verhaltensauffälligkeiten bei Kindern unterschiedlichen Alters in ausländischen Erhebungen

Jahr der Veröffentlichung	Autor(en)	Anzahl der Kinder	Alter (Jahre)	Art der Erhebung Interview mit	Vorkommen von Verhaltensauffälligkeiten		
					a[1]		b[2]
1955 a	Committee on maladjusted[3] children, H.M.S.O.	n = 883	6, 9, 13	Eltern, Lehrer	2,7%		9,1%
1955 b	Committee on maladjusted[3] children, H.M.S.O.	n = 2 264	6, 9, 13	Eltern, Lehrer	3,7% 0,8%		25,3% 15 %
1956	*Koski*[3]	n = 250	5 bis 6	Eltern, Lehrer	5,5%		10 %
1964	*Johnson, Kälvesten*[3]	n = 222	8 bis 10	Eltern, Lehrer	2 %		23 %
1970a	*Rutter* et al.	n = 3 316	10 bis 11	Eltern, Lehrer		6,8%	
1971	*Chazan* et al.	n = 726	5;0 bis 5;7	Lehrer	13–14%		24 %
1972	*Davie* et al.	ca. 16 000	7	Eltern, Lehrer		ca. 14%	
1973	*Rutter*	[4]	10 bis 11	Lehrer	ca. 8%		19,1%
1973	*Graham, Rutter*	ca. 3 316	14 bis 15	Eltern, Lehrer, Kinder		7,7%	
1973	*Shepherd* et al.	n = 6 463	5 bis 15	Eltern, Lehrer		10,8%	
1974	*Leslie*	n = 1 198	13 bis 14	Eltern, Lehrer, Kinder	4,4%		12,8%
1975	*Richman, Graham*	n = 705	3	Eltern	1,1%		6,2%
1976	*Kastrup*	n = 175	5 bis 6	Eltern		15%	
1977	*Kolvin*	n = 515	7 bis 8	Lehrer	6,8%		33,7%
1978	*Favez* et al.	n = 300	9	Eltern, Kinder		25,8%	

1) a = in engeren Grenzen
2) b = in weiteren Grenzen
3) entnommen aus *Davidson* (1961)
4) genaue Anzahl der Kinder konnte nicht ermittelt werden

Tabelle 79 Häufigkeit psychischer Störungen und Verhaltensauffälligkeiten bei Kindern unterschiedlichen Alters in deutschen Erhebungen

Jahr der Veröffentlichung	Autor(en)	Anzahl der Kinder	Alter (Jahre)	Art der Erhebung Interview mit	Vorkommen von Verhaltensauffälligkeiten a	b
1958	*v. Harnack*	n = 1 335	9;11–11;2	Eltern Lehrer	5,6%	16,3%
1971	*Thalmann*	n = 150	7 bis 10	Eltern Lehrer	1,3%	18,7%
1973	*Steuber*	n = 621	Grundschulalter	Lehrer		25,5%
1975	*Kohlscheen*	n = 941	6 bis 9	Lehrer		ca. 31 %
1975	*Bartl*	n = 329	3 bis 7	Eltern	4,9 bis	16,7%
1977	*Welding*	n = 1 372	3 bis 6; 11	Erzieher	13%	

a = in engeren Grenzen
b = in weiteren Grenzen

6.2 Ziele

In der vorliegenden Arbeit werden zwei Ziele angestrebt: Im ersten Teil soll die Häufigkeit psychischer Störungen (z.B. emotionale Störungen wie Angstzustände, Zwangsneurosen, soziale Störungen) und Verhaltensauffälligkeiten (z.B. Tics, exzessives Daumenlutschen, Enuresis, Encopresis usw.) an einer Zufallsstichprobe aus der Gesamtbevölkerung 3;0 bis 14;11jähriger bestimmt werden. Daraus soll auf die Prävalenz kinder- und jugendpsychiatrischer Erkrankungen in der Gesamtbevölkerung geschlossen werden. Die Morbiditätsraten werden nach Diagnosen und Schweregrad eingeteilt und nach Alter und Sozialdaten aufgeschlüsselt. Zusätzlich werden Entwicklungsrückstände, Intelligenzleistungen, körperliche Erkrankungen und abnorme psychosoziale Umstände in den untersuchten Altersgruppen festgestellt. Bei den Kindern mit psychiatrischer Diagnose soll das Ausmaß von Mehrfachbelastungen, also gleichzeitigen Klassifikationen in einer der vier anderen Achsen (Entwicklungsverzögerung, Intelligenzdefizit, körperliche Symptomatik, abnorme psychosoziale Umstände), ermittelt werden.

Der zweite Teil der Untersuchung befaßt sich mit behandelter und nichtbehandelter kinder- und jugendpsychiatrischer Morbidität: Es soll der Anteil an Kindern ermittelt werden, die sich wegen psychischer Störungen oder Verhaltensauffälligkeiten in Behandlung befinden bzw. nicht behandelt werden. Aus dem Vergleich der psychiatrischen Diagnosen der Felduntersucher und der Hausärzte lassen sich Hinweise für den Stellenwert psychischer Störungen in der ärztlichen Sprechstunde geben. Aus der Anzahl der psychiatrisch behandlungsbedürftigen Kinder und der Feststellung der gegenwärtigen Behandlungsmöglichkeiten sowie des Inanspruchnahmeverhaltens der Eltern lassen sich allgemeine Schätzungen über die zu erwartende Beanspruchung psychiatrischer Versorgungseinrichtungen, insbesondere ambulanter Art, für Kinder und Jugendliche anstellen.

6.3 Fallidentifikation

Die Vorgehensweise zur Fallidentifikation in dieser Untersuchung kann als „klinisch-diagnostisch" bezeichnet werden. Damit sollen die Ergebnisse eine vergleichbare Ergänzung zur Erwachsenen-Studie von *Dilling* und *Weyerer* bilden. Von den im vorigen Absatz erwähnten Ansätzen kommt sie dem von *Rutter* et al. (1970 a) am nächsten, der die Auswahl dieser Art der Fallidentifikation ausführlich begründet. Grundlage dafür ist das auf einem deskriptiven oder phänomenologischen Ansatz basierende „Multiaxiale Klassifikationsschema für psychiatrische Erkrankungen des Kindes- und Jugendalters nach *Rutter, Shaffer* und *Sturge*" (Deutsche Ausgabe: *Remschmidt* et al. 1977), welches im wesentlichen der 9. Version der International Classification of Diseases (ICD) der WHO entspricht.

Es besteht aus fünf Bereichen oder Achsen:

Achse 1: Klinisch psychiatrisches Syndrom
Achse 2: umschriebene Entwicklungsrückstände (z.B. eine Sprachretardierung)
Achse 3: Intelligenzniveau
Achse 4: körperliche Symptomatik
Achse 5: abnorme psychosoziale Umstände (z.B. psychische Störungen bei anderen Familienmitgliedern oder unzureichende Lebensbedingungen etc.).

Rutter meint, daß die Hauptberechtigung einer deskriptiven Klassifikation trotz theoretischer Nachteile in ihrer hohen Vorhersagekraft und in ihrem hohen klinisch relevanten Informationsgehalt liegt. Außerdem könnte sie zum besseren Verstehen der verschiedenen Kategorien psychischer Störungen führen.

Bei diesem Vorgehen wird der Status praesens (in der vorliegenden Untersuchung definiert als Vierteljahres- und Jahresprävalenz) festgestellt. Die psychiatrische Diagnose wird nach der klinischen Einschätzung der Untersucher gestellt und folgt den Kriterien, die von *Rutter* in der o.g. Studie beschrieben werden (s. Kap. 7.6). Für jede Störung wird auch ein Schweregrad nach klinischer Einschätzung bestimmt: das Alter, der Grad der aktuellen Belastung für Kind und Umgebung, das soziale Handicap sowie die Frequenz, mit der die Störung auftritt, gehen in die Beurteilung mit ein.

Die Frage der Terminologie ist bei Untersuchungen auf diesem Gebiet immer eine schwierige. Mitarbeiter verschiedener Disziplinen, die sich mit Störungen des Verhaltens oder der Emotionen bei Kindern befassen, neigen dazu, verschiedene Begriffe für ähnliche Bedingungen zu verwenden. Trotzdem lassen sich diese Begriffe nicht wechselweise austauschen, da in ihnen oft, wenn auch kleine, so doch wichtige Unterschiede der Konzepte enthalten sind. Um vergleichbare Bedingungen im diagnostischen Bereich mit *Rutter* et al. (1970 a) zu erhalten, werden die folgenden komplexen Auffälligkeiten als *psychische Störungen* bezeichnet: typische Psychosen des Kindesalters (ICD 299), neurotische Störungen (ICD 300), Anpassungsreaktionen (ICD 309), Störungen des Sozialverhaltens (ICD 312), spezifische emotionale Störungen des Kindes- und Jugendalters (ICD 313), hyperkinetisches Syndrom (ICD 314), akute Belastungsreaktionen (ICD 308), körperliche Symptome psychischen Ursprungs (ICD 306) und psychische Störungen in Verbindung mit anderweitig klassifizierten Erkrankungen (ICD 316). Die folgenden speziellen, nicht anderweitig klassifizierbaren Symptome und Syndrome werden als Verhaltensauffälligkeiten bezeichnet: Stottern, Tics, Stereotypien, spezifische Schlafstörungen, Enuresis, Enkopresis, Psychalgie, Haare ausreißen und exzessives Daumenlutschen (ICD 307).

7 Methode

7.1 Untersuchungsgebiet

Die Untersuchung der Kinder findet ebenso wie die Erwachsenenstudie in den Orten Traunreut (17 893 Einwohner)[1], Traunstein (17 153 Einwohner)[1] und Palling (2 698 Einwohner)[1] statt. Die Begründung der Auswahl dieser Orte sowie ihre allgemeine und soziodemographische Charakterisierung findet sich im ersten Teil dieses Buches bei Darstellung der Methodik der Untersuchung der über 15jährigen Probanden.

7.2 Stichprobe

Die Stichprobe wird von *Weyerer* gleichzeitig mit der Stichprobe für das Erwachsenenprojekt gezogen. Die Technik der Stichprobenziehung und Überlegungen dazu sind ebenfalls im ersten Teil dieses Buches (Kapitel Methodik) beschrieben.

Eine Stichprobe ist repräsentativ für das untersuchte Gebiet, wenn der Stichprobenumfang so gewählt wird, daß die geschätzte tatsächliche psychiatrische Morbidität (= geschätzter Wert) mit einem Sicherheitsgrad von 95,5% um nicht mehr als 4% von der für die Stichprobe ermittelten Morbidität (= Stichprobenwert) abweicht. Diese Bedingung ist, wie im folgenden erläutert wird, erfüllt. *Rutter* et al. (1977) geben für ein ländliches Untersuchungsgebiet eine korrigierte psychiatrische Morbidität von 7% bei den 10- bis 11jährigen an. Nimmt man diesen Wert auch für unsere Stichprobe an, dann liegt bei einer Stichprobengröße von 375 die tatsächliche Morbidität mit einer Wahrscheinlichkeit von 95,5% bei 7 ± 2,6% (also zwischen 4,4% und 9,6%). Der Berechnung liegt folgende Formel zugrunde (*Kellerer* 1953):

$$P = p \pm t \sqrt{\frac{p\,(1-P)}{n} \cdot \frac{N-n}{N-1}}$$

P = geschätzter Wert der Grundgesamtheit (Morbidität)
p = 0,07 (angenommener Stichprobenwert)
t = 2 (entspricht einem Sicherheitsgrad von 95,5%)
N = 6 448 (geschätzte Grundgesamtheit der 3,0 bis 14,11jährigen)
n = 375 (Stichprobengröße)
P = 0,07 ± 0,026

Damit ist der Stichprobenumfang ausreichend groß gewählt. Er ist nicht größer, da es einmal in der zur Verfügung stehenden Zeit von 1 1/2 Jahren aus personellen Gründen nicht möglich ist, eine größere Anzahl Kinder zu untersuchen und weiter der Stichprobenumfang bei den Kindern dem der befragten Erwachsenen entsprechen sollte. In Palling werden prozentual mehr Kinder untersucht als in Traunreut und Traunstein (Abb. 49). Die oben beschriebenen Bedingungen treffen für jeden einzelnen Ort aufgrund der geringen Stichprobengröße nicht zu, d.h. die Repräsentativität ist dort nur mit einem geringeren Sicherheitsgrad vorhanden.

Es werden 5,8% (in Palling 23%) – siehe Abb. 49 – der 3;0- bis 14;11jährigen Kinder untersucht, das sind in Palling 108, in Traunstein 127 und in Traunreut

---

[1] Zahlen aus Gemeindedaten 1978

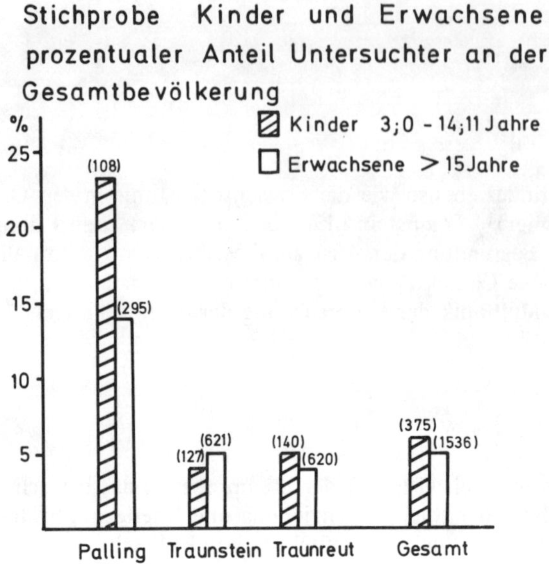

Abb. 49

140 Kinder (insgesamt 375 Kinder, 17 davon sind Ausländer). Die Beschreibung der Ergebnisse bezieht sich nur auf die deutschen Kinder (n = 358). 48% (n = 171) der untersuchten Kinder sind männlich, 52% (n = 187) weiblich; dieses Verhältnis unterscheidet sich nicht von der Geschlechtsverteilung in der Gesamtbevölkerung. Die Verteilung der Probanden auf die einzelnen Geburtsjahrgänge entspricht der Alterszusammensetzung in Bayern (Statistisches Jahrbuch für Bayern 1978), Vergleichszahlen aus den einzelnen Orten stehen nicht zur Verfügung.

7.3 Verweigerer und Ausfälle

In Traunreut werden 1977 177 Probanden (Stichprobe vom 19.4.1977), in Traunstein 1978 162 Probanden (Stichprobe vom 1.1.1976) und in Palling 1978 115 Probanden (Stichprobe vom 25.9.1978) angeschrieben.

Der prozentuale Anteil an Verweigerungen, bezogen auf die interviewten Probanden, beträgt in Traunreut 6% (n = 8), in Traunstein 6% (n = 7) und in Palling 5% (n = 5). Die Gesamtverweigerungsrate ist mit 5% (n = 20), bezogen auf die Anzahl der interviewten Familien, gering. *Cox* et al. (1977) fordern, die Verweigerungsraten in Feldstudien möglichst weit unter 10% zu halten, um die Ergebnisse nicht zu verfälschen; die genannten Autoren geben für die Isle of Wight-Studie (*Rutter* et al. 1970 a) eine Verweigerungsrate von 6% für das Interview mit den Eltern an.

In der Gruppe der Verweigerer sind die Mädchen und die Altersgruppe von 11,0 bis 14,11 Jahren (entspricht etwa dem Hauptschulalter) überrepräsentiert; aufgrund der geringen Anzahl verändert jedoch das Wegfallen der Verweigerer die Stichprobe hinsichtlich dieser Daten nicht.

16% der angeschriebenen Probanden sind als Ausfälle zu betrachten, dabei handelt es sich vorwiegend um Familien, die unter der angegebenen Adresse nicht anzutreffen waren. Die

Zahl der Ausfälle liegt in Traunreut und Traunstein mit 21% (n = 57) wesentlich höher als in Palling mit 2% (n = 2). Die Ursache dafür könnte im neueren Datum der Stichprobenziehung für Palling liegen oder mit der geringeren Mobilität der Dorfbewohner zu erklären sein[1] (vgl. Kapitel 2.6). Die ausgefallenen Familien werden durch Nachziehen aus der Einwohnerkartei ersetzt. Die Ausfälle unterscheiden sich hinsichtlich Alter und Geschlecht der Kinder nicht von der untersuchten Stichprobe; durch Wegfall dieser Familien und Nachziehen anderer wird die Stichprobe hinsichtlich dieser Daten ebenfalls nicht verändert.

7.4 Ablauf der Untersuchung

Die Untersuchung der Kinder beginnt im Mai 1977, eineinhalb Jahre später als das Erwachsenenprojekt. Daher sind die Kontakte zu den offiziellen Stellen, den Behörden der drei Orte und den niedergelassenen Ärzten bereits geknüpft. In Traunstein und Palling, wo seit der Erwachsenenuntersuchung bereits längere Zeit vergangen ist, werden die Behörden und Ärzte erneut besucht und schriftlich informiert. Die Erhebung und Bearbeitung der Daten läuft nach folgendem Zeitplan ab (Abb. 50):

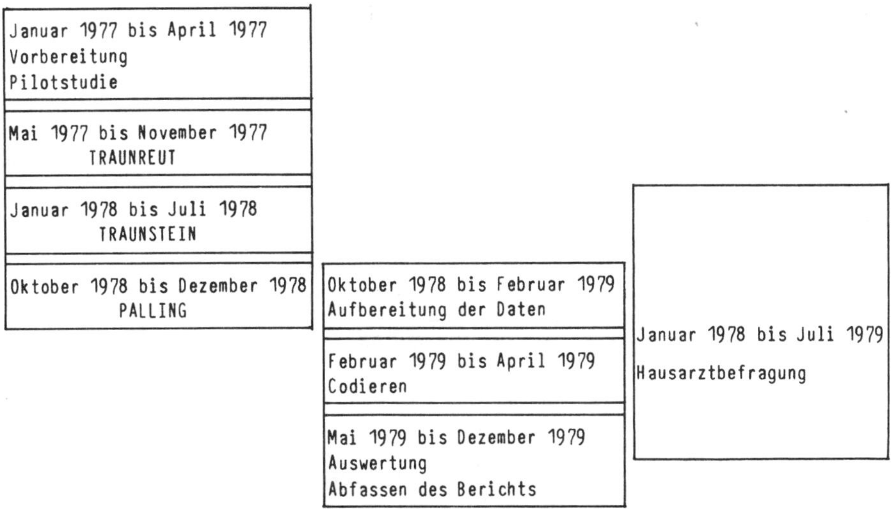

Abb. 50 Zeitlicher Ablauf der Untersuchung

Das Untersucherteam besteht aus einem Arzt für Kinder- und Jugendpsychiatrie, einer Ärztin für Neurologie und Psychiatrie, einer klinischen Psychologin und einer Ärztin in Weiterbildung. Von den Genannten sind im allgemeinen immer zwei zusammen am Untersuchungsort tätig. Das Anschreiben sowie die Ankündigung in den Ta-

---

[1] Palling 1976 je 5% Zugezogene und Weggezogene; Traunstein 1976 7% Zugezogene und 8% Weggezogene; Traunreut 1976 je 8% Zu- und Weggezogene.

geszeitungen sind als Information nach unserer Erfahrung nicht ausreichend. Es ist daher nötig, den Familien das Vorhaben in ca. 5 Minuten näher zu erläutern. Die Zeit, die die Untersucher zur Befragung in den Familien verbringen, beträgt durchschnittlich 70 Minuten (30 bis 135). In Traunreut und Traunstein wird ein Teil der Familien aus organisatorischen Gründen nur von einem Untersucher besucht; die durchschnittliche Zeit in den Familien liegt hier bei 115 Minuten (65 bis 210) (Abb. 51). Zu Beginn des Gesprächs wird die Mutter ganz allgemein nach Problemen des Kindes oder der Familie mit dem Kind befragt. Damit soll ein zwangloser Gesprächsbeginn erreicht werden und sich ein Anhaltspunkt, welche Probleme für die Mutter im Vordergrund stehen, ergeben. Das Interview und die Testuntersuchung schließen sich an. Die Ergebnisse werden mit der Bezugsperson besprochen. Die erhobenen Daten werden vom Interviewer zu einem Bericht über das Kind zusammengefaßt. Die Durchsicht und Diskussion der Daten, die Diagnosenstellung

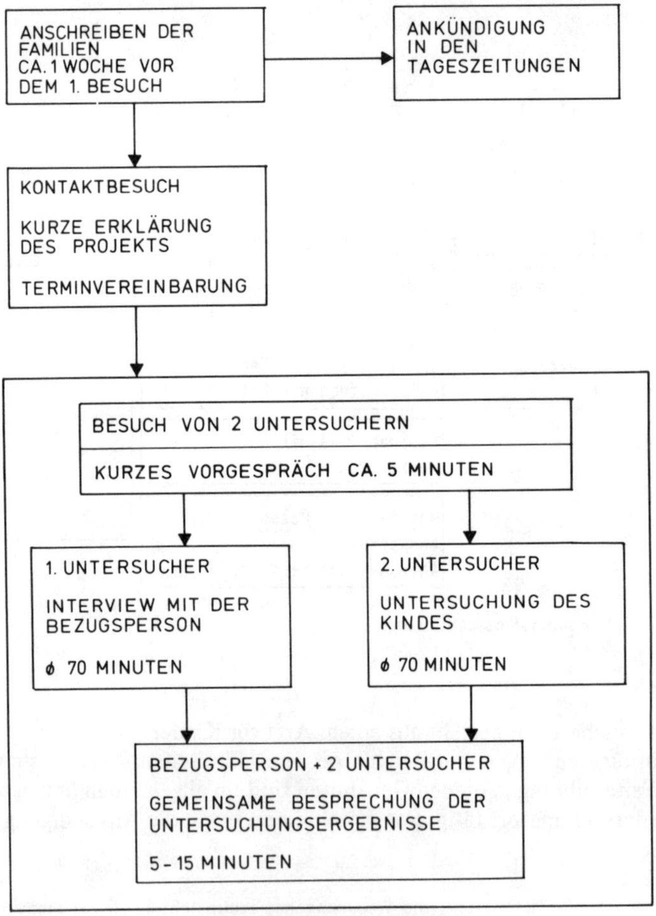

Abb. 51 Untersuchung: Vorbereitung und formaler Ablauf

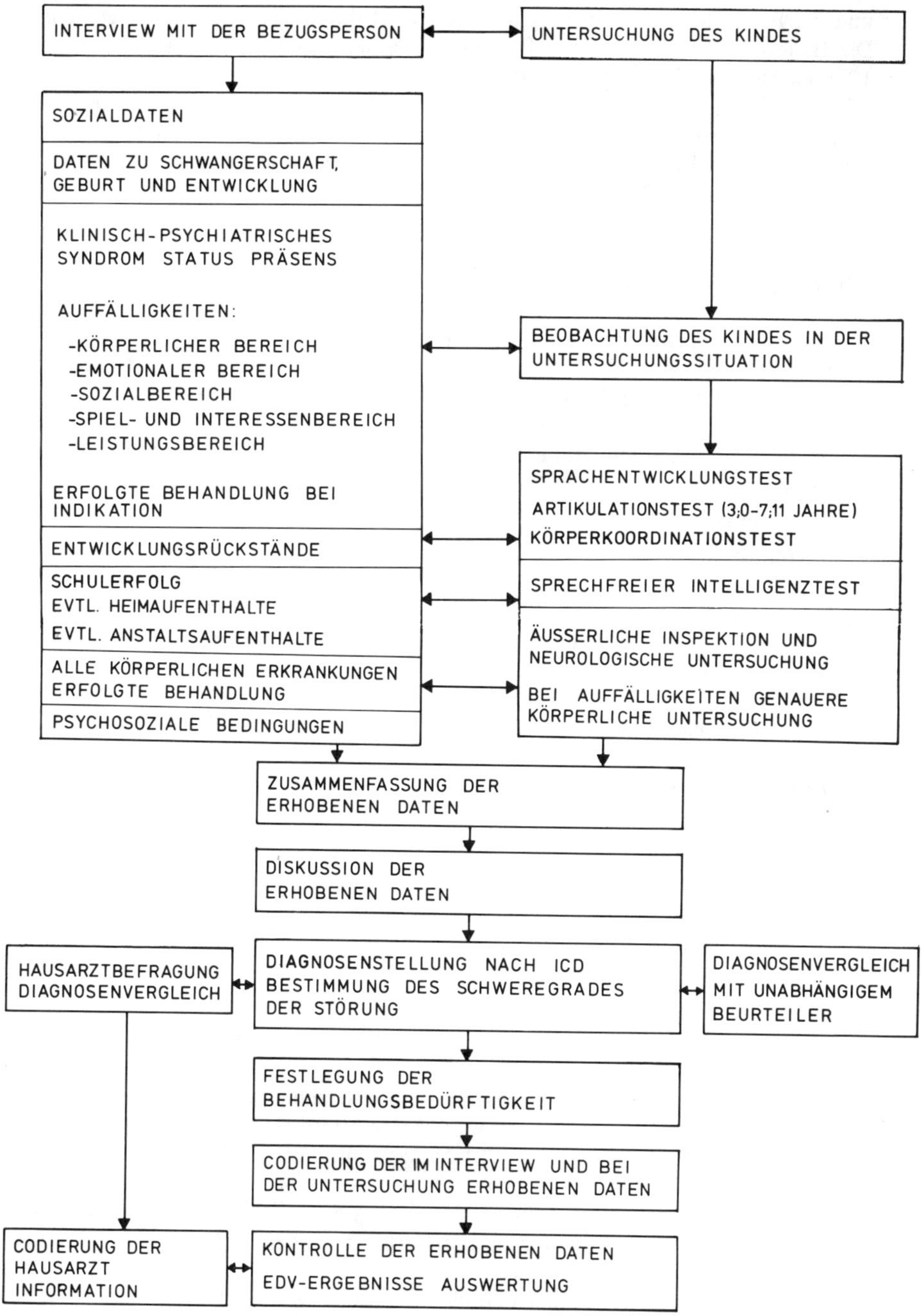

Abb. 52 Untersuchung: erhobene Daten und Diagnosenstellung

und die Festlegung des Schweregrades geschieht durch alle Untersucher gemeinsam. Die Hausärzte der untersuchten Probanden werden zwischen Januar 1978 und Juli 1979 befragt, die überwiegende Zahl der Ärzte ist sehr kooperativ. Die Codierung erfolgt anhand eines vom Untersucherteam erstellten Codierungsschemas, die EDV-Auswertung wird, wie bei der Erwachsenenuntersuchung, im MPI für Plasmaphysik (vergl. ersten Teil des Buches, Kapitel Ablauf der Hauptuntersuchung) durchgeführt. Dabei wird dasselbe Datensystem verwendet (Abb. 52).

7.5 Erhebungsinstrument

Für die Zusammenstellung des Erhebungsinstruments und die Auswahl der Untersuchungsverfahren muß die Situation einer Felduntersuchung bedacht werden. Die zeitliche Beanspruchung der Familien soll im allgemeinen nicht mehr als 1 1/2 bis 2 Stunden (bei zwei Untersuchern parallel) betragen, um die Kooperationsbereitschaft nicht zu gefährden. Außerdem sind sehr unterschiedliche räumliche Bedingungen zu erwarten, da in den Wohnungen der Familien untersucht wird.

Zum Erhebungsinstrumentarium gehören:

- psychiatrisches Interview (Feststellung der Sozialdaten, Anamnese, Befragung zum Status praesens)
- Beobachtungsbogen
- Tests zur Sprachentwicklung
- Tests zur motorischen Entwicklung
- Tests zur Intelligenzentwicklung
- körperliche Inspektion.

Das Erhebungsinstrumentarium wird in einer Pilotstudie an 30 Kindern (14 Kinder aus einer Zufallsstichprobe untersucht in Unterbrunn und 16 Kinder aus einer Sprachheilschule untersucht in der Kinderpoliklinik der Universität München) geprüft, im Feld eingeübt und entsprechend den Erfahrungen umgearbeitet.

7.5.1 Psychiatrisches Interview mit Bezugsperson

7.5.1.1 Sozialdaten

Der erste Teil des Interviews enthält Fragen zu den Eltern des Kindes, Familienstand, Anzahl der Familienmitglieder, und zur sozialen Schicht. Die Mütter der untersuchten Kinder sind im Durchschnitt 38 (zwischen 24 und 58) Jahre alt, die Väter 41 (zwischen 25 und 70) Jahre. 89% der Eltern sind verheiratet, 6% geschieden, 2% ledig, 2% verwitwet und 1% leben getrennt. Etwa die Hälfte der Mütter und vier Fünftel der Väter haben eine abgeschlossene Berufsausbildung. Die Personenzahl im Haushalt beträgt durchschnittlich 4,8 (in Palling leben 5,2 Personen im Haushalt), davon sind im Durchschnitt 2 bis 3 Kinder. In Palling leben weniger Einzelkinder als in Traunstein und Traunreut.

Vier der untersuchten Kinder befinden sich zum Zeitpunkt der Untersuchung in einem Heim. 74% (n = 257) der Kinder leben seit ihrer Geburt im Untersuchungsort. Die Kinder besuchen die in der Tab. 80 genannten Schulen.

Tabelle 80 Schulbesuch der untersuchten Kinder

	Palling		Traunstein		Traunreut		gesamt	
	abs	%	abs	%	abs	%	abs	%
Vorschüler	26	24	24	19	21	17	71	20
davon im Kindergarten	14		16		11		41	
Grundschüler	34	31	43	34	44	36	121	34
Hauptschüler	30	28	29	23	39	32	98	27
Realschule	13	12	10	8	7	6	30	8
Gymnasium	3	3	19	15	8	6	30	8
Sonderschule	2	2	2	2	4	3	8	2
gesamt (n = 100%)	108		127		123		358	

Wie in den meisten Untersuchungen über den Einfluß der Schichtzugehörigkeit auf die Entwicklung im Kindesalter werden hier einfache Schichtmodelle (die nicht so viele Faktoren einbeziehen) verwendet. Für jedes untersuchte Kind wird die soziale Schicht nach zwei verschiedenen Methoden getrennt bestimmt. Nach *Kleining/Moore* (1968) sind Kinder, die noch nicht im Beruf stehen, nach der sozialen Schicht ihres Vaters einzustufen. Es handelt sich um ein Instrument, das von den genannten Autoren mit „Soziale Selbsteinstufung" bezeichnet wird und die soziale Schicht nach dem derzeit ausgeübten Beruf festlegt. Es werden fünf Schichten unterschieden: obere Schichten (I), mittlere Mittelschicht (II), untere Mittelschicht (III), obere Unterschicht (IV) und untere Unterschicht (V). Jeder dieser fünf Schichten werden von *Kleining/Moore* eine Gruppe von Berufen zugeordnet. Anhand dieser „Berufsliste" wird die Einstufung vorgenommen. Die Methode hat den Nachteil, daß Berufe, die in der Liste nicht aufgeführt sind, nach der Einschätzung des Interviewers eingeordnet werden müssen. Im Gegensatz zur üblichen Anwendung wird hier eine Fremdeinstufung vorgenommen. Das ist nach *Kleining* et al. (1968) möglich; die Korrelation zwischen Fremd- und Selbsteinstufung beträgt r = 0.89. *Siegrist* und *Bertram* (1971) bestimmen einen Schichtindex, der sich aus den Merkmalen „Ausbildung" und „berufliche Stellung" des Vaters zusammensetzt. Den verschiedenen Möglichkeiten dieser beiden Merkmale wird jeweils ein Punktwert zwischen „0" und „5" zugeordnet, die Summe der beiden Punktwerte ergibt den Schichtindex. Es werden drei Schichten unterschieden: Grundschicht (0 bis 4 Punkte), Mittelschicht (5 bis 9 Punkte) und Oberschicht (10 Punkte).

Ist der Vater bzw. die soziale Schicht des Vaters nicht bekannt oder nicht zu ermitteln, so wird für das betreffende Kind keine Schichtbestimmung vorgenommen.

Da die Ergebnisse der Schichtbestimmung nach *Kleining/Moore* bzw. *Siegrist* und *Bertram* ausreichend miteinander korrelieren (r = 0,78), werden in der Folge nur die Daten der Schichtbestimmung nach *Kleining/Moore* (1968) berichtet. Danach entspricht Traunstein in der Verteilung der sozialen Schicht jener des Landes Bayern (Zahlen von 1967/68 in *Kleining* et al. 1968); es unterscheidet sich von Traunreut und Palling durch Überwiegen der Ober- und Mittelschicht und Unterbesetzung der oberen Unterschicht (Abb. 53).

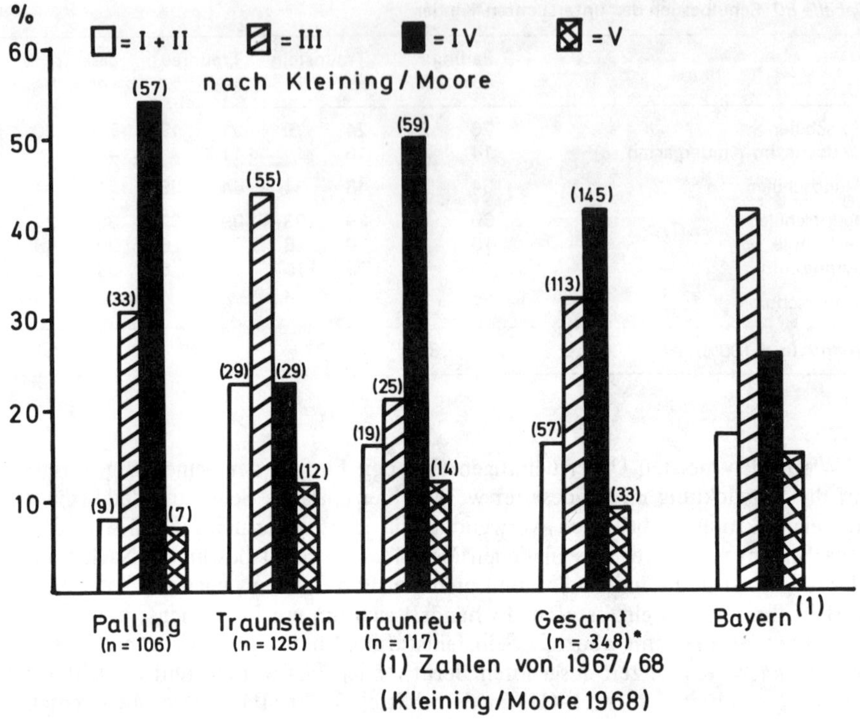

Abb. 53 Soziale Schicht (*Kleining/Moore*), getrennt nach Orten; bei 10 Kindern soziale Schicht nicht bestimmt

7.5.1.2 Anamnese

Die Angaben über Schwangerschaft und Geburt werden von der Mutter erhoben. Objektive Unterlagen wie „Babypaß" stehen z.T. zur Verfügung, enthalten aber nicht genügend Informationen. Das Untersuchungsheft für Vorsorgeuntersuchungen, das den Status des Kindes bei der Geburt festhält, ist nur bei Kindern vorhanden, die nach 1972 geboren sind und liegt auch bei diesen nicht immer beim Interview vor. Daher können über manche prognostisch wichtigen Vorkommnisse während der Schwangerschaft bzw. über Risiken bei der Geburt keine Aussagen gemacht werden. Ebenso sind keine sicheren Angaben zu erhalten über Asphyxie oder Icterus gravis, da die Aussage „war blau" oder „war gelb" keine quantitativen Meßwerte beinhaltet. Bei dieser Unschärfe der Daten bleibt es Sache des Beurteilers, ob er eine Angabe für ausreichend hält, um die Schwangerschaft bzw. Geburt als „auffällig" zu klassifizieren oder ob er der Meinung ist, daß Aussagen zu ungenau oder zu widersprüchlich und damit „nicht beurteilbar" sind. Zur Definition der Auffälligkeit siehe Anhang S. 218 f.

Zur Beurteilung der Entwicklung des Kindes im Säuglings- und Kleinkindalter werden das Trinkverhalten, der Laufbeginn, der Sprechbeginn, definiert durch Verwendung von mindestens zehn Bezeichnungen außer „Mama“ und „Papa“ und die vollständige Erreichung der Sauberkeit herangezogen (Anhang S. 218).

Bei 13% (n = 47) der Kinder verläuft anamnestischen Angaben zufolge die Schwangerschaft abnorm. Die Geburt ist in 34% (n = 119) auffällig, darunter sind 25 Kinder (= 7%) mit einem Geburtsgewicht von 2 500 g und darunter. Die Entwicklung hinsichtlich Trinkverhalten, Laufbeginn, Sprechbeginn und Sauberkeitsverhalten wird bei 18% der Kinder (n = 64) als auffällig eingestuft.

Die Zuverlässigkeit der hier angegebenen anamnestischen Daten ist aus zwei Tatsachen heraus zu relativieren:
1. Der Zeitraum, über den sich die Mutter zurückerinnern muß, beträgt in der von uns untersuchten Gruppe zwischen 3 und 15 Jahren. Zeitangaben werden nach einigen Jahren jedoch nur noch ungenau erinnert (*Wenar* et al. 1962; *Mednick* et al. 1963; beide zit. in *Thalmann* 1971).
2. Einen weiteren Hinweis auf die Verläßlichkeit von Angaben erhalten wir aus den Aussagen über körperliche Erkrankungen im Jahr vor der Erhebung. Wir können die Berichte der Mütter mit denen der Hausärzte vergleichen. Die Angaben über akute Krankheiten im vergangenen Jahr differieren stark; in 69% der Fälle ist die Übereinstimmung zwischen Arzt und Mutter gering (eingehende Diskussion s. Kap. 9.2). Ähnlich berichten *Mednick* et al. (1963, zit. in *Thalmann* 1971), daß 9 von 27 Müttern falsche Angaben über Kinderkrankheiten machen, wobei 5 Mütter eine Krankheit verschweigen und 4 Mütter eine Krankheit nennen, von der das Kind nicht befallen war. Wenn aber schon Angaben über relativ kurz zurückliegende Ereignisse in der Anamnese nicht immer zuverlässig erhoben werden können, so ist die Zuverlässigkeit bei weiter zurückliegenden Ereignissen noch kritischer zu beurteilen. Aus diesem Grund wird darauf verzichtet, rechnerische Zusammenhänge herzustellen.

7.5.1.3 Status praesens

Die Bezugsperson (meist Mutter) des Kindes wird etwa 70 Minuten lang zum Status praesens des Kindes – hier definiert als ein Zeitraum von drei Monaten vor dem Tag der Untersuchung – befragt; ergänzend wird die Jahresprävalenz erhoben.

Trotz der Grenzen, die eine solche Befragung der Eltern oder der Mutter eines Kindes hat, ist es ein sehr wichtiger Teil einer vollständigen psychiatrischen Beurteilung des Kindes (*Petri* 1979; *Shepherd* 1973), vor allem in einem epidemiologischen Ansatz. In der Regel erlebt das Verhalten des Kindes niemand in mehr Situationen und über eine längere Zeit seiner Entwicklung als die Eltern. Allerdings ist es subjektiv, was Eltern z.B. als sehr unruhig, sehr unfolgsam usw. betrachten.

Nach der allgemeinen Eingangsfrage, ob ihr Kind irgendwelche Schwierigkeiten im Alltag habe, wird die Bezugsperson zu speziellen Aspekten des kindlichen Verhaltens bzw. zu den klinisch wichtigen Bereichen befragt. Das Interview ist in seiner Gliederung entsprechend dem „Multiaxialen Klassifikationsschema“ aufgebaut und orientiert sich inhaltlich am Elternfragebogen von *Rutter* et al. (1970 a), am Symptomfragebogen von *Shepherd* et al. (1973) und an Lehrbüchern der Kinder- und Jugendpsychiatrie (insbesondere *Harbauer* et al. 1971). Es besteht neben der soziodemographischen Charakterisierung des Kindes und seiner Familie und den anamnestischen Fragen zur Schwangerschaft, Geburt und frühkindlichen Entwicklung, aus folgenden Teilen[1]:

---

[1] Der volle Wortlaut des Interviews kann bei den Verfassern angefordert werden. Das Glossar findet sich im Anhang S. 212 ff.

- Fragen nach Verhaltensauffälligkeiten und ihrer Häufigkeit aus dem körperlichen Bereich (z.B. Stereotypien, Tics usw.), aus dem Bereich der Körperfunktionen, dem emotionalen, dem sozialen, dem Spiel-, Interessen- und Leistungsbereich; weiter Fragen zum Drogen- und Genußmittelmißbrauch. Ergänzend wird gefragt, ob sich der Proband in psychotherapeutischer Behandlung befindet.
- Fragen zur Entwicklung und zum Stand der Motorik, der Sprache, der Schulleistung des Kindes.
- Fragen nach der pädagogischen und sozialpädagogischen Versorgung des Kindes, nach evtl. Heim- und Krankenhausaufenthalten.
- Fragen zum physischen Gesundheitszustand des Kindes und nach derzeitiger medizinischer Behandlung.
- Fragen zu den psychosozialen Bedingungen, unter denen das Kind lebt (Familie, Schule, Freunde usw.).

Zum Interview wird ein Glossar erstellt, das festlegt, in welcher Form und mit welchem Wortlaut Fragen zu einzelnen Symptomen gestellt werden (Anhang S. 212–216). Damit soll gewährleistet sein, daß die verschiedenen Interviewer auch bei unterschiedlichem Interviewstil zu den relevanten Punkten gleiche Fragen stellen, so daß eine ausreichende Standardisierung erreicht wird. Weiter soll mit diesem Verfahren gesichert sein, daß das Interview eine Mindestinformation über auffälliges Verhalten bei jedem Kind erbringt.

Dieses Ziel der Untersucher wird erreicht mit der Einschränkung, daß in Feldstudien über psychische Krankheiten die Einschätzung der sozialen Erwünschtheit eines Verhaltens den Haupteinfluß auf die Antworttendenz des Interviewten darstellt (*Phillips* et al. 1970). Das bedeutet, daß ein Verhalten idealisiert, positiver dargestellt wird, wenn auf die korrekte Antwort soziale Ablehnung erwartet wird, oder daß Fragen zu den als sozial unerwünscht eingestuften Verhaltensweisen negativ beantwortet werden.

Diesen Eindruck einer „partiellen Aussageverweigerung“ haben die Autoren vor allem bei einigen Fragen zum sozialen Verhalten und zu den psychosozialen Bedingungen, unter denen das Kind lebt. Bei Fragen nach Onanie, nach vom Kind begangenen Delikten, nach Kontakt mit der Polizei, nach Mißhandlung der Kinder, nach Streit mit der Familie und z.T. nach psychischen Störungen anderer Familienmitglieder entsteht gelegentlich der Eindruck, daß der Befragte sich aus der Interviewsituation „zurückzieht“ und daß er hierzu möglichst keine Auskunft geben möchte. In diesen Bereichen erbringt die direkte Befragung also nicht immer eine sichere Information.

7.5.1.4 Psychosoziale Umstände

Die Feststellung, ob psychosoziale Umstände abnorm sind, wird wieder entsprechend der Vorschrift des „Multiaxialen Klassifikationsschemas“ (Achse 5) getroffen. Als „abnorm“ klassifiziert werden psychosoziale Bedingungen, die ausgeprägt und im Kontext mit dem Entwicklungsniveau und dem soziokulturellen Milieu, in dem das Kind lebt, deutlich auffällig sind. Es werden nur klar berichtete Fakten und deutliche Hinweise, aber keine Vermutungen oder Interpretationen zur Beurteilung herangezogen.

7.5.1.5 Symptome

Im Rahmen des psychiatrischen Interviews wird nach auffälligen Verhaltensweisen (Symptomen) der Kinder gefragt. Für jedes Kind wird die Anzahl der berichteten Auffälligkeiten festgehalten, die Symptomatik des Spiel- und Interessenbereiches wird dabei außer acht gelassen. In der vorliegenden Untersuchung wird für „Probanden mit hoher Symptomzahl" der Cut-off-Punkt bei der 84. Perzentile der Symptomverteilung festgelegt. Das entspricht einer Symptomzahl von 13 und mehr.

7.5.2 Beobachtungsbogen

Nach der Untersuchung des Kindes füllt der Untersucher einen Beobachtungsbogen mit freier Verhaltensbeschreibung, der zur klinischen Beurteilung mit einbezogen wird, aus. Dieser Beobachtungsbogen nimmt Stellung zu den äußeren Bedingungen der Untersuchungssituation, zu Kontakt-, Sprech- und motorischem Verhalten des Kindes sowie zu evtl. wahrgenommenen Besonderheiten während der Untersuchung des Kindes (Anhang S. 216 f).

7.5.3 Testuntersuchungen

Jedes der 358 Kinder der Stichprobe wird mit den unten angeführten Testverfahren untersucht. In der Einleitung wird auf die besonderen Bedingungen einer Feldstudie hingewiesen. Die Teilnahme an der Untersuchung sollte nicht durch zu große zeitliche und psychische Belastung der Kinder bzw. der Angehörigen gefährdet sein. Deshalb ist es nötig, die verschiedenen Entwicklungsbereiche mit Screening-Verfahren zu prüfen; es sind dies entweder ganze Tests, oder es werden aus den Testbatterien Subtests ausgewählt, mit deren Ergebnissen der Entwicklungsstand des Kindes festgestellt wird. Ein weiterer Grund für die Beschränkung auf Untertests ist die Tatsache, daß die Kinder mit den Verfahren nacheinander untersucht werden und somit eine vollständige Durchführung der Tests die Aufmerksamkeitsfähigkeit und Geduld mancher Kinder überfordern würde. Dies sollte zugunsten einer guten Kooperation und zur Vermeidung verzerrter Ergebnisse vermieden werden.

Bei der Beurteilung des aktuellen Entwicklungsstandes hinsichtlich Motorik und Sprache werden nicht nur spezifische, sondern alle (auch unspezifische) Rückstände in den beiden Bereichen berücksichtigt. Spezifische Rückstände sind solche, die nicht durch mangelnde intellektuelle Fähigkeiten der Kinder erklärt werden können. Sie sind durch eine T-Wert-Differenz von 20 Punkten und mehr unter dem für die Intelligenz ermittelten T-Wert (entspricht einer 2-Sigma-Differenz) definiert. In der vorliegenden Untersuchung werden vor allem Rückstände berücksichtigt, bei denen die Entwicklung der Sprache bzw. Motorik unabhängig von der Intelligenzleistung nicht dem chronologischen Alter des Kindes entspricht.

7.5.3.1 Sprache

Die Sprachentwicklung wird mit drei Subtests aus dem Psycholinguistischen Entwicklungstest (PET; *Angermaier* 1974), einer deutschen Version des Illinois Test of Psycholinguistic Abilities (ITPA), und zwar „Wortverständnis", „Sätze ergänzen" und „Grammatiktest", beurteilt. Der PET ermittelt u.a. Schwerpunkte formaler Sprachleistung bzw. spezieller sprachlicher Defizite. Die drei Subtests laden besonders hoch in einem Faktor, der in der Testbeschreibung als „Psycholinguistischer Generalfaktor" bezeichnet wird.[1]

Bei Kindern von 3;0 bis 7;11 Jahre wird mit dem Stammlerbogen des Wartenbergverlags eine Prüfung der Artikulationsfähigkeit durchgeführt. Dabei werden 63 Konsonanten und Konsonantenverbindungen im An-, In- und Auslaut von Wörtern vorgesprochen und die Kinder zum Nachsprechen aufgefordert. Für jedes Kind wird die Anzahl der Fehler festgestellt. Dieser Test wird vom Untersucher auf Tonband aufgenommen.

Die Ergebnisse der drei genannten Subtests aus dem PET bzw. die Artikulationsuntersuchung werden je nach Alter des Kindes nach verschiedenen Kriterien den Kategorien „unauffällig", „Grenzbereich" (PR 3–15) und „gestört" (PR unter 3) zugeordnet.

Die Sprachentwicklung bei Kindern im Alter von 3;0 bis 3;11 Jahren ist unauffällig, wenn die PET-Ergebnisse im Normbereich liegen und/oder bei weniger als 10 Artikulationsfehlern[2]. Sie liegt im Grenzbereich, wenn in zwei von drei Subtests des PET ein T-Wert von kleiner 40 und größer/gleich 30 erreicht wird und/oder bei 10 bis einschließlich 30 Artikulationsfehlern. Die Sprachentwicklung ist gestört, wenn das Kind in zwei von drei PET-Subtests T-Werte unter 30 erhält und/oder bei mehr als 30 Artikulationsfehlern.

Die Sprachentwicklung bei Kindern im Alter von 4;0 bis 7;11 Jahren ist unauffällig, wenn die PET-Ergebnisse im Normbereich liegen und/oder bei weniger als fünf Artikulationsfehlern. Sie liegt im Grenzbereich, wenn in zwei von drei Subtests des PET T-Werte unter 40 und größer/gleich 30 erreicht werden und/oder bei 5 bis einschließlich 15 Artikulationsfehlern. Die Sprachentwicklung ist gestört, wenn in zwei von drei Subtests des PET T-Werte unter 30 erreicht werden und/oder bei mehr als 15 Artikulationsfehlern.

Die Sprachentwicklung bei Kindern im Alter von 8;0 bis 9;11 Jahren ist unauffällig, wenn in den drei Subtests des PET T-Werte über 50 erreicht werden. Sie liegt im Grenzbereich, wenn in zwei von drei Subtests des PET T-Werte unter 50 und größer/gleich 30 erreicht werden. Sie ist als gestört anzusehen, wenn das Kind in zwei von drei Subtests des PET T-Werte unter 30 erreicht.

Die Beurteilungskriterien für die Sprachentwicklung der über 10jährigen werden vom Untersucherteam geschätzt, da der PET nur Normen bis 9;11 Jahren enthält und ein entsprechender Sprachentwicklungstest für Kinder über 10 Jahre nicht vorliegt. Artikulationsfehler, die nur „s-Laute" betreffen (Sigmatismus), werden abweichend vom „Multiaxialen Klassifikationsschema" nicht als psychiatrische Diagnose (Achse 1), sondern im Bereich der Entwicklungsrückstände (Achse 2) klassifiziert.

---

1 Die Auswahl der Subtests erfolgt in Übereinstimmung mit der Arbeitsgruppe von Professor Dr. Dr. *M. Schmidt,* Mannheim.

2 Die Grenzwerte für die Häufigkeit von Artikulationsfehlern wurde in *Castell* et al. (1980) überarbeitet.

7.5.3.2 Motorik

Der motorische Entwicklungsstand der Kinder wird je nach Alter unterschiedlich geprüft: bei 3;0jährigen bis 5;11jährigen Kindern nach den Kriterien der motorischen Entwicklung von *Touwen* et al. (1970) sowie *Wittrock* et al. (1975) Gemessen und beobachtet wird: a) Zehen- und Fersengang, b) die maximale Anzahl der Sekunden, die das Kind frei auf einem Bein stehen kann (für jedes Bein drei Versuche), c) die maximale Anzahl Sprünge mit einem Bein (drei Versuche mit jedem Bein), d) die Anzahl der Abweichungen beim Sieben-Schritte-Seiltänzergang mit offenen Augen.

Bei Kindern über 6;0 Jahren wird die motorische Entwicklung mit dem Körperkoordinationstest (KTK; *Schilling* 1974) geprüft. Dieser Test mißt die Gesamtkörperkoordination und Körperbeherrschung mittels normierter MQ-Werte (Motorischer Quotient). Der Test besteht aus vier Aufgaben: „Balancieren rückwärts", „monopedales Überhüpfen", „seitliches Hin- und Herspringen" und „seitliches Umsetzen". Für jede Aufgabe wird ein Teil-MQ bestimmt und aus dem Ergebnis aller vier Aufgaben der Gesamt-MQ errechnet. Da die Aufgaben „Balancieren rückwärts" und „monopedales Überhüpfen" viel Raum beanspruchen, der nicht bei jeder Familie zur Verfügung steht, werden die zwei Aufgaben „seitliches Hin- und Herspringen" und „seitliches Umsetzen" als Screening verwendet und nur bei einem Teil-MQ unter 100 in einer der beiden Aufgaben der Test vollständig durchgeführt. Bei dieser Festlegung gehen die Untersucher von der Annahme aus, daß ein Kind, das in zwei Aufgaben mindestens den Mittelwert des Normbereichs erreicht, im Gesamt-MQ des KTK nicht unter dem Normbereich (86–114) liegen wird. Die Kategorien „unauffällig" und „Grenzbereich" werden je nach Alter des Kindes entweder mittels der Normen des KTK oder nach Kriterien der Zusammenstellung von *Castell* et al. (1977) klassifiziert; als Grenze zwischen unauffälliger Entwicklung und Entwicklung im Grenzbereich wird der 16. Prozentrang angenommen.

Eine unauffällige motorische Entwicklung liegt bei Kindern im Alter von 3;0 bis 3;11 Jahren vor, wenn das Kind Zehen- und Fersengang beherrscht, sie ist im Grenzbereich, wenn das Kind läuft, aber Zehen- und Fersengang nicht beherrscht und die Entwicklung ist gestört, wenn das Kind noch nicht laufen kann.

Eine unauffällige motorische Entwicklung liegt bei Kindern im Alter von 4;0 bis 4;11 Jahren vor, wenn das Kind Zehen- und Fersengang beherrscht, länger als 4 Sek. auf einem Bein steht und/oder mehr als dreimal auf einem Bein hüpft. Die motorische Entwicklung liegt im Grenzbereich, wenn das Kind Zehen- und Fersengang beherrscht, aber weniger/gleich vier Sekunden auf einem Bein steht und/oder weniger/gleich dreimal auf einem Bein hüpft. Die motorische Entwicklung ist gestört, wenn das Kind keine der drei Aufgaben beherrscht.

Die motorische Entwicklung bei Kindern im Alter von 5;0 bis 5;11 Jahren ist unauffällig, wenn das Kind Zehen- und Fersengang und mindestens eine der drei folgenden Aufgaben beherrscht: Einbeinstand länger als sechs Sekunden und/oder einbeinig hüpfen mehr als neunmal und/oder Seiltänzergang mehr als sieben Schritte mit einer oder ohne Abweichung von der Geraden (offene Augen). Die motorische Entwicklung liegt im Grenzbereich, wenn das Kind sechs oder weniger Sekunden auf einem Bein steht und/oder neunmal oder weniger auf einem Bein hüpft und/oder sieben Schritte im Seiltänzergang mit zwei oder mehr Abweichungen von der Geraden ausführt. Die motorische Entwicklung ist gestört, wenn das Kind keine der drei Aufgaben beherrscht.

Für Kinder im Alter von 6;0 bis 14;11 Jahren können die Altersnormen des KTK (*Schilling* 1974) zur Beurteilung herangezogen werden. Die ermittelten MQ-Werte (Motorischer Quotient) entsprechen in ihrer Wertskala den IQ-Werten, eine 1- bis 2-Sigma-Abweichung von der Norm bedeutet „Grenzbereich" hinsichtlich der motorischen Entwicklung, bei einer Abweichung von mehr als 2 Sigma ist die motorische Entwicklung als „gestört" anzusehen. Demnach ist die motorische Entwicklung unauffällig bei einem MQ größer als 85, sie liegt im Grenzbereich bei einem MQ zwischen 71 und 85 und ist als gestört anzusehen bei einem MQ kleiner/gleich 70.

7.5.3.3 Intelligenz

Je nach Alter der Kinder wird die Intelligenzleistung mit einem der folgenden Verfahren geprüft. Bei Kindern zwischen 3;0 und 5;11 Jahren wird der CMM-Test (Columbia Mental Maturity Scale; *Burgemeister* et al. 1954; *Eggert* 1972) angewandt, bei Kindern zwischen 6;0 und 9;11 Jahren der CMM 1–3 (*Schuck* et al. 1975) und bei Kindern zwischen 10;0 und 14;11 Jahren wird die Intelligenzleistung aufgrund von zwei Subtests (Untertest 3 und 4) aus dem PSB (Prüfsystem für Schul- und Bildungsberatung; *Horn* 1969) festgestellt. Alle drei Verfahren verlangen die Lösung von Kategorisierungsaufgaben nach dem Multiple-Choice-Prinzip. Wie beim PET ist auch beim PSB eine Beschränkung auf zwei Untertests erforderlich. Ergänzend zu diesem Screening werden Fragen zum Schulfortgang gestellt. Die beiden gewählten Aufgaben des PSB weisen eine Korrelation von r = 0,72 zur Gesamtleistung in diesem Test auf; sie laden besonders hoch in einem gemeinsamen Faktor „Denkfähigkeit" (r = 0,72 bzw. 0,74). Alle drei Testverfahren sind non-verbal, um Kinder mit Sprachstörungen nicht zu benachteiligen, d.h. die Kinder müssen bei diesen Untersuchungen nicht unbedingt sprechen.

Zur Bestimmung der Intelligenzleistung werden die Normen der betreffenden Intelligenztests herangezogen. Beim CMM bzw. CMM 1–3 wird für das Gesamtergebnis ein Prozentrang (PR) ermittelt, beim PSB für die beiden Subtests. Die Prozentränge können in Intelligenzquotienten transformiert werden, beim PSB wird der IQ aufgrund der beiden Subtestergebnisse geschätzt. Entsprechend dem „Multiaxialen Klassifikationsschema" (Achse 3) werden folgende IQ-Bereiche unterschieden:

sehr hohe Intelligenz	IQ über 129
hohe Intelligenz	IQ 115–129
normale Intelligenz	IQ 85–114
niedrige Intelligenz oder Grenzdebilität	IQ 70– 84
leichte intellektuelle Behinderung oder Debilität	IQ 50– 69
mäßige intellektuelle Behinderung oder Imbezilität	IQ 35– 49

7.5.4 Körperliche Inspektion

Im Anschluß an die Testuntersuchungen wird jedes Kind äußerlich inspiziert, Gewicht und Körperlänge werden nach Angaben der Eltern oder durch Messung bestimmt. Bei jedem Kind wird die Gesichts-, Zungen- und Schlundinnervation geprüft und der Finger-Finger- und Finger-Nasen-Versuch durchgeführt. Bei deutlichen Auffälligkeiten oder bei Angabe von körperlichen Erkrankungen im Interview wird eine allgemeine pädiatrische Untersuchung durchgeführt. Auch hier ist in der speziellen Situation einer Felduntersuchung eine Beschränkung nötig. Die Autoren befürchten, daß es Eltern ablehnen, ihr Kind von einem ihnen fremden Arzt ohne Notwendigkeit körperlich untersuchen zu lassen, zumal fast alle Familien einen Hausarzt haben. Deshalb wird nur auf ausdrücklichen Wunsch der Eltern oder wenn es durch Hinweise auf eine vorhandene Krankheit begründet ist, eine vollständige pädiatrische Untersuchung durchgeführt. Für jedes Kind können bis zu drei körperliche Erkrankungen nach dem ICD-Code (Achse 4 des multiaxialen Schemas) klassifiziert werden. Diese Krankheiten werden von den Eltern angegeben, seltener vom Untersucher direkt diagnostiziert. Jeder Krankheit wird ein Schweregrad zugeordnet, die Schweregrade sind wie folgt definiert (Tab. 81):

Tabelle 81 Körperliche Erkrankungen

	nicht chronisch	chronisch
allgemeine Definition	Krankheiten, die – mit bzw. ohne Behandlung abheilen – weniger als ein Jahr dauern – keine dauernde ambulante Behandlung oder Kontrolle nötig machen – keine dauernde oder immer wiederkehrende Behinderung darstellen	Krankheiten, die – mindestens ein Jahr dauern – eine dauernde oder immer wiederkehrende Behinderung darstellen
Schweregrad: *leicht*	Krankheiten, die – nur ambulant behandelt wurden bzw. nach der klinischen Einschätzung der Untersucher nur ambulant behandelt werden müssen; Beobachtungsfälle	Krankheiten, die – eine Behinderung bei anstrengenden Tätigkeiten darstellen – oder die leichte Hilfsmittel (z.B. orthopädische Schuhe, Brille) – oder leichte Diätvorschriften – oder gelegentliche Kontrolle beim Arzt nötig machen
Schweregrad: *schwer*	Krankheiten, die – stationär behandelt wurden bzw. behandelt werden müßten; z.B. Operation, schwere Knochenbrüche	Krankheiten, die – eine Behinderung bei alltäglichen Tätigkeiten darstellen – oder dauernde Hilfe – oder stärkere Hilfsmittel (Krücken, Hörgerät, Spezialfahrzeug, Betreuungsperson) – oder spezielle Diät o. Kalorienvorschriften – oder Dauerbehandlung beim Arzt – oder dauernde Krankengymnastik nötig machen – oder bei denen bereits sekundäre Organschäden als Folge der Krankheit oder Therapie aufgetreten sind – oder durch die ein Krankenhausaufenthalt von mehr als 3 Monaten im vergangenen Vierteljahr bzw. Jahr nötig war

7.6 Psychiatrische Diagnose (Fallidentifikation)

Die Diagnose wird anhand der von Bezugsperson und Kind erhobenen Daten (Befunde zur Vierteljahresprävalenz, s. Kap. 8) nach der klinischen Einschätzung der Untersucher gestellt und folgt den Kriterien, die von *Rutter* et al. (1970 a) in der Isle of Wight-Studie beschrieben werden. Gestörtes Verhalten, Emotionen oder Beziehungen sind:

1. dauernd oder seit längerer Zeit vorhanden;
2. abnorm im Zusammenhang mit dem soziokulturellen Hintergrund des Kindes und seiner psychischen Entwicklung;
3. begleitet von einer Behinderung der persönlichen oder sozialen Funktion und/oder einer Störung des Entwicklungsprozesses und/oder einer Behinderung oder Störung der Umgebung des Kindes.

Grundlage für die Diagnosestellung ist das „Multiaxiale Klassifikationsschema für psychiatrische Erkrankungen des Kindes- und Jugendalters nach *Rutter, Shaffer* und *Sturge*“ (*Remschmidt* et al. 1977); s. Kap. 6.3. Für jede Klassifikation wird auch ein Schweregrad bestimmt, die Einteilung erfolgt ebenfalls nach klinischer Einschätzung. Das Alter, der Grad der aktuellen Behinderung für das Kind und seine Umgebung, das soziale Handicap sowie die Frequenz, mit der die Störung auftritt, gehen in die Beurteilung ein (Anhang S. 218 f.).

8 Ergebnisse

358 Kinder im Alter von 3;0 bis 14;11 Jahren des Landkreises Traunstein aus den Orten Palling, Traunstein und Traunreut, werden untersucht, insgesamt 6% aller Kinder in diesem Alter aus den drei Orten. Es wird ein psychiatrisches Interview mit einer Bezugsperson durchgeführt, zusätzliche Information liefert die Beobachtung des Kindes (s. Kap. 7.5.2). In 82% (n = 292) ist die Mutter die alleinige Informantin, in 3% (n = 9) der Vater, in 13% (n = 45) beide Eltern und in 3% (n = 12) andere Bezugspersonen (Großmutter, Tante, Erzieherin). Die Klassifikation wird nach dem „Multiaxialen Klassifikationsschema" vorgenommen und ein Schweregrad nach den Kategorien „leicht" und „schwer" bestimmt (vgl. Kap. 7.6).

8.1 Prävalenz psychischer Störungen und Verhaltensauffälligkeiten (= psychiatrische Diagnose) (Achse 1)

18% (n = 66) aller untersuchten Kinder sind im letzten Vierteljahr (ab Untersuchungsdatum) psychiatrisch auffällig. 5% (n = 18) aller Kinder haben komplexe Auffälligkeiten, die im folgenden als „psychische Störung" bezeichnet werden.[1]

13% (n = 48) weisen vorwiegend spezielle Symptome wie Tics, intensives Daumenlutschen, Stereotypien, Stottern, Enuresis, Kotschmieren, Enkopresis auf. Diese Störungen sollen im weiteren als „Verhaltensauffälligkeiten" bezeichnet werden. „Nägelbeißen" wird hier, abweichend vom Klassifikationsschema, nicht als Verhaltensauffälligkeit klassifiziert; diese Angewohnheit zeigen 28% aller untersuchten Kinder. Die Prävalenz psychischer Störungen und Verhaltensauffälligkeiten ist in den drei Orten gleich hoch (Tab. 82). Für jede psychiatrische Diagnose wird ein Schweregrad bestimmt; 79% (n = 52) werden als „leicht", 21% (n = 14) als „schwer" kategorisiert. Die psychischen Störungen werden häufiger als „schwer" eingeschätzt (28%; n = 5) als die Verhaltensauffälligkeiten (19%; n = 9). Zur weiteren Darstellung werden die Kinder in drei Altersgruppen gegliedert: Vorschul-

---

[1] Zur Häufigkeit psychischer Störungen bei Verweigerern werden die Daten dieser Studie mit denen von *Cox* et al. (1977) verglichen.

Die genannten Autoren stellten Kinder mit Verhaltensauffälligkeiten, deren Eltern ein Interview verweigert hatten, verhaltensauffälligen Kindern gegenüber, deren Eltern interviewt wurden. Die Verhaltensauffälligkeiten aller dieser Kinder waren parallel dazu mittels eines Lehrerfragebogens, den diese für jedes Kind ausgefüllt hatten, festgestellt worden.

Bei jenen Kindern, deren Eltern das Interview verweigert hatten, fanden sich 1,3mal so häufig Verhaltensauffälligkeiten wie bei den Kindern, deren Eltern am Interview teilnahmen.

Weiter verglichen *Cox* et al. in der gleichen Arbeit die Häufigkeit psychischer Störungen von Kindern, deren Eltern voll kooperiert hatten, mit Kindern, deren Eltern das begonnene Interview abgebrochen hatten. Kinder, über die nur ein inkomplettes Interview vorlag, hatten dreimal häufiger soziale oder gemischt emotional/soziale Störungen als Kinder, über die eine vollständige Information vorhanden war. Nimmt man für diese Untersuchung ähnliche Folgerungen an, hieße dies unter dem ersten Korrekturfaktor, daß unter den 20 Verweigerern 1,3mal eine psychische Störung auftritt, das wäre also ein Kind mehr; die korrigierte Vierteljahresprävalenz beträgt dann ebenfalls 5% (n = 19). Berücksichtigt man den zweiten Korrekturfaktor, dann wären unter den Verweigerern 3 Kinder mit psychischen Störungen anzunehmen, die korrigierte Vierteljahresprävalenz beträgt dann 6% (n = 21).

(Median = 5 Jahre), Grundschul- (Median = 8 Jahre) und Hauptschulalter (Median = 13 Jahre). Die Sonderschulkinder werden je nach Lebensalter einer der drei Gruppen zugeordnet. Es ergibt sich folgende Altersverteilung der psychischen Störungen und Verhaltensauffälligkeiten (Abb. 54): Psychische Störungen nehmen im Schulalter zu, Verhaltensauffälligkeiten nehmen ab ($Chi^2 = 10{,}13$; 2df; $p < 0{,}01$). Psychische Störungen werden bei Buben und Mädchen gleich häufig gefunden (5%), die Verhaltensauffälligkeiten sind bei Buben etwas häufiger als bei Mädchen (15% vs. 12%; n.s.). Die Diagnose Alkohol- oder Nikotinabusus wird bei den Probanden nicht gestellt, jedoch trinken 9% (n = 14) der Kinder im Hauptschulalter (10;4 bis 14;11 Jahre) nach Angaben der Eltern gelegentlich alkoholische Getränke, 6% (n = 10) rauchen manchmal. Bei Kindern, die die Grundschule besuchen, sind es jeweils 2% (n = 2).

Tabelle 82 Psychiatrische Diagnose nach Orten

	Vierteljahresprävalenz								Jahresprävalenz	
psychiatrische Diagnose (ICD-Code)	Palling %	(n)	Traunstein %	(n)	Traunreut %	(n)	gesamt %	(n)	gesamt %	(n)
Psychosen (299)[1]	–	–	–	–		(1)		(1)		(1)
Neurosen (300)[2]	–	–	2	(3)	–	–	1	(3)	1	(3)
spezielle Symptome (307)	17	(18)	17	(22)	7	(8)	13	(48)	15	(55)
akute Belastungsreaktionen (308)	–	–		(1)	–	–		(1)		(1)
Persönlichkeitsveränderung nach Hirnschädigung (310)	–	–	–	–		(1)		(1)		(1)
soziale Störungen (312)	–	–	2	(2)	–	–	1	(2)	1	(2)
emotionale Störungen (313)		(1)	–	–	7	(8)	3	(9)	3	(10)
hyperkinetisches Syndrom (314)	–	–	–	–		(1)		(1)		(1)
	18	(19)	22	(28)	15	(19)	18	(66)	21	(74)
	n = 108		n = 127		n = 123		n = 358		n = 358	

1 1mal „Autismus" (ICD 299.0)
2 3mal „neurotische Störung mit vorherrschender Zwangssymptomatik" (ICD 300.3)

8.1.1 Soziale Bedingungen von Kindern mit psychiatrischer Diagnose

In administrativen Studien bei Erwachsenen werden psychische Störungen vermehrt in den unteren sozialen Schichten (Schicht I–III vs. Schicht IV und V; $P < 0{,}001$) gefunden (*Hollingshead* und *Redlich* 1967; zit. in *Dilling* et al. 1978). Bei den hier vorliegenden epidemiologischen Zahlen der Kinderuntersuchung findet sich ebenfalls ein Ansteigen der psychiatrischen Diagnosen bei den unteren Schichten (nach *Kleining/Moore* bestimmt), was jedoch ausschließlich auf Verhaltensauffälligkeiten zurückzuführen ist (Abb. 55). Signifikant ist der Zusammenhang allerdings nur

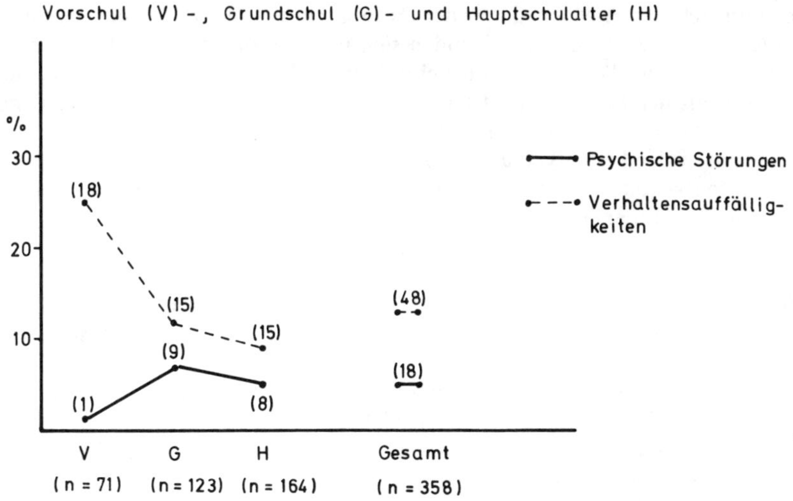

Abb. 54 Psychische Störungen und Verhaltensauffälligkeiten nach Alter

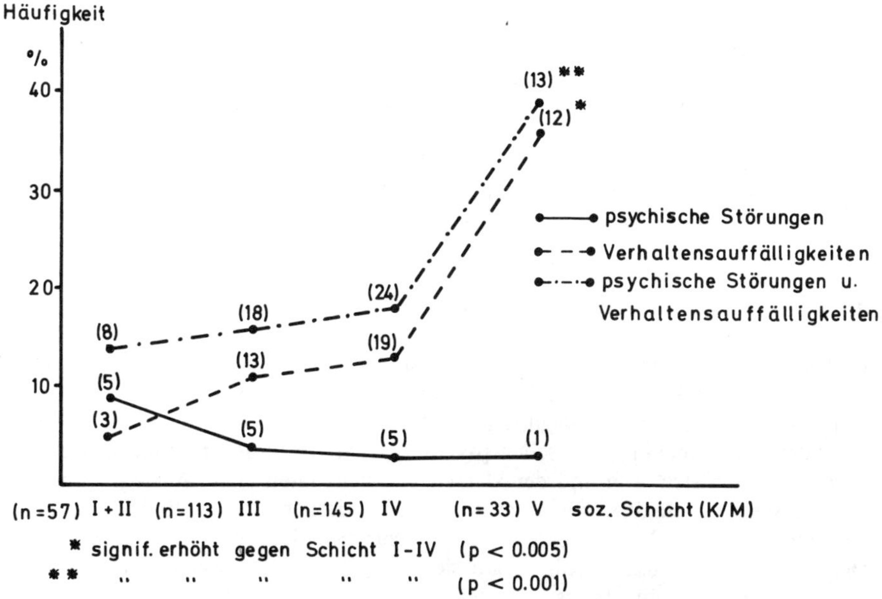

Abb. 55 Psychiatrische Diagnose und soziale Schicht (nach *Kleining/Moore*); bei 10 Kindern der Stichprobe Schicht nicht bestimmt

beim Vergleich der Prävalenzdaten der unteren Unterschicht (Schicht V) mit jenen in Schicht I bis IV; in Schicht V finden sich mehr Verhaltensauffälligkeiten. Faßt man die obere und die untere Unterschicht zusammen (Schicht IV und V), um die Ergebnisse mit der Literatur in der kinder- und jugendpsychiatrischen Epidemiologie vergleichbarer zu machen, dann besteht kein Zusammenhang zwischen sozialer Schicht und Häufigkeit psychiatrischer Diagnosen.

Es werden weitere Korrelationen zwischen psychiatrischer Diagnose und
- Anzahl der Kinder in der Familie
- Rang und Stellung in der Geschwisterreihe
- Familiensituation (nur ein Elternteil, Heim, Pflegeeltern usw.)
- Zeitabschnitt, seitdem Familie am Untersuchungsort wohnt

errechnet. Keiner dieser Faktoren zeigt einen überzufällig häufigen Zusammenhang mit psychiatrischen Diagnosen.

Bei der Trennung eines Kindes von zuhause handelt es sich in dieser Studie um die Summe aller Tage, die das Kind seit Geburt wegen Krankenhaus- oder/und Heimaufenthalt von zuhause getrennt war, sie liegt also z.T. bis zur Geburt des Kindes zurück. Deshalb ist es schwierig, über den in dieser Untersuchung errechneten signifikanten Zusammenhang zwischen der Trennung eines Kindes von den Eltern und psychiatrischer Diagnose etwas auszusagen. Der Tendenz nach gilt der Zusammenhang nur für psychische Störungen, nicht für Verhaltensauffälligkeiten, und es sind nur bei Abwesenheit der Kinder von zuhause für länger als 6 Monate überzufällig häufig psychische Störungen vorhanden. Bei 6 von 7 Kindern, die länger als 6 Monate von zuhause getrennt waren und eine psychiatrische Diagnose erhalten, ist der Grund ein Heimaufenthalt. Davon leben drei Kinder zum Zeitpunkt der Untersuchung noch im Heim. Ohne Einbeziehung dieser drei Kinder nehmen die psychischen Störungen bei langer Abwesenheit von zuhause nicht zu.

Bei Kindern, die weiterführende Schulen (Realschule oder Gymnasium) besuchen, finden sich weniger psychische Störungen und Verhaltensauffälligkeiten (5%; n = 3) als bei gleichaltrigen Kindern, die die Hauptschule besuchen (17%; n = 17). Der hohe Anteil an Verhaltensauffälligkeiten (25%; n = 18) unter den Vorschulkindern geht auf die Kinder mit Enuresis (n = 10) zurück (Abb. 56).

8.1.2 Psychiatrische Diagnose und Entwicklungsverzögerung

Da bei den gefundenen Entwicklungsrückständen zahlenmäßig nur die Sprachentwicklungsauffälligkeiten (n = 50) groß genug sind, können statistische Zusammenhänge mit psychiatrischen Diagnosen nur für den Sprachbereich errechnet werden. Über den Zusammenhang zwischen psychiatrischer Diagnose und motorischer Entwicklung lassen sich aufgrund der kleinen Prävalenzdaten keine Aussagen machen.

Es besteht ein signifikanter Zusammenhang zwischen Sprachentwicklung im Grenzbereich bzw. Rückständen in der Sprachentwicklung und psychiatrischen Diagnosen. Dieser Zusammenhang gilt sicher für die Verhaltensauffälligkeiten, der Tendenz nach auch für die psychischen Störungen (Abb. 57).

Verhaltensauffälligkeiten wie Tics, Stereotypien, Enuresis, Einschmieren usw. und eine Sprachentwicklung im Grenzbereich bzw. ein Sprachentwicklungsrückstand kommen überzufällig häufig beim selben Kind vor.

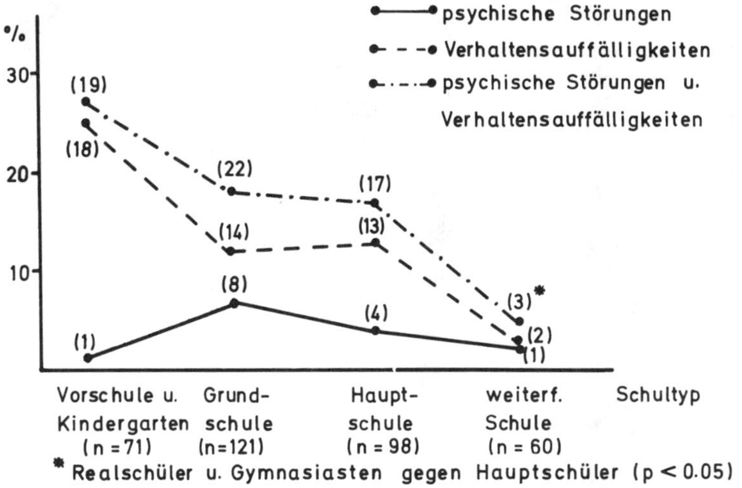

Abb. 56 Schulbesuch und psychiatrische Diagnose (n = 350; 8 Sonderschüler nicht berücksichtigt)

Ca. 33% (n = 14) der Kinder mit einer Sprachentwicklung im Grenzbereich (PR 3–15) und 27% (n = 3) der Kinder mit Sprachentwicklungsrückstand (PR unter 3), zusammen 32% (n = 17) aller Kinder mit Sprachentwicklungsauffälligkeiten zeigen auch Verhaltensauffälligkeiten im Gegensatz zu 9% (n = 27) aller Kinder (mit Verhaltensauffälligkeiten) ohne Entwicklungsrückstand. Zwischen einer Sprachleistung im Grenzbereich und psychischen Störungen besteht kein signifikanter Zusammenhang. Bei den drei Kindern mit Sprachentwicklungsrückstand und psychischen Störungen handelt es sich um in mehreren Bereichen behinderte Heimkinder, so daß keine weiteren Rückschlüsse möglich sind.

Unter den Kindern mit Entwicklungsverzögerungen und zusätzlicher psychiatrischer Diagnose finden wir ein Kind mit einem spezifischen Entwicklungsrückstand. Es handelt sich um ein Vorschulkind mit normaler Intelligenz (T-Wert = 54) und einem PET-Ergebnis, das um mehr als eine 2-Sigma-Abweichung unter dem Normbereich liegt (T-Wert, gemittelt aus den drei Subtests; T = 29). Dieses Kind ist zusätzlich verhaltensauffällig.

Der Zusammenhang zwischen Sprachentwicklung im Grenzbereich bzw. retardierter Sprachentwicklung und psychiatrischer Diagnose gilt in der vorliegenden Arbeit nur für die unteren Sozialschichten (IV und V nach *Kleining/Moore*). In den Sozialschichten IV und V finden sich signifikant mehr sprachauffällige Kinder ($p < 0,05$) als in den Schichten I, II und III. In den beiden unteren Sozialschichten ist die Sprachentwicklung sogar bei der Mehrzahl der Kinder mit psychiatrischen Diagnosen auffällig ($p > 0,001$), unabhängig von der gemessenen Intelligenzleistung und von angegebenen chronischen Erkrankungen.

Bei Familien mit zusätzlichen abnormen psychosozialen Umständen ist der Zusammenhang zwischen Entwicklungsverzögerungen und psychiatrischer Diagnose etwas ausgeprägter; 32% (n = 11) aller Kinder mit Entwicklungsverzögerungen ohne

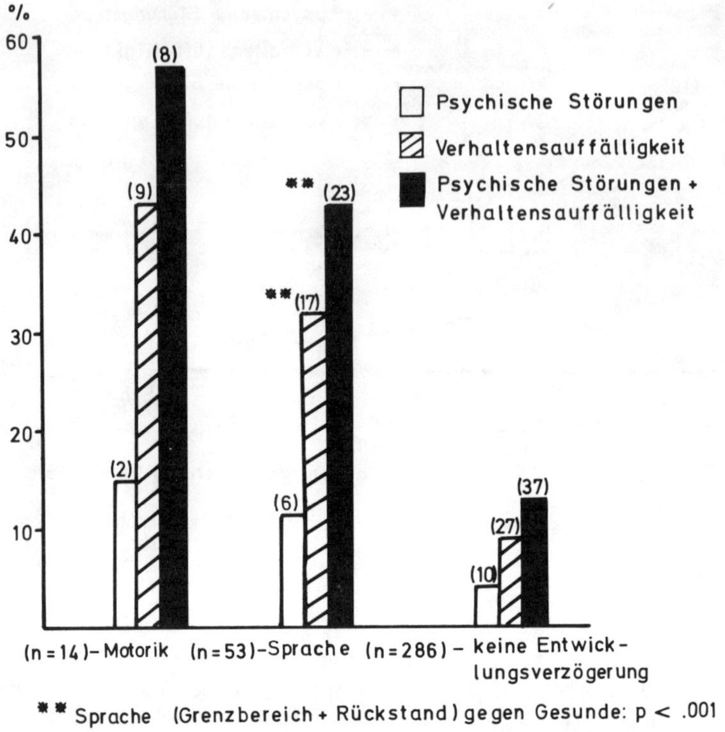

Abb. 57 Psychiatrische Diagnose (n = 65) und Entwicklungsverzögerungen. Multiple Störungen sind bei Motorik und Sprache aufgeführt; 3 Kinder daher doppelt genannt. Bei 5 Kindern der Gesamtstichprobe keine A II Klassifikation; 3 Kinder mit Legasthenie, hier nicht aufgeführt

abnorme psychosoziale Umstände erhalten eine psychiatrische Diagnose im Gegensatz zu 52% (n = 17) aller Kinder mit Entwicklungsverzögerungen und zusätzlich mindestens einer Auffälligkeit im psychosozialen Bereich ($p < 0{,}001$).

8.1.3 Psychiatrische Diagnose und Intelligenzleistung

In der vorliegenden Untersuchung findet sich kein Anhalt dafür, daß bei Kindern mit niedriger Intelligenzleistung, also einem IQ von unter 85, signifikant häufiger gleichzeitig psychische Störungen oder Verhaltensauffälligkeiten vorliegen als bei Kindern mit einer Intelligenzleistung im Normbereich oder darüber (Abb. 58). 31 Kinder haben einen IQ unter 85; davon haben 7 Kinder (23%) eine psychiatrische Diagnose.

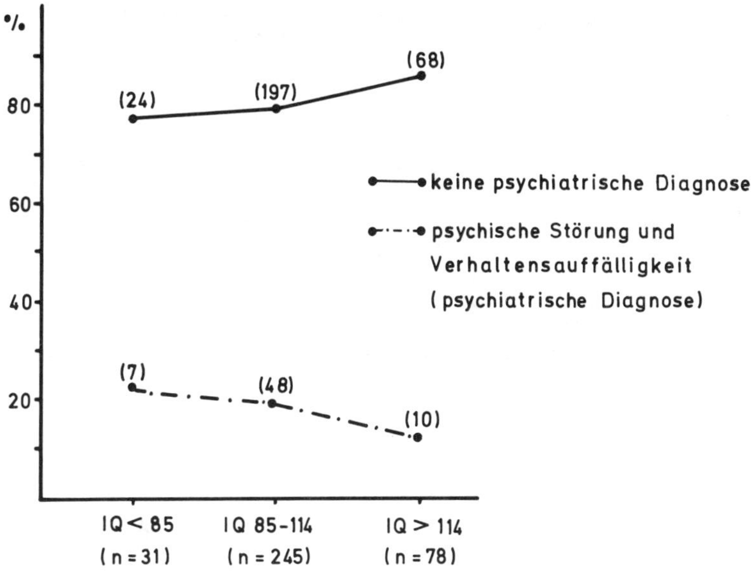

Abb. 58 Psychiatrische Diagnose und Intelligenzleistung (n = 354; bei 4 Kindern keine Intelligenztests durchgeführt)

8.1.4 Psychiatrische Diagnose und körperliche Symptomatik

Unter den Kindern mit chronischen körperlichen Erkrankungen (leichte und schwere chronische Erkrankungen einschließlich Brillenträgern) zum Untersuchungszeitpunkt (Vierteljahresprävalenz) finden sich dreimal so häufig psychische Störungen wie unter den Kindern, die in diesem Zeitabschnitt gesund (oder akut krank) sind. Dieser Zusammenhang ist signifikant ($p < 0{,}05$). Bei Kindern mit Verhaltensauffälligkeiten ist kein derartiger Zusammenhang festzustellen (Abb. 59).

Vergleicht man die Gruppe der Kinder mit psychischen Störungen und zusätzlicher chronischer Krankheit mit jenen ohne chronische Krankheit, so findet man keine wesentlichen Unterschiede hinsichtlich demographischer Daten oder anderer Belastungen wie z.B. Entwicklungsauffälligkeiten, niedriger Intelligenz oder abnormer psychosozialer Umstände.

Bei den Kindern mit chronischer körperlicher Krankheit wird sechsmal eine emotionale Störung (ICD 313), zweimal eine „neurotische Störung mit vorherrschender Zwangssymptomatik“ (ICD 300.3) und zweimal eine „Störung des Sozialverhaltens“ (ICD 312) klassifiziert.

8.1.5 Psychiatrische Diagnose und abnorme psychosoziale Umstände

Kinder, die durch abnorme psychosoziale Umstände belastet sind, zeigen in der vorliegenden Untersuchung häufiger psychische Störungen oder Verhaltensauffällig-

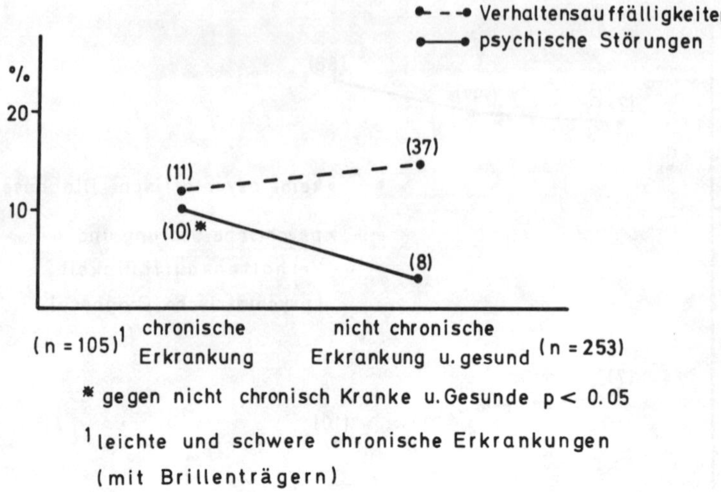

Abb. 59 Psychiatrische Diagnose und körperliche Symptomatik (n = 358)

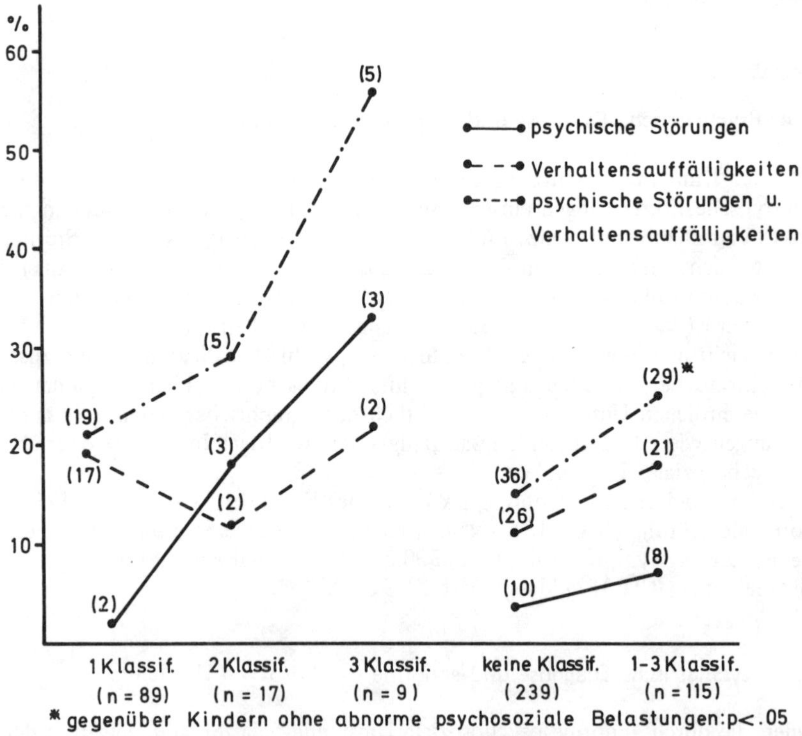

Abb. 60 Psychiatrische Diagnose und abnorme psychosoziale Umstände (n = 354)

keiten als Kinder ohne diese Belastungen. Der Tendenz nach ist dieser Zusammenhang für zwei oder drei Belastungen gleichzeitig deutlicher als wenn nur eine Belastung vorliegt (Abb. 60).

8.1.6 Psychiatrische Diagnose und Symptome

Im Interview, das zur Feststellung einer psychiatrischen Diagnose durchgeführt wird, werden an die Bezugsperson des Kindes Fragen zu insgesamt 101 Symptomen und Verhaltensauffälligkeiten aus verschiedenen Bereichen gestellt. *Von Zerssen* (1973) unterscheidet drei verschiedene Vorgehensweisen der Diagnosenstellung bei Erwachsenen, unter anderem das vollständige Sammeln von Information, wobei die Diagnose aufgrund der gefundenen Merkmale (Symptome) gestellt wird. Sehr stark diskutiert, auch im Zusammenhang mit dem „Multiaxialen Klassifikationsschema", wird auch in der Kinder- und Jugendpsychiatrie die „Fallidentifikation" anhand von Symptomen, also der Zusammenhang von Symptom und Diagnose (*Thalmann* 1971; *Shepherd* et al. 1973; *Richman* 1975; *Steinhausen* 1981 und 1982). In der vorliegenden Arbeit wird zur Identifikation von Kindern mit auffällig hoher Symptomzahl ein Cut-off-Wert von 13 (vgl. Kap. 7.5.1.5) bestimmt.

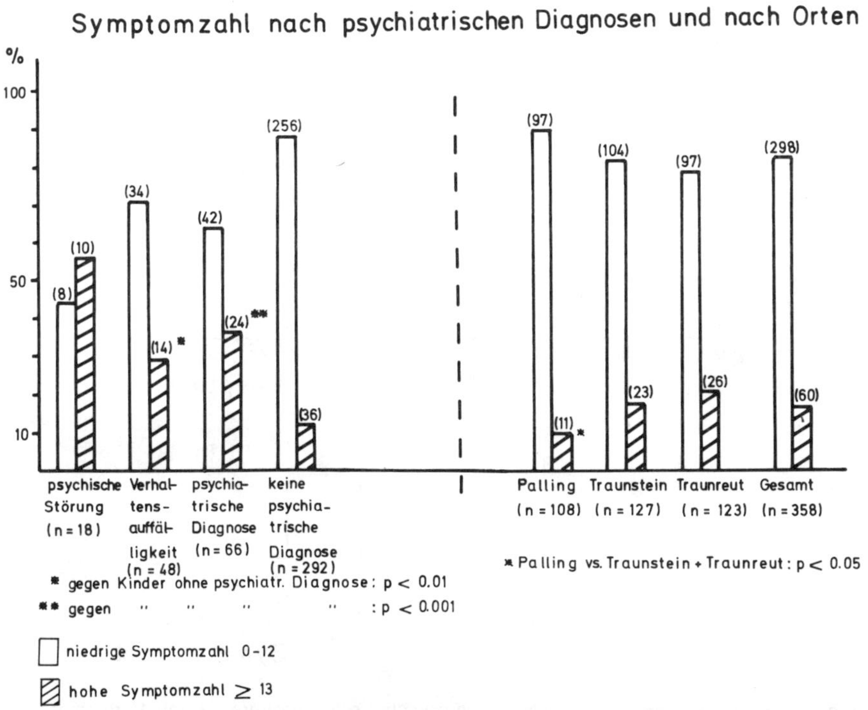

Abb. 61 Symptomzahl nach psychiatrischen Diagnosen und nach Orten

Die durchschnittliche Symptomzahl bei allen untersuchten Kindern beträgt 7,9 Symptome. 17% (n = 60) aller Kinder weisen Symptomzahlen von 13 und mehr auf. In Traunstein und Traunreut werden bei mehr Kindern hohe Symptomzahlen gefunden als in Palling ($p < 0{,}05$) (s. Abb. 61). 56% (n = 10) der Kinder mit psychischen Störungen weisen Symptomzahlen von 13 und mehr auf, könnten also auch aufgrund der hohen Symptomzahl identifiziert werden. Bei den Verhaltensauffälligkeiten sind es 29% (n = 14), hier wird jedoch nach Anweisung des „Multiaxialen Klassifikationsschemas“ bereits beim Vorhandensein nur eines „Kernsymptoms“, z.B. Einnässen, Einkoten, Tic, Stottern etc. die psychiatrische Diagnose gestellt (Abb. 61).

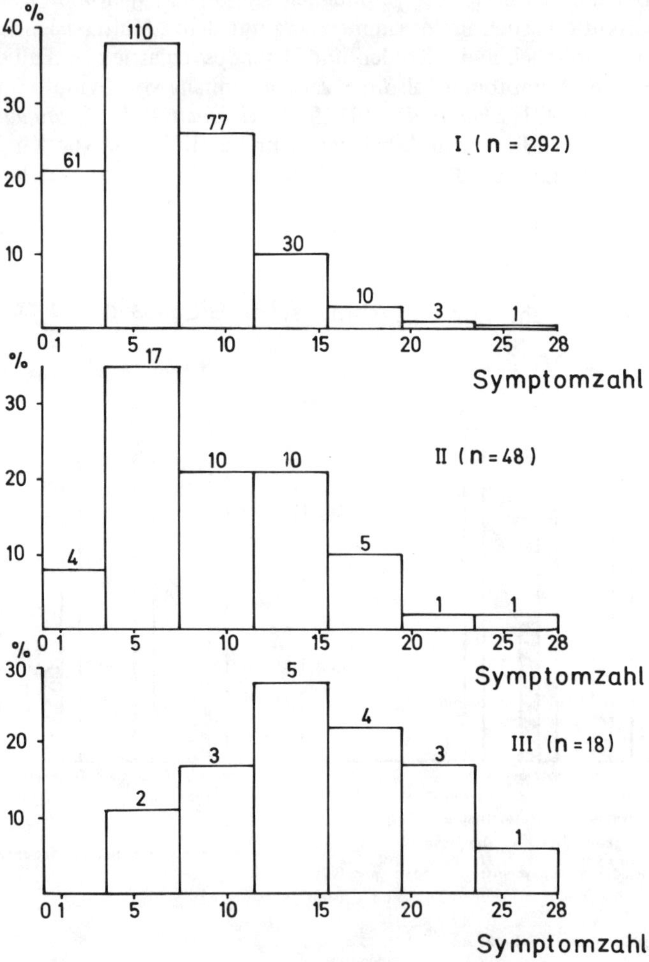

Abb. 62 Symptomzahlen bei Kindern ohne psychiatrische Diagnose (I), mit Verhaltensauffälligkeiten (II) und mit psychischen Störungen (III)

Abb. 62 zeigt, daß sich die Häufigkeit der Symptomzahlen bei Kindern ohne psychiatrische Diagnose und bei Kindern mit Verhaltensauffälligkeiten sehr deutlich von der Häufigkeit der Symptomzahlen bei Kindern mit psychischen Störungen unterscheidet. Bei älteren Kindern mit psychiatrischen Diagnosen findet man häufiger hohe Symptomzahlen als bei jüngeren. Bei Kindern mit Hauptschulalter (10;4 bis 14;11 Jahre) sind auch Diagnosen wie Enuresis, Enkopresis usw. nicht mehr als Verhaltensauffälligkeiten anzusehen, die im wesentlichen durch ein Symptom gekennzeichnet sind, sondern sie weisen ein komplexes Symptommuster auf. In dieser Altersgruppe finden sich bei den Verhaltensauffälligkeiten etwas mehr (n = 6) Fälle mit hohen Symptomzahlen gegenüber den beiden anderen Altersgruppen (n = 4).

8.2 Entwicklungsrückstände (Klassifikationen auf Achse 2)

Die Testbatterie zur Untersuchung der sprachlichen und motorischen Leistungen der Kinder ist eingangs besprochen (s. Kap. 7.5.3.1 und 7.5.3.2). Lese-Rechtschreibschwäche und Rechenschwäche werden nicht untersucht, nach Legasthenie wird im Interview gefragt; diese Teilleistungsschwäche wird dann klassifiziert, wenn durch das Interview eindeutige Hinweise darauf vorliegen. Die Untersuchungsergebnisse zeigt Tab. 83. Bei 3% (n = 10) der Kinder ist einer der beiden getesteten Entwicklungsbereiche (Sprache oder Motorik) nicht zu beurteilen, bei 1% (n = 5) sind beide Bereiche nicht beurteilbar. Hinsichtlich der Prävalenz der Entwicklungen im Grenzbereich und der Entwicklungsrückstände besteht kein Unterschied zwischen den drei Orten.

Tabelle 83 Entwicklungsstand nach Orten

Entwicklung	Palling		Traunstein		Traunreut		gesamt	
	abs	%	abs	%	abs	%	abs	%
Sprachentwicklung auffällig (PR 3–15)	16	15	15	12	10	8	41	12
Sprachentwicklung gestört (PR unter 3)	–	–	3	2	6	5	9	3
motorische Entwicklung auffällig (PR 3–15)	–	–	4	3	5	4	9	3
motorische Entwicklung gestört (PR unter 3)	1	1	–	–	1	1	2	1
Sprache und Motorik auffällig (PR 3–15)	–	–	1	1	–	–	1	
Sprache und Motorik gestört (PR unter 3)	–	–	–	–	2	2	2	1
Legasthenie (aus dem Interview)	–	–	1	1	2	2	3	1
gesamt	17	16	24	19	26	21	67	19
Prozentzahlen bezogen auf n =	106		124		123		353	

15% (n = 50) der untersuchten Kinder liegen zum Testzeitpunkt in ihrer sprachlichen Testleistung unter der Norm; 3% (n = 9) davon sind mit einer sprachlichen Retardierung (Testwert für Artikulation und/oder Sprachtest-Leistung unter der 3. Percentile) belastet. Es handelt sich bei den von uns gefundenen Störungen der Sprachentwicklung um allgemeine Retardierungen. Nur bei einem Kind können wir von einem spezifischen Sprachentwicklungsrückstand sprechen, d.h. nur bei diesem Kind liegt der für die Sprache ermittelte T-Wert um mehr als 20 T-Wert-Punkte unter dem für die Intelligenz ermittelten.

Die motorische Entwicklung liegt aufgrund der Testleistung bei 3% (n = 11) der untersuchten Kinder im Grenzbereich; 1% (n = 2) hat eine motorische Retardierung; dazu sind zwei Kinder im sprachlichen *und* motorischen Bereich retardiert und ein Kind liegt im Grenzbereich.

Eine Sprachentwicklung im Grenzbereich oder eine gestörte Sprachentwicklung finden sich häufiger in den unteren Schichten. In Schicht IV und V sind mehr Kinder (20%; n = 35) als in den Sozialschichten I bis III (10%; n = 17) mit einem sprachlichen Leistungsdefizit behaftet ($p < .005$).

Von den Kindern, bei denen die Entwicklungsbereiche Sprache und/oder Motorik nicht dem chronologischen Alter entsprechen (19%; n = 67), weisen 27% (n = 18) höhere Symptomzahlen (>13) im psychiatrischen Interview auf gegenüber 15% (n = 42) mit höherer Symptomzahl und altersgemäßer Entwicklung im sprachlichen und/oder motorischen Bereich. Man findet bei diesen Kindern mit hohen Symptomzahlen und Entwicklungsauffälligkeiten häufiger noch weitere Klassifikationen, z.B. psychiatrische Diagnose, IQ unter 85 oder Belastung durch abnorme psychosoziale Umstände.

8.3 Intelligenzleistung (Klassifikation auf Achse 3)

Die Ergebnisse der Intelligenzuntersuchungen zeigt Tab. 84. Bei 1% (n = 4) der Kinder wird kein Intelligenztest durchgeführt, bei einem Kind wird eine „intellektuelle Behinderung unbekannten Ausmaßes“ klassifiziert (Autismus), es wird in den Tabellen unter IQ < 85 eingeordnet. 69% (n = 245) der Kinder zeigen eine Intelligenzleistung, die dem Normbereich der verwendeten Tests entspricht, 9% (n = 31) unterdurchschnittliche und 22% (n = 78) überdurchschnittliche Testwerte. Die Stichprobe enthält mehr Kinder mit überdurchschnittlicher Intelligenzleistung als erwartet; dieser Unterschied geht auf die Kinder aus dem Ort Traunstein zurück, in Palling und Traunreut weicht die Verteilung der Intelligenzergebnisse nicht von einer Normalverteilung ab.

Tabelle 84 Intelligenzleistung nach Orten

IQ	Palling		Traunstein		Traunreut		gesamt		Testnorm
	%	(n)	%	(n)	%	(n)	%	(n)	%
IQ < 85	13	(14)	2	(3)*	11	(14)	9	(31)	15,9
IQ 85–114	70	(75)	65	(81)	73	(89)	69	(245)	68,2
IQ > 114	17	(18)	33	(41)*	16	(19)	22	(78)	15,9

* Traunstein vs. Testnorm: $Chi^2 = 36,69$; 2df; $p < 0.01$

Die Ergebnisse der Intelligenztests sind in der vorliegenden Untersuchung in den unteren Schichten etwa normal verteilt, in Ober- und Mittelschicht finden wir mehr Kinder mit überdurchschnittlicher Leistung $p < 0{,}001$). Dieser Unterschied gilt nur für das Schulalter, also ab ca. 6;5 Jahre.

8.4 Körperliche Symptomatik (Klassifikationen auf Achse 4)

In die Untersuchung werden, ebenso wie bei den psychiatrischen Diagnosen, nur die somatischen Diagnosen einbezogen, die sich auf das letzte Vierteljahr vor der Untersuchung beziehen. Die Erkrankungen werden von der Mutter mitgeteilt, es handelt sich also im allgemeinen um berichtete Hausarzt- und Facharztdiagnosen bzw. um von der Mutter in den letzten 3 bzw. 12 Monaten gestellte Diagnosen. Die Einteilung erfolgt in akute und chronische Krankheiten mit der Bestimmung eines Schweregrades „leicht" oder „schwer" (s. Kap. 7.5.4). Tab. 85 zeigt eine Aufschlüsselung der häufigsten körperlichen Erkrankungen. Bei 31% (n = 111) der Kinder wird mindestens eine leichte akute Krankheit klassifiziert, bei 1% (n = 4) mindestens eine schwere akute Krankheit; bei 27% (n = 96) mindestens eine leichte chronische Erkrankung und bei 3% (n = 11) mindestens eine schwere chronische Erkrankung im Prävalenzzeitraum. Zu den leichten chronischen Erkrankungen zählen im Gegensatz zu *Rutter* et al. (1970 a) auch Refraktionsanomalien, bei denen das Kind eine Brille tragen muß (n = 33), daher wird ein relativ hoher Anteil an Erkrankungen des Nervensystems und der Sinnesorgane (Krankheiten des Auges und der Augenanhangsgebilde ICD 360.0–379.0) gefunden (Tab. 85).

Tabelle 85 Körperliche Erkrankungen nach Angaben der Mütter und häufigste Diagnosen

gesund	169 Kinder	(47%)
1 Diagnose	128 Kinder	(36%)
2 Diagnosen	48 Kinder	(13%)
3 Diagnosen	13 Kinder	(4%)
	n = 358 Kinder	

am häufigsten gestellte Diagnosen	Häufigkeit abs	Häufigkeit %
infektiöse und parasitäre Krankheiten, davon	41	16
infektiöse Erkrankungen des Verdauungssystems,	19	
Viruskrankheiten	17	
Krankheiten des Nervensystems und der Sinnesorgane, davon	54	21
Krankheiten des Auges und der Augenanhangsgebilde	49	
Krankheiten des respiratorischen Systems, davon	52	20
akute Infektionen der Atmungsorgane	26	
Krankheiten der Haut und des Unterhautzellgewebes	27	10

Bei den schweren chronischen Erkrankungen handelt es sich um folgende Diagnosen:
Generalisierte Epilepsie mit motorischen Entäußerungen (n = 1), Migräne (n = 2), Schwerhörigkeit und Taubheit (n = 1), Asthma (n = 3), Heufieber (n = 2), nephrotisches Syndrom mit Cushingsyndrom (n = 1), chronisch-progressive Polyarthritis (n = 1), angeborene Mißbildung der Harnorgane (n = 1).

8.5 Abnorme psychosoziale Umstände (Klassifikationen auf Achse 5)

Die Feststellung der abnormen psychosozialen Umstände erfolgt mit Hilfe des Elterninterviews (s. Kap. 7.5.1). Bei der Klassifikation abnormer psychosozialer Umstände wird wieder das „Multiaxiale Klassifikationsschema" herangezogen. Man kann Bedingungen unterscheiden, die überwiegend formal zu klassifizieren sind, wie „unzureichende Lebensbedingungen" (zu kleine Wohnung, mangelnde Ausstattung der Wohnung, kein eigenes Bett, Ungeziefer usw.), „abnorme familiäre Verhältnisse" (Aufenthalt in Institutionen, nur ein Elternteil, Pflegeeltern ohne unmittelbaren Familienhintergrund usw.), „Auswanderung oder soziale Verpflanzung", „Naturkatastrophen", „psychosoziale Belastungen innerhalb oder außerhalb der Familie" (Krankheiten, Tod usw.) oder „psychische Störungen bei anderen Familienmitgliedern". Andere Belastungen sind weniger formalisierbar und dadurch sowie aufgrund partieller Aussageverweigerung schwerer zu erfassen; diese sind z.B. „Disharmonie in der Familie", „mangelnde Wärme", „abnorme familiäre Beziehungen", „unzureichende oder inkonsistente elterliche Kontrolle" usw.

Bei 32% (n = 115) aller Kinder werden abnorme psychosoziale Umstände festgestellt. Für jedes Kind können bis zu drei Klassifikationen getroffen werden. 25% (n = 89) erhalten eine Klassifikation, 5% (n = 17) zwei Klassifikationen und 3% (n = 9) drei Klassifikationen.

In Traunreut werden in der vorliegenden Untersuchung mehr Kinder mit abnormen psychosozialen Umständen als in Palling und Traunstein gefunden, in Palling sind mehrere Klassifikationen in diesem Bereich selten (Tab. 86). Die häufigsten festgestellten Auffälligkeiten im psychosozialen Bereich zeigt Abb. 63. Die unter „sonstige" zusammengefaßten Klassifikationen sind „Disharmonie in der Familie" (n = 7), „andere psychosoziale Belastungen außerhalb der Familie" (n = 5), „andere abnorme psychosoziale Umstände" (n = 5), „unzureichende oder inkonsistente elterliche Kontrolle" (n = 2), „unzureichende oder verzerrte intrafamiliäre Kom-

Tabelle 86 Abnorme psychosoziale Umstände, Anzahl der Klassifikationen

	Palling		Traunstein		Traunreut		gesamt	
	%	(n)	%	(n)	%	(n)	%	(n)
keine Klassifikation	73	(78)	73	(90)	58	(71)	68	(239)
1 Klassifikation	25	(27)	17	(21)	33	(41)	25	(89)
2 Klassifikationen	1	(1)	6	(8)	7	(8)	5	(17)
3 Klassifikationen	1	(1)	4	(5)	2	(3)	3	(9)
Klassifikationen (gesamt)	27	(29)	27	(34)	42	(52)*	32	(115)

* Traunreut vs. Palling signifikant unter 0,5%-Niveau (Chi^2 = 9,82; 1df); Traunreut vs. Traunstein signifikant unter 0,5%-Niveau (Chi^2 = 10,73; 1df)

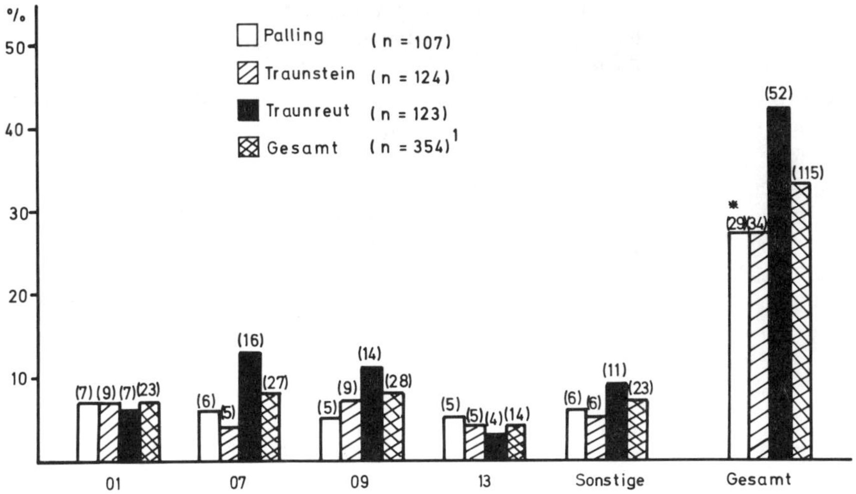

* Davon 5 Geschwisterpaare, also nur 24 Familien

01 = Psychische Störungen bei anderen Familienmitgliedern

07 = Unzureichende Lebensbedingungen

09 = abnorme familiäre Verhältnisse

13 = andere psychosoziale Belastungen innerhalb der Familie

¹ bei 4 Kindern Achse 5 nicht bestimmt

Abb. 63 Abnorme psychosoziale Umstände, Art der Klassifikation

munikation“ (n = 3) und „übermäßig ausgeprägte oder abnorme familiäre Beziehungen“ (n = 1). Bei der Klassifikation 01 werden von der Bezugsperson besonders häufig genannt: Alkoholismus des Vaters, Depressionen bei Vater und Mutter und Verhaltensauffälligkeiten bei den Geschwistern.

Die Prozentzahlen in Abb. 63 sind bezogen auf 107 Kinder in Palling, 124 Kinder in Traunstein, 123 in Traunreut, insgesamt 354 Kinder.

8.6 Behandlung der untersuchten Kinder im letzten Vierteljahr

Im Rahmen des Interviews wird danach gefragt, ob das betreffende Kind wegen der genannten oder festgestellten Probleme behandelt oder gefördert wird. Im Vierteljahr vor dem Tag der Untersuchung werden nach Angabe der Eltern: 22% (n = 78) aller untersuchten Kinder wegen einer akuten oder chronischen körperlichen Erkrankung behandelt, 1% (n = 4) wegen psychischer Störungen und Verhaltensauffälligkeiten und zusätzlich 1% (n = 3) Kinder, die im Wilhelm-Löhe-Heim in Traunreut (Wohnheim für geistig Behinderte oder psychisch Kranke) wohnen, psychotherapeutisch oder sonderpädagogisch betreut; 2% (n = 6) erhalten eine Behandlung bzw. Förderung wegen Auffälligkeiten oder Retardierungen der Motorik bzw. wegen Lese-Rechtschreibschwäche (Tab. 87).

Abb. 64 zeigt zusätzlich die behandelte psychiatrische Morbidität in den drei Untersuchungsorten. Es werden 6% (n = 4) aller Kinder mit psychiatrischer Diagnose behandelt und dazu die drei Kinder aus dem Wilhelm-Löhe-Heim dort psychotherapeutisch versorgt. Von den 63 Kindern (ohne die drei Kinder aus dem Wilhelm-Löhe-Heim), bei denen eine Betreuung oder Beratung wegen psychischer Störungen oder Verhaltensauffälligkeiten zu diskutieren ist, ordnen wir 62 dem ambulanten und ein Kind dem stationären Bereich zu. Von zehn Kindern mit Rückstand der Sprachentwicklung und/oder der motorischen Entwicklung (PR unter 3) wird kein Kind gefördert.[1] Von 41 Kindern mit Sprachentwicklung im Grenzbereich (PR 3 bis 15) wird keines betreut; von 9 Kindern mit auffälliger motorischer Entwicklung erhalten zwei eine krankengymnastische Behandlung.

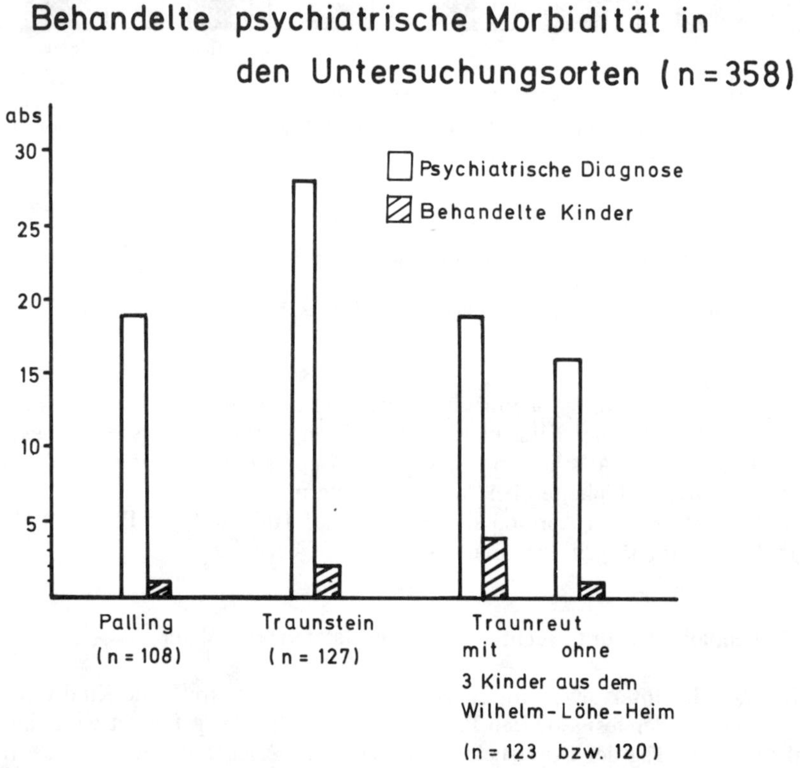

Abb. 64 Behandelte psychiatrische Morbidität in den Untersuchungsorten (n = 358)

1 Drei Kinder aus dem Wilhelm-Löhe-Heim erhalten eine Behandlung wegen Retardierung von Sprache und Motorik.

Tabelle 87 Zum Zeitpunkt der Untersuchung (3 Monate vor dem Untersuchungstag) wegen eines oder mehrerer Probleme behandelte Kinder

wegen	Palling abs	Palling %	Traunstein abs	Traunstein %	Traunreut[1] abs	Traunreut[1] %	gesamt[1] abs	gesamt[1] %
psychischer Störungen und Verhaltensauffälligkeiten	1	1	2	2	1	1	4	1
Entwicklungsauffälligkeiten und -störungen	1	1	1	1	4	3	6	2
niedriger Intelligenz	2	2	1	1	1	1	4	1
somatischer Erkrankung	12	11	34	27	32	27	78	22
Prozentzahlen bezogen auf n =		108		127		120		355

[1] 3 Kinder aus dem Wilhelm-Löhe-Heim hier nicht aufgeführt.

Bei den somatischen Erkrankungen soll nur für leicht und schwer chronische Krankheiten zur Behandlung Stellung genommen werden. Bei 79 Kindern werden von der Mutter mindestens eine, höchstens drei chronische Krankheiten (ohne Refraktionsanomalien) angegeben. 49% (n = 39) der chronisch kranken Kinder befinden sich in allgemein- oder fachärztlicher Behandlung. Darunter sind alle elf Kinder mit schweren chronischen Erkrankungen.

9 Inanspruchnahme von niedergelassenen Ärzten sowie beratend und therapeutisch tätigen Einrichtungen durch Kinder mit psychischen Störungen und Verhaltensauffälligkeiten

Für die Versorgung der meisten psychisch gestörten und verhaltensauffälligen Kinder kommen Erziehungsberatungsstellen, kinder- und jugendpsychiatrische Ambulanzen, niedergelassene Kinder- und Jugendtherapeuten, klinische Psychologen und Ärzte in Frage.

In Erziehungsberatungsstellen wird vorwiegend die Altersgruppe zwischen 6 und 13 Jahren wegen Störungen im Leistungs- und emotionalen Bereich behandelt (*Bericht* 1975).

Psychoanalytisch ausgerichtete Diplom-Psychologen behandeln nur selten Kinder und Jugendliche; Verhaltens- und Gesprächspsychotherapeuten versorgen demgegenüber einen hohen Anteil von Patienten dieser Altersgruppe (*Dvorak* et al. 1979).

Kinder- und jugendpsychiatrische Ambulanzen versehen meist diagnostische Aufgaben im Vorfeld stationärer Behandlung. Sie können, da meist an Universitätskliniken mit Lehrtätigkeit angegliedert, nur beschränkt allgemeine Versorgungsfunktionen wahrnehmen. Im ländlichen Gebiet Südostbayerns, unserem Untersuchungsgebiet, fehlen kinder- und jugendpsychiatrische Ambulanzen ganz.

Ärzte für Allgemeinmedizin und für Kinderheilkunde dürften sich zunehmend mehr mit psychisch auffälligen Kindern und deren Familien beschäftigen.

9.1 Erhebung administrativer Daten über Versorgungseinrichtungen im Landkreis Traunstein

Zur ambulanten und stationären psychiatrischen Versorgung im Landkreis Traunstein ist eine spezielle Erhebung bei Nervenärzten und Landeskrankenhäusern durchgeführt worden (*Dilling* und *Weyerer* 1978a). Informationen über Behandlungsmöglichkeiten psychisch Kranker in vorhandenen Institutionen erhalten wir vom Gesundheitsamt Traunstein. Die Zahl der niedergelassenen Ärzte ist dem Verzeichnis der Kassenärztlichen Vereinigung Bayerns mit Stand Mai 1979 entnommen. Vergleichsdaten werden aus dem Deutschen Ärzteblatt (*Gehb* 1979) zitiert. In Tab. 88 sind alle ambulanten Einrichtungen, Heime und Tagesstätten im Landkreis Traunstein aufgelistet, die für die Versorgung retardierter und psychisch gestörter Kinder bis 15 Jahre in Frage kommen, wobei für die letztere Gruppe besonders die in Tab. 89 aufgelisteten Fachgruppen in Frage kommen. Im Landkreis Traunstein gibt es keinen niedergelassenen Kinder- und Jugendpsychiater. Der Tätigkeitsbereich der vier in freier Praxis tätigen Diplom-Psychologen ist nicht näher bekannt. Im Mai 1979 sind im Landkreis Traunstein insgesamt 149 Ärzte in freier Praxis tätig. Sie versorgen 139 505 Einwohner (Statistisches Jahrbuch Bayern, Dezember 1977), davon sind 29 844 Kinder im Alter bis 14;11 Jahren.

Tabelle 88 Versorgungseinrichtungen im Landkreis Traunstein für psychisch kranke, sprachgestörte und intelligenzgeminderte Kinder bis 15 Jahre; Stand November 1978 bis November 1979

Tagesstätten und ambulante Einrichtungen	ärztliches Personal	nicht ärztliches Personal[1]	Praktikanten, Studenten, Laien, Sonstige
Sonderschule der Inneren Mission, Traunreut	–	27	6
Lebenshilfe für geistig Behinderte, Traunwalchen, Pertenstein	–	3	5
Heilpädagogisches Zentrum Ruhpolding, Tagesstätte und Sonderschule	–	17	6
Jugendsiedlung Traunreut	–	4	10
Sprachheilschule Traunstein	–	1	–
Erziehungsberatungsstelle Traunstein	–	2	4
Gesundheitsamt Traunstein, jugendärztlicher Dienst	1	3	–
Sonderschule für Lernbehinderte, Traunstein	–	9	–
Heimplätze			
Heilpädagogisches Heim (Martin-Luther-Heim)	–	7	3
Wilhelm-Löhe-Heim der Inneren Mission, Traunreut	–	24	17
Sonderschulheim Haus am Forst	–	4	2
Heilpädagogisches Zentrum Ruhpolding	1	4	6

freiberufliche Praxis	Psychologen	Nervenärzte
Anzahl	4	3

[1] Dipl.-Psychologen; Erzieher; Pädagogen; Sozialarbeiter; Sozialpädagogen; Theologen; Heilpädagogen

Tabelle 89 Gesamtzahl der niedergelassenen Ärzte und Arztdichte, bezogen auf die Einwohnerzahl im Landkreis Traunstein mit Vergleichswerten der Bundesrepublik Deutschland

Fachanerkennung	Gesamtzahl	Landkreis Traunstein[1] Arzt pro Einwohnerzahl	Bundesrepublik Deutschland Arzt pro Einwohnerzahl[2]
niedergelassene Ärzte	149	936	1 064
niedergelassene praktische Ärzte und Ärzte für Allgemeinmedizin	95	1 468	2 292
niedergelassene Kinderärzte	5	27 901	21 078
Psychiater und Neurologen	3	46 502	36 899

[1] Stand: Kassenärztliches Verzeichnis für den Landkreis Traunstein vom Mai 1979.
[2] Stand: 1.1.79 (*Gehb* 1979).

9.2 Feststellung psychiatrischer Diagnosen und körperlicher Erkrankungen durch Hausärzte sowie Vergleich mit den psychiatrischen Diagnosen der Felduntersucher

Im Zeitraum Januar 1978 bis Juli 1979 wird von *Castell, Dilling* und *Kohl* die Hausarztbefragung durchgeführt. Alle erhobenen Daten beziehen sich auf die letzten 12 Monate vor der Untersuchung des Kindes durch die Felduntersucher. Im allgemeinen werden Hausärzte mit 5 und mehr Patienten aus unserem Probandenkreis befragt. Dreizehn Ärzte für Allgemeinmedizin und drei Ärzte für Kinderheilkunde können aufgrund ihrer Kartei Auskunft geben. 52 Kinder sind im zurückliegenden Jahr nicht bei ihrem genannten Hausarzt gewesen. Über diese Kinder machen die Ärzte trotzdem noch in 10 Fällen Angaben, da sie die Familien so gut kennen, daß diagnostische Aussagen möglich sind. Die Untersucher diskutieren mit dem Hausarzt körperliche Erkrankungen und psychische Störungen des Probanden. Zusätzlich bekommen sie Hinweise über Bekanntheitsgrad des Kindes und seiner Familie sowie über psychosoziale Bedingungen. Die Hausärzte nehmen zur Behandlungsbedürftigkeit und ggf. zu laufenden Behandlungen Stellung. Mittels der erhobenen Daten wird die Übereinstimmung im diagnostischen Bereich bestimmt. Der nicht behandelte und der behandelte Anteil der psychiatrischen Morbidität kann, ergänzt durch die entsprechenden Angaben der Bezugsperson, ermittelt werden.

Die Hausärzte stellen bei den 236 Kindern und Jugendlichen, über die sie Auskunft geben können, in 8% (n = 19; Jahresprävalenz) psychiatrische Diagnosen. Im Vergleich dazu finden die Felduntersucher bei denselben Kindern in 24% (n = 56; Jahresprävalenz) psychische Störungen und Verhaltensauffälligkeiten (vergleichsweise beträgt die Jahresprävalenz der Gesamtstichprobe 21%; s. Tab. 82). Die 13 Ärzte für Allgemeinmedizin und 3 Kinderärzte stellen folgende Diagnosen (Tab. 90): Die Übereinstimmungsdaten zwischen den Hausärzten und den Felduntersuchern für psychiatrische Diagnosen sind in Tab. 91 dargestellt. Von den 15 psychiatrischen Diagnosen, die sowohl die Hausärzte als auch die Felduntersucher angeben, sind neun identische (fünfmal Enuresis) und sechs unterschiedliche Diagnosen. Bei den vier Fällen, die nur der Hausarzt identifiziert, handelt es sich um je eine Enuresis diurna, Psychalgie, Depression und Neuropathia infantum.

Bei 63 von 235 Kindern diagnostizieren die Hausärzte leichte oder schwere chronische somatische Erkrankungen im zurückliegenden Jahr. Diesen 27% steht

Tabelle 90 Psychiatrische Diagnosen der Hausärzte, bezogen auf die Teilstichprobe von n = 236

psychiatrische Diagnosen der Hausärzte	ICD-Code	Jahresprävalenz abs	Jahresprävalenz %
Neurosen	300	3	1,3
spezielle Symptome	307	13	5,5
Persönlichkeitsveränderung nach Hirnschädigung	310	2	0,8
emotionale Störungen	313	1	0,4
gesamt (n = 236)		19	8,0

Tabelle 91 Diagnostische Übereinstimmung zwischen Hausarzt und Felduntersucher bei psychiatrischen Diagnosen

Hausarzt	Felduntersucher		
	psychiatrische Diagnose durch den Felduntersucher	keine psychiatrische Diagnose durch den Felduntersucher	gesamt
psychiatrische Diagnose durch den Hausarzt	15*	4	19
keine psychiatrische Diagnose durch den Hausarzt	41	176	217
gesamt	56	180	236

* Von 15 sind 9 Fälle von Hausarzt und Felduntersucher identisch diagnostiziert; in 6 Fällen stellen die Hausärzte andere Diagnosen.

eine Jahresprävalenzrate der Felduntersucher von 29% (n = 68) bei denselben Kindern gegenüber (die Brillenträger sind in beiden Auswertungen als leichte chronische Krankheiten berücksichtigt). Da die Erhebung keine Prävalenzstudie akuter Erkrankungen darstellt und es sich um keine Untersuchung zur Zahl von somatischen Erkrankungen handelt, wird im folgenden auf die Analyse der Häufigkeit der an akuten körperlichen Erkrankungen leidenden und durch den Hausarzt behandelten Kinder verzichtet. Die Übereinstimmungsdaten zwischen den Hausärzten und den Felduntersuchern zeigt Tab. 92. In vier Fällen (von insgesamt 41) geben die Hausärzte andere Diagnosen an als die Felduntersucher. In 22 Fällen informiert die Mutter den Felduntersucher offensichtlich nicht über eine chronische körperliche Erkrankung ihres Kindes im zurückliegenden Jahr. Über 27 Fälle chronischer Erkrankungen, die dem Felduntersucher berichtet werden, wissen die Hausärzte nichts.

14% (n = 33) der Kinder haben sowohl aufgrund der Information durch den Hausarzt als auch der des Felduntersuchers durch die Mutter in der Jahresprävalenz keine akuten körperlichen Krankheiten. Bei 16% (n = 38) der akut körperlich Erkrankten findet sich eine Übereinstimmung von 50% und mehr, bei 69% (n = 163)

Tabelle 92 Diagnostische Übereinstimmung zwischen Hausarzt und Felduntersucher bei chronischen körperlichen Erkrankungen

Hausarzt	Felduntersucher		
	chronische somatische Diagnosen	keine chronisch somatischen Diagnosen	gesamt
chronisch somatische Diagnose	41	22	63
keine chronisch somatische Diagnose	27	145	172
gesamt	68	167	235

der Kinder eine Übereinstimmung von weniger als 50% zwischen den diagnostischen Angaben der Mutter, verglichen mit denen des Hausarztes.

9.3 Versorgung

Aus der Population von 236 Kindern (gegenüber 358 der Gesamtstichprobe) sind von den Felduntersuchern 56 als psychisch gestört oder verhaltensauffällig klassifiziert worden. Davon werden nach Angaben der Eltern oder des Hausarztes drei Kinder psychotherapeutisch versorgt. Drei weitere Kinder sind wegen psychischer Störungen und zusätzlicher Behinderungen in einem Heim untergebracht (Wilhelm-Löhe-Heim). In der Gesamtstichprobe mit 358 Kindern sind es sieben, die sich in Behandlung befinden (einschließlich der drei Heimkinder).

10 Diskussion

Epidemiologische Untersuchungen der kinder- und jugendpsychiatrischen Morbidität unterscheiden sich von administrativen Arbeiten anhand des Patientengutes von Kliniken, Heimen oder Erziehungsberatungsstellen durch ihr Bestreben, die Prävalenz psychiatrischer Störungen und Auffälligkeiten in der gesamten Bevölkerung herauszufinden. Wie schon in der Einleitung erwähnt, stellt diese Studie den unseres Wissens ersten Versuch in der Bundesrepublik dar, die psychiatrische Morbidität von Kindern und Jugendlichen an einer repräsentativen Stichprobe der Gesamtbevölkerung einer ländlichen Region „im Feld“ zu untersuchen.

Der relativ große personelle, zeitliche und finanzielle Aufwand, der für eine solche Arbeit erforderlich ist, bestimmt im wesentlichen die Größe der Stichprobe, nämlich 358 Kinder und Jugendliche.

Im folgenden sollen die Ergebnisse kapitelweise diskutiert werden.

10.1 Anamnese

Über mögliche Folgen prä- und perinataler Risikofaktoren berichten Autoren wie z.B. *Hagberg* et al. 1975 a und b, 1976; *DFG-Forschungsbericht* 1977; *Davies* 1976; *Brown* 1976; *Davie* et al. 1972; *Drillien* 1969; *Schwartz* 1964 u. a. Wegen der unterschiedlichen Verläßlichkeit anamnestischer Daten (s. Kap. 7.4.1.2) soll möglichen Zusammenhängen zwischen Schwangerschaft, Geburt und Entwicklung einerseits und psychischen Störungen und Verhaltensauffälligkeiten sowie Klassifikationen auf den anderen vier Achsen andererseits nicht weiter nachgegangen werden.

10.2 Klinisch-psychiatrisches Syndrom (Achse 1)

Es bereitet zwar zum gegenwärtigen Zeitpunkt kinderpsychiatrisch-epidemiologischer Forschung noch Schwierigkeiten, unsere Ergebnisse in Bezug zu Prävalenzdaten anderer epidemiologischer Arbeiten in der Kinder- und Jugendpsychiatrie zu bringen, doch ist eine solche Gegenüberstellung unter möglichst genauer Beschreibung der verwendeten Begriffe trotzdem nötig, um so zur Allgemeingültigkeit der Zahlen besser Stellung nehmen zu können.

Wenn Untersuchungsergebnisse, die auf Fallzahlen oder -raten basieren, zuverlässig und vergleichbar sein sollen, dann ist eine exakte Falldefinition die erste unerläßliche Bedingung epidemiologischer Forschung. Sie ist keineswegs immer erfüllt worden (*Cooper* und *Morgan* 1977). In dieser Untersuchung gilt als Grundlage für die in die Prävalenzdaten eingehende Diagnose oder „Fallidentifikation“ das „Multiaxiale Klassifikationsschema für psychiatrische Erkrankungen des Kindes- und Jugendalters nach *Rutter, Shaffer* und *Sturge*“ (*Remschmidt* et al. 1977), welches im wesentlichen der 9. Version der International Classification of Diseases (ICD) der WHO entspricht. *Steinhausen* (1981) schreibt, daß die zunehmende Orientierung an diesem Schema den unbefriedigenden Zustand der mangelnden

Einheitlichkeit und somit Vergleichbarkeit diagnostischer Klassifikationssysteme in der Kinder- und Jugendpsychiatrie beträchtlich gebessert hat. Gleichwohl sei die Methode praktisch und theoretisch nicht frei von Problemen. Er weist auf den Wert einer über die Diagnosendokumentation hinausgehenden zusätzlichen Symptomerfassung hin (*Steinhausen* 1981, 1982). Dies dürfte vor allem auch für eine über die krankheitsbezogene Fallidentifikation hinausgehende „bedarfsbezogene Falldefinition" (*Häfner* 1978) von Vorteil sein. Auch für die USA hält *Earls* (1979) die Einführung eines neuen diagnostischen Manuals, das psychische Störungen mittels eines multiaxialen Rahmens zu beschreiben versucht, für eine erfolgversprechende Entwicklung. *Rutter* et al. (1970 a), *Graham* et al. (1973) und *Leslie* (1974) stellen in ihren für die Kinder- und Jugendpsychiatrie wichtigen epidemiologischen Arbeiten ebenfalls eine psychiatrische Diagnose.

In der vorliegenden Arbeit wird eine hinsichtlich des Alters sehr inhomogene Population (3;0 bis 14;11 Jahre) untersucht, d.h. daß Fallzahlen für einzelne Jahrgänge gering sind und nur größere Gruppen verglichen werden können. Die weite Altersspanne mag sich auch auf die Validität des Interviews ausgewirkt haben. *Earls* (1979) meint, daß unter Berücksichtigung des Entwicklungsfaktors die Verhaltensbereiche je Alter unterschiedlich erfaßt werden sollten. Als Informanten werden Bezugspersonen, hauptsächlich die Mütter, herangezogen. Ihre Einstellung und ihr persönlicher Maßstab in bezug auf kindliche „Auffälligkeiten" gehen in die Beurteilung mit ein (vgl. z.B. *Baldwin* 1968; *Lapouse* und *Monk* 1958; *Shepherd* 1973; *Petri* 1979). Hauptsächlich aus zeitlichen und verwaltungstechnischen Gründen werden die Lehrer zu den Auffälligkeiten der Kinder nicht befragt.

10.2.1 Prävalenz psychischer Störungen und Verhaltensauffälligkeiten

18% (n = 66) aller untersuchten Kinder erhalten eine psychiatrische Diagnose (Vierteljahresprävalenz). 5% (n = 18) davon haben komplexe Auffälligkeiten, hier als „psychische Störungen" bezeichnet. Darunter finden sich, wie im Kapitel „Fallidentifikation" beschrieben, die Diagnosen typische Psychosen des Kindesalters (ICD 299), neurotische Störungen (ICD 300), Anpassungsreaktionen (ICD 309), Störungen des Sozialverhaltens (ICD 312), spezifische emotionale Störungen des Kindes- und Jugendalters (ICD 313), hyperkinetisches Syndrom (ICD 314), akute Belastungsreaktionen (ICD 308), körperliche Symptome psychischen Ursprungs (ICD 306) und psychische Störungen in Verbindung mit anderweitig klassifizierten Erkrankungen (ICD 316).

13% (n = 48) weisen „Verhaltensauffälligkeiten" auf. Das sind die speziellen, nicht anderweitig klassifizierbaren Symptome und Syndrome: Stottern, Tics, Stereotypien, spezifische Schlafstörungen, Enuresis, Enkopresis, Psychalgie, Haare ausreißen und exzessives Daumenlutschen (ICD 307).

Die tatsächliche Prävalenz psychischer Störungen liegt bei einer angenommenen Zahl von 6 448 Kindern im Alter zwischen 3;0 und 14;11 Jahren in den Orten Palling, Traunstein und Traunreut[1] mit einer Wahrscheinlichkeit von mehr als 95%

---

1 Errechnet entsprechend der Jahrgangsbesetzung, die im Statistischen Jahrbuch Bayern, 1978 angegeben wird.

zwischen 2,8% und 7,2%, die tatsächliche Prävalenz der Verhaltensauffälligkeiten zwischen 10% und 16%. Diese Zahlen entsprechen den in der Literatur angegebenen Prävalenzdaten für psychische Erkrankungen und Verhaltensstörungen im Kindesalter. Dort werden Werte zwischen 1,1% und 25,8% bei enger Falldefinition und zwischen 9,1% und 33,7% in weiteren Grenzen angegeben (vgl. Tab. 78 und 79).

Die Prävalenz emotionaler Störungen (ICD 313: spezifische emotionale Störungen des Kindes- und Jugendalters) bei 3- bis 14jährigen Kindern liegt im Untersuchungsgebiet mit 3% in der Größenordnung der von *Rutter* et al. (1970 a) gefundenen. Dort werden bei 2,5% der 10- bis 12jährigen neurotische Störungen diagnostiziert. Dagegen finden diese Autoren bei 4% der Kinder soziale Störungen, während es in der hier vorliegenden Untersuchung nur 1% sind. Der Unterschied mag unter anderem auf die verschiedene Alterszusammensetzung zurückzuführen sein. Die Zahl der gravierenden Straftaten nimmt erst in der Adoleszenz zu. Es sei auf die Kriminalstatistik der Orte Palling, Traunstein und Traunreut verwiesen. Danach sind in den drei Orten ca. 1% aller 0- bis einschließlich 14jährigen Kinder einer Straftat verdächtig. Die Prävalenz der Störungen des Sozialverhaltens liegt also in der Größenordnung der aufgeklärten Straftaten in diesem Alter. Die wahren Zahlen dürften wegen der hohen Dunkelfelddelinquenz höher liegen (*Remschmidt* 1978). *Shepherd* (1973) hat in seinem Elternfragebogen Fragen nach eindeutig delinquenten Verhaltensformen (sowie zwanghaftem, bizarren oder ungewöhnlichem sexuellen Verhalten) nicht gestellt, da er meinte, sie könnten die Zahl der Antworten reduzieren (Verweigerungen), ohne weitere Informationen zu liefern. Er hatte Fälle von Delinquenz in der Stichprobe von Kindern aus normalen Schulen nur selten erwartet. Unter diesen Voraussetzungen könnten die 5% Verweigerer dieser Untersuchung evtl. diese Prävalenzrate erhöhen (vgl. auch *Cox* et al. 1977).

Rutter et al. (1970 a) berichten unter den Diagnosen „neurotische Störung" (ICD 300) und „spezifische emotionale Störungen des Kindes- und Jugendalters" (ICD 313) zusammengenommen in 1,4% Angst und Furchtsamkeit als deren „Leitsymptom". In vorliegender Arbeit finden sich auch 1,4% Kinder mit emotionalen Störungen und demselben Leitsymptom (ICD 313.0).

Störungen mit vorherrschender Zwangssymptomatik finden *Rutter* et al. (1970 a) in 0,3%, in dieser Arbeit wird bei 1% der untersuchten Kinder diese Diagnose gestellt.

Es sei an dieser Stelle auch auf die Probleme der Diagnostik hingewiesen. Übereinstimmungsstudien für die Kinder- und Jugendpsychiatrie sind nicht veröffentlicht, jedoch bereitet etwa in Fachkonferenzen die Abgrenzung vor allem „spezifischer emotionaler Störungen" (ICD 313) von „Störungen des Sozialverhaltens" (ICD 312) Schwierigkeiten. In diese Richtung weisen auch Ergebnisse einer Untersuchung (an einer Inanspruchnahmepopulation) von *Steinhausen* (1982), in der sowohl Diagnosen von dissozialen (ICD 312) als auch von emotionalen (ICD 313) Störungen vermehrt dissoziale Verhaltenssymptome (wie Weglaufen, Wegnehmen, Aggressivität usw.) und Kontaktstörungen (wie Abkapselung, Scheu, Überanpassung, Distanzlosigkeit) aufweisen.

Bei den hier untersuchten Kindern läßt sich nur ein Vergleich zwischen größeren Altersgruppen vornehmen, da die einzelnen Jahrgänge zu schwach besetzt sind. Psychische Störungen kommen bei Kindern im Vorschulalter (3;3 bis 6;11 Jahre) seltener vor als im Grund- und Hauptschulalter (6;5 bis 14;11 Jahre). *Rutter* et al. (1977) beschreiben Kinder, die im Alter von 10 bis 12 Jahren untersucht und im

Alter von 14 bis 15 Jahren nachuntersucht werden. Sie finden bei den älteren Kindern eine etwas höhere Prävalenz psychischer Störungen (6,8% vs. 7,7%). Depression und Schulverweigerung nehmen dabei mit dem Alter deutlich zu bzw. treten neu auf. 2/5 der Störungen bei 14- bis 15jährigen (vorwiegend Buben) bestehen durchgehend seit dem Alter von 10 Jahren, 3/5 entstehen nach der Pubertät neu.

Die Verhaltensauffälligkeiten dagegen nehmen nach unseren Erfahrungen mit zunehmendem Alter ab, von 25% im Vorschulalter, über 12% im Grundschulalter auf 9% im Hauptschulalter, was auf das geringere Auftreten von Enuresis zurückzuführen ist. Auch die Literatur bestätigt dieses Ergebnis durchgehend (*Lapouse* et al. 1964; *Klackenberg* 1971; *Werry* und *Quay* 1971; *Greene* 1973; *Bartl* 1975). Die Angaben über Enkopresis bleiben in der vorliegenden Arbeit über die Altersgruppen gleich häufig, während in der Literatur ebenfalls mit steigendem Alter ein Abnehmen beschrieben ist (*Lapouse* et al. 1964; *Klackenberg* 1971). Wie weit dieser Unterschied methodisch bedingt ist, läßt sich nicht feststellen, die Zahlen sind für weitere Interpretationen zu klein. Es ist außerdem zu vermuten, daß wegen der Tabus, die auf dem Ausscheidungsbereich liegen (*Artner* et al. 1979), Eltern im Interview mit einer ihnen fremden Person über diesen Bereich nur zögernde Angaben machen. *Greene* (1973) beschreibt neben Verhaltensproblemen, die mit dem Alter abnehmen, wie „Enuresis nocturna", „zu den Eltern ins Bett gehen", „Ärgern und Schikanieren anderer" auch solche, die über alle Jahrgänge von 6 bis 18 Jahren gleich häufig vorhanden sind, z.B. „Negativismus".

In einer Klinikpopulation werden Altersgipfel von psychischen Störungen und Verhaltensproblemen im 7. bis 8. Lebensjahr und im 14. Lebensjahr gefunden (*Berger* et al. 1977). Nach Meinung der Autoren spiegelt sich hier neben der „Pubertätsproblematik" die Tatsache wider, daß „Verhaltensschwierigkeiten und Leistungsstörungen aufgrund der Leistungsanforderungen im 2. Schuljahr in vermehrtem Maße manifest werden". Bei der Inanspruchnahmepopulation eines schweizerischen kinderpsychiatrischen Dienstes dagegen sind am häufigsten die Altersgruppen von 5 bis 9 Jahren vertreten (*Bettschart* 1979).

Versucht man sich ein Bild zu machen über das geschlechtsbezogene Vorkommen psychischer Auffälligkeiten, so findet man in Arbeiten an Inanspruchnahmepopulationen zunächst ein deutliches Überwiegen von psychischen Störungen oder Verhaltensproblemen bei Buben. *Bettschart* (1979) gibt für einen kinderpsychiatrischen Dienst die Verteilung der Konsultationen mit 64% Buben und 36% Mädchen an, in einer neuropsychiatrischen Klinik für Kinder und Jugendliche werden 61% Buben und 39% Mädchen behandelt (*Berger* et al. 1977). *Steinhausen* (1981) findet unterschiedliche Geschlechtsverteilungen bei verschiedenen Symptomgruppen mit einer Dominanz von psychomotorischen und sprachlichen Störungen sowie Auffälligkeiten im Spiel- und Leistungsverhalten bei Jungen und von emotionalen Störungen bei Mädchen. Epidemiologische Arbeiten geben keinen wesentlichen Unterschied in der Häufigkeit psychischer Störungen zwischen Buben und Mädchen an (*Davie* et al. 1972; *Rutter* et al. 1970a; *Steuber* 1973; *Kohlscheen* 1975; *Richman* et al. 1975; *Kastrup* 1976; *Leslie* 1974; *Welding* 1977). Lediglich *Favez* et al. (1978) finden bei Buben deutlich häufiger psychische Konflikte mit dem Schweregrad 4 als bei Mädchen. Bei getrennter Registrierung einzelner Störungen findet sich in kinderpsychiatrisch epidemiologischen Arbeiten wiederholt ein Überwiegen emotionaler Störungen bei Mädchen und eine erhöhte Ausprägung dissozialer Störungen bei Jungen (*Rutter* et al. 1970a; *Chazan* und *Jackson* 1974; *Lapouse* und *Monk* 1964). Nach *Remschmidt* (1978) weisen Mädchen eine geringere Delinquenzbelastung auf als Buben. *Rutter* et al. (1970 a) geben an, daß bei 10- bis 12jährigen Buben soziale und gemischt sozial/emotionale Störungen häufiger sind, bei rein emotionalen Störungen überwiegen schon in dieser Altersgruppe die Mädchen. Dagegen werden bei 13- bis 14jährigen Mädchen bereits relativ hohe Raten von sozialen und gemischt emotional/sozialen Störungen gefunden (*Leslie* 1974). *Chazan* et al. (1971) finden bei Buben im Vorschulalter deutlich häufiger aggressives Verhalten und Ruhelosigkeit als bei Mädchen. 10jährige Buben zeigen häufiger Aggressionssymptome, 10jährige Mädchen häufiger Angstsymptome (*Frederking* 1975). Bei 10- bis 12jährigen Buben wird im Gegensatz zu den gleichaltrigen Mädchen gehäuft über gestörte Beziehungen zu anderen berichtet (*Rutter* et al. 1970 a).

In der hier vorliegenden Arbeit werden psychische Störungen bei 3- bis 14jährigen Buben und Mädchen gleich häufig (5%) gefunden. Eine Aufschlüsselung in emotionale oder soziale Störungen kann aufgrund der kleinen Zahlen nicht vorgenommen werden.

Die Unterschiede zwischen Buben und Mädchen im Typ der psychischen Störung bzw. der auffälligen Verhaltensweisen versuchen *Davie* et al. (1972) mit den verschiedenen Rollenerwartungen zu erklären. Danach sind bei Mädchen Furchtsamkeit und Weinen, bei Buben z.B. Aggression und Ungehorsam eher akzeptiert und daher sind diese Verhaltensweisen in beiden Geschlechtern unterschiedlich häufig vorhanden. Andere Autoren (*Brindley* et al. 1973; *Blurton-Jones* et al. 1973) führen Geschlechtsunterschiede im Verhalten auf biologische Faktoren zurück, z.B. das Überwiegen von Aggressivität und rauhem Spielverhalten bei den Buben auf die pränatale, durch Hormone bestimmte Geschlechtsdifferenzierung des Gehirns. Eine der Ursachen für die unterschiedliche Geschlechtsverteilung bei der Häufigkeit psychischer Störungen zwischen Klinikpopulation und Gesamtbevölkerung könnte sein, daß die Störungen des Sozialverhaltens, die bei Buben häufiger sind, von der Umgebung der Kinder als störender und belastender empfunden werden als z.B. emotionale Störungen und daß daher Buben mit solchen Störungen eher einer Behandlung zugeführt werden.

Auch Verhaltensauffälligkeiten, wie Tics, exzessives Daumenlutschen, Enuresis, Enkopresis oder Stottern werden in den Untersuchungsorten Palling, Traunstein und Traunreut bei Buben (15%) nicht wesentlich häufiger gefunden als bei Mädchen (12%). Lediglich die Enuresis isoliert betrachtet, wird durch die Eltern bei den Buben fast doppelt so häufig angegeben wie bei den Mädchen.

In der Literatur werden bei Buben etwas häufiger Sauberkeitsprobleme beschrieben als bei Mädchen. *Klackenberg* (1971) und *Frederking* (1975) geben signifikante Geschlechtsunterschiede im Vorkommen der Enuresis bei 8- bzw. 10jährigen Kindern an, *Lapouse* et al. (1964) und *Rutter* et al. (1970 a) finden bei 6- bis 12jährigen eine etwas höhere, *Favez* et al. (1978) bei den 9jährigen dagegen eine nicht erhöhte Prävalenz bei den Buben. Bei der Enkopresis wird kein so deutlicher Geschlechtsunterschied berichtet. *Lapouse* et al. (1964) geben das Symptom bei 6- bis 12jährigen Buben und Mädchen gleich häufig an (6% vs. 5%), *Rutter* et al. (1970 a) und *Klackenberg* (1971) finden ein geringes Überwiegen der Buben. *Bellman* (1966) findet das Symptom bei Buben dreimal so häufig wie bei Mädchen. In der vorliegenden Arbeit besteht kein Unterschied in der Prävalenz der Enkopresis bzw. des Einschmierens zwischen Buben und Mädchen.

Hinsichtlich der Prävalenz psychischer Störungen und Verhaltensauffälligkeiten besteht kein Unterschied zwischen der Landgemeinde Palling und den beiden Kleinstädten Traunreut und Traunstein. Die gegenüber den anderen Orten geringere Anzahl an Verhaltensauffälligkeiten und höhere Zahl psychischer Störungen in Traunreut soll wegen der geringen Fallzahl nicht interpretiert werden. *Chazan* et al. (1971), *Kastrup* (1976) und *Favez* et al. (1978) geben keine Unterschiede in der Häufigkeit von einzelnen Verhaltensproblemen oder schweren Störungen zwischen städtischen und ländlichen Gebieten an. Dagegen finden *Rutter* et al. (1974, 1977) bei 10jährigen Kindern in einem Londoner Innenstadtbezirk eine doppelt so hohe Prävalenz psychischer Störungen wie auf der Isle of Wight. Dieser Unterschied gilt dort für Buben und Mädchen sowie für emotionale, soziale und gemischt emotional/soziale Störungen. Die Autoren führen den Unterschied im wesentlichen auf folgende psychosoziale Bedingungen zurück, die in Londoner Familien häufiger vorhanden sind als auf der Isle of Wight: familiäre Uneinigkeit einschließlich „broken-home"-Situationen, soziale Abweichung der Eltern von der Norm, z.B. Delinquenz oder psychische Erkrankung, ungünstige soziale Verhältnisse, z.B. zu große Familien bzw. zu kleine Wohnung oder benachteiligte Schulsituation, z.B. durch häufigen Lehrer- oder Schülerwechsel. Derartige Unterschiede lassen sich in unseren Untersuchungsgemeinden nicht beschreiben, so daß unser oben referiertes Ergebnis nicht überrascht.

10.3 Entwicklungsrückstände (Achse 2)

3% der untersuchten 3- bis 14jährigen Kinder sind im Sprechen und in der Sprache retardiert, 1% der Kinder zeigt einen Rückstand der motorischen Entwicklung.

Favez et al. (1978) geben 3,6% Entwicklungsrückstände bei 9jährigen an. Aufgrund britischer und skandinavischer Erhebungen finden sich bei Kindern mit normalem Gehör ab 3 Jahren bis 10% Artikulations- und Sprachstörungen, die mit zunehmendem Alter seltener werden (*Stevenson* et al. 1976; *Klackenberg* 1971; *MacKeith* et al. 1972; *Davie* et al. 1972; *Calnan* et al. 1976; *Morley* 1967).

Blass (1964), zitiert nach *Albrecht-Joppich* et al. (1972), nennt als Ergebnis einer Reihenuntersuchung in Mainzer Schulen 2,9% sprachbehinderte Volksschüler, während *Seeman* (1974) im ersten Schuljahr nur 1% behandlungsbedürftiger Schüler angibt.

Es handelt sich in der vorliegenden Untersuchung um allgemeine Rückstände, nur ein Kind (0,3%) weist einen spezifischen Sprachentwicklungsrückstand auf. *Stevenson* et al. (1976) geben vergleichsweise bei 0,6% der 3jährigen Kinder spezifische Sprachrückstände ohne allgemeine Retardierung an. *MacKeith* et al. (1972) finden 0,1% schwere spezifische Sprachstörungen bei Schulkindern.

In der Literatur werden für 1,1% bis 10% der 3- bis 6;6jährigen Kinder Artikulationsstörungen angegeben (*Morley* 1967). Eine detaillierte Beschreibung der Artikulation und Sprachleistung der im Landkreis Traunstein untersuchten Vorschulkinder wurde von uns schon früher gegeben (*Castell* et al. 1980).

Rutter et al. (1970 a) finden aufgrund der Elternberichte bei 10- bis 12jährigen Kindern in 5% Sprachstörungen wie Stammeln, Sigmatismus und andere.

In der vorliegenden Arbeit wird ein Überwiegen von auffälliger und gestörter Sprachentwicklung (PR unter 16) in den unteren Sozialschichten gefunden.

Sprachvariabilität und Ausmaß von Sprachstörungen bei Kindern ist nach mehreren Untersuchungen abhängig von der Schichtzugehörigkeit der Eltern. Die Korrelation zwischen Schicht und Artikulationsstörungen beträgt R = 0,2 bis 0,4 (*Prins* 1962 a; *Castell* 1975). *Davie* et al. (1972) finden bei 7jährigen 0,7% Artikulationsstörungen in der Oberschicht und 1,6% bei Kindern ungelernter Arbeiter. *Prins* (1962 b) beschreibt als Störung bei Kindern der Unterschicht besonders Konsonantenauslassungen bei der Aussprache von Wörtern. *Jones* et al. (1973) geben mehr Sprechpausen und kürzere Sätze in der Sprache von 5jährigen Kindern aus der Unterschicht im Vergleich zur Sprache der Kinder aus der Mittelschicht an. Von 13 geprüften Sprachvariablen zeigen jedoch nur vier, die sich auf die Wortmenge in Sätzen beziehen, eine signifikante Schichtabhängigkeit. Für diese Entwicklung ist die Art der mütterlichen Kommunikation entscheidend (*Brandis* et al. 1970). *Morley* (1967) beschreibt in ihrer Untersuchung von 114 normalen Kindern in keiner der drei Altersgruppen (3;9, 4;9, 6;6 Jahre) einen Zusammenhang zwischen Artikulation und dem sozialen Status der Eltern; bei 44 sprachgestörten Kindern im Alter von 4;9 Jahren läßt sich dagegen eine signifikante Korrelation zwischen Sprachstörung und sozialer Schicht der Familien berechnen.

An Erklärungen für diese Zusammenhänge nennen die Autoren neben den psychoorganischen Faktoren auch die charakteristischen Sozialisationsbedingungen in den Unterschichten, die neben einem erhöhten Erkrankungsrisiko aufgrund schlechterer Gesundheitsüberwachung für wesentlich gehalten werden.

10.4 Intelligenzleistung (Achse 3)

Die untersuchte Stichprobe enthält mehr Kinder mit überdurchschnittlicher Intelligenzleistung als entsprechend der Testnormen zu erwarten wäre. Dieser Unterschied geht auf die Kinder aus dem Ort Traunstein zurück. Es ist aber nicht möglich, zu einem Zusammenhang zwischen sozialer Schicht und Intelligenz Stellung zu nehmen, zumal die hier angewendeten Verfahren zur Bestimmung der Intelligenzleistung als Screening verstanden werden. Dennoch sei angedeutet, daß über die soziale Schicht eine Erklärung dafür gefunden werden könnte, daß in Traunstein Kinder mit hoher Intelligenz (IQ über 114) gegenüber den beiden anderen Orten überrepräsentiert sind. In Traunstein sind die oberen Schichten und die Mittelschicht gegenüber Palling und Traunreut gehäuft vertreten. Das Phänomen, daß sich die den Intelligenztests zugrunde gelegte Normverteilung in den oberen Sozialschichten und in der Mittelschicht nach oben verzerrt, finden auch *Rutter* et al. (1970 a) in der Isle of Wight-Studie gegenüber anderen, auf ganz England bezogenen Untersuchungen.

10.5 Körperliche Symptomatik (Achse 4)

Um Prävalenzdaten körperlicher Erkrankungen in verschiedenen Arbeiten vergleichen zu können, muß deren Definition beachtet werden. In der vorliegenden Untersuchung werden alle Krankheiten, die im Prävalenzzeitraum auftreten, berücksichtigt. *Rutter* et al. (1970 a) geben nur schwere chronische Krankheiten an, *Shepherd* et al. (1973) schwere und leichte chronische Krankheiten sowie psychosomatische Erkrankungen.

Bei 3% der 3- bis 14jährigen Kinder werden von uns schwere, bei 27% leichte chronische Krankheiten diagnostiziert bzw. von den Eltern berichtet (Vierteljahresprävalenz). Diese Ergebnisse liegen unter denen von *Rutter* et al. (1970 a) genannten, der bei 5,7% der 10- bis 12jährigen schwere chronische Erkrankungen findet (Jahresprävalenz). Nach *Shepherd* et al. (1973) leiden 5- bis 15jährige in 7,8% an schweren chronischen Erkrankungen oder Behinderungen, in 50,8% an leichten Erkrankungen oder Behinderungen wie chronischem Husten oder Ohrenschmerzen, Übergewicht, oder sie sind Brillen- oder Zahnspangenträger und 1,9% haben psychosomatische Krankheiten. Die Prävalenz einzelner somatischer Diagnosen läßt sich aufgrund der kleinen Fallzahlen nicht vergleichen.

10.6 Abnorme psychosoziale Umstände (Achse 5)

In diesem Bereich fehlen klare Definitionen; es ist häufig schwierig zu bestimmen, ob eine Situation gravierend genug ist, um als „abnormer psychosozialer Umstand" klassifiziert zu werden. Außerdem spielt in diesem Bereich das Problem der partiellen Aussageverweigerung eine Rolle (vgl. Kap. 7.5.1.3). Die erhobenen Prävalenzdaten betrachten die Autoren als Mindestangaben.

Psychische Störungen bei anderen Familienmitgliedern werden in 7% gefunden (bei durchschnittlich 4,8 Personen pro Haushalt); *Voll* et al. (1982) geben 14,8% nur für die Mütter an. *Rutter* et al. (1974) nennen bei 12,1% der Mütter auf der Isle of Wight und bei 27,7% der Mütter in London psychische Beschwerden. *Richman* (1977) findet bei etwa 30% der Mütter 3jähriger Kinder mäßige oder deutliche depressive Verstimmungen.

8% aller Kinder im Untersuchungsgebiet leben unter „unzureichenden Bedingungen", vor allem im Sinne beengter Wohnverhältnisse (1,5 oder mehr Personen pro Wohnraum); *Voll* et al. (1982) geben 10% an. Bei etwas weiter gefaßter Definition (mehr als eine Person pro Wohnraum) sind es auf der Isle of Wight 14%, in London 51% der 10- bis 12jährigen (*Rutter* et al. 1974), in ganz England leben 15% der 7jährigen Kinder in beengten Wohnverhältnissen (*Davie* et al. 1972). *Thalmann* (1971) findet dagegen in Reutlingen bei engerer Definition (2 und mehr Personen pro Wohnraum) nur 2% der Kinder im Grundschulalter, die unter unzureichenden Verhältnissen leben.

In dieser Untersuchung wohnen 8% der Kinder nur mit einem Elternteil zusammen oder sind im Heim untergebracht. *Rutter* et al. (1974) geben deutlich höhere Zahlen an. Auf der Isle of Wight leben 18,8% der 10- bis 12jährigen Kinder in zerbrochenen Familien, in London 11,3%. Andere Autoren geben Zahlen zwischen 5,4% und 11,3% bei 7- bis 10jährigen Kindern an (*Thalmann* 1971; *Davie* et al. 1972; *Favez* et al. 1978).

Zwischen den drei Untersuchungsorten können keine deutlichen Unterschiede hinsichtlich Vorkommens bestimmter abnormer psychosozialer Umstände festgestellt werden, vor allem besteht kein Unterschied zwischen Kleinstädten und Landgemeinde. Lediglich in der Industriestadt Traunreut werden häufiger Klassifikationen im psychosozialen Bereich getroffen. *Rutter* et al. (1977) finden dagegen zwischen London und einem ländlichen Gebiet deutliche Unterschiede. 19,8% der Familien auf der Isle of Wight und 57,3% der Familien in einem Londoner Innenstadtbezirk können als „benachteiligt" bezeichnet werden. In London finden die

Autoren vor allem häufiger familiäre Disharmonie einschließlich „broken-home"-Situationen, im Heim untergebrachte Kinder, psychische Beschwerden der Mutter, Gesetzesverstöße des Vaters und beengte Wohnverhältnisse.

10.7 Zusammenhänge zwischen psychiatrischer Diagnose (Achse 1) und Klassifikationen auf den übrigen vier Achsen (Achsen 2–5) und der Symptomhäufigkeit

Die Annahme, daß soziale und biologische Faktoren zusammen die gravierenden Formen psychischer Erkrankungen beeinflussen, sollte nach *Earls* (1979) von besonderem Interesse für die Kinder- und Jugendpsychiatrie sein. Mehr vielleicht als in der Erwachsenenpsychiatrie müssen in der Kinderpsychiatrie die Daten immer gegen einen biologischen und einen Entwicklungsgradienten integriert werden. Deshalb stellt sich der Anspruch, zu standardisierten diagnostischen Techniken zu kommen, hier im besonderen. Damit könnten über Prävalenzen hinausgehende Studien der Verursachung von Störungen besser angegangen werden.

Die im folgenden berichteten Korrelationen dürfen jedoch nicht im Sinne von direkten Ursache-Wirkung-Zusammenhängen gesehen werden, sondern sollen helfen, Risikofaktoren für psychische Störungen und Verhaltensauffälligkeiten bei Kindern und Jugendlichen zu erhellen.

10.7.1 Psychiatrische Diagnose (Achse 1) und Rückstand der sprachlichen und/oder motorischen Entwicklung (Achse 2)

Psychiatrische Diagnosen (speziell Verhaltensauffälligkeiten) und Entwicklungsverzögerungen, kommen in der hier untersuchten Population gehäuft gemeinsam vor. Das gilt besonders für Sprachleistungen im Grenzbereich (PR 3–15) oder Sprachstörungen (PR unter 3) (s. Abb. 57 und Kap. 8.1.2).

Dieser Zusammenhang ist in der Literatur mehrfach beschrieben. 3jährige Kinder mit Rückstand der Sprachentwicklung haben in 59% Verhaltensprobleme, dagegen nur 14% aus einer Zufallsstichprobe (*Stevenson* et al. 1978). Umgekehrt finden dieselben Autoren auch bei Kindern mit Verhaltensstörungen gehäuft Rückstände der expressiven Sprache in der Testuntersuchung (12,9%), während in der Gesamtpopulation nur 3,1% der 3jährigen ähnlich auffällige Testergebnisse erreichen. Vor allem Enuresis nocturna und diurna, Enkopresis und Probleme hinsichtlich der sozialen Beziehungen zu anderen zeigen einen Zusammenhang zur Sprachentwicklung bei 3jährigen Kindern; dabei werden die Diagnosen Enuresis und Enkopresis ab dem Alter von drei Jahren gestellt. In der vorliegenden Arbeit, in der erst bei vierjährigen Kindern von Enuresis und Enkopresis als auffälliger Symptomatik gesprochen wird, sind über die Hälfte (n = 10) der psychiatrischen Diagnosen, die zusammen mit Sprachauffälligkeiten vorkommen, Enuresis und Enkopresis.

Rutter et al. (1970 a) haben bei 10- bis 12jährigen Buben mit Sigmatismus, Artikulationsstörungen oder anderen Sprachproblemen dreimal so häufig psychische Störungen wie in der Normalbevölkerung gefunden, für gleichaltrige Mädchen besteht ein solcher Zusammenhang nicht (*Rutter* et al. 1970 a). In dieser Studie besteht kein Unterschied zwischen Buben und Mädchen.

Cantwell et al. (1979) finden bei 53 von 100 Kindern mit Sprachretardierungen (2 bis 13 Jahre alt), die eine spezielle Sprachklinik besuchen, psychische Störungen. Am häufigsten sind dabei „Aufmerksamkeitsstörungen".

Ursachen für die beschriebenen Zusammenhänge lassen sich in einer Querschnittsstudie nicht ermitteln. Verschiedene Hypothesen können aufgestellt werden. Das Kommunikationsdefizit kann zu gestörtem Verhalten führen oder das gestörte Verhalten beeinflußt die Sprachentwicklung (*Rutter* et al. 1970 a); weiter kann auch ein gemeinsamer Faktor diesen Zusammenhang verursachen, z.B. Belastung durch die Umgebung oder Depression der Mutter (*Stevenson* et al. 1978), aber auch intellektuelle Retardierung, Taubheit oder Hirnschaden (*Cantwell* et al. 1977). *Cantwell* et al. (1977) ziehen in einer ausführlichen Literaturübersicht den Schluß, daß nur in seltenen Fällen wie z.B. bei kindlicher Schizophrenie, Autismus oder elektivem Mutismus die Sprachretardierung durch die psychische Störung entsteht; meistens sei die psychische Störung indirekt durch die Retardierung der Sprache oder des Sprechens verursacht. Eine andere mögliche Erklärung für den Zusammenhang könnte sein, daß Kinder mit Verhaltensauffälligkeiten schlechtere Testleistungen erbringen. *Stevenson* et al. (1978) berichten, daß 3jährige Kinder mit Verhaltensproblemen, auch wenn man die Gruppe der Sprachgestörten nicht mit einbezieht, vor allem in den verbalen Tests schlechter abschneiden als eine Kontrollgruppe.

10.7.2 Psychiatrische Diagnose (Achse 1) und Intelligenzleistung (Achse 3)

In der vorliegenden Untersuchung besteht kein Zusammenhang zwischen psychischen Störungen bzw. Verhaltensauffälligkeiten und der Intelligenzleistung.

Ähnlich findet *Kohlscheen* (1975) bei 6- bis 9jährigen Schulanfängern keinen Zusammenhang zwischen Verbal-IQ und Störungen bei den Kindern; es haben jedoch die von den Lehrern als auffällig Bezeichneten im Durchschnitt einen etwas niedrigeren, wenn auch im Normbereich liegenden IQ. 9jährige Kinder aus der Schweiz (*Favez* et al. 1978), die unter einem behindernden psychischen Konflikt leiden, haben häufiger einen IQ von 94 und darunter (Wechsler-Test) als Kinder mit leichteren Störungen. *Rutter* et al. (1970 a) vergleichen 9- bis 11jährige Kinder mit psychischen Störungen mit einer Kontrollgruppe und finden bei den Gestörten einen durchschnittlichen IQ, bei der Kontrollgruppe Werte im oberen Normbereich.

10.7.3 Psychiatrische Diagnose (Achse 1) und körperliche Symptomatik (Achse 4)

Bei Kindern mit chronischen körperlichen Erkrankungen (einschließlich Kurz- oder Weitsichtigkeit) werden hier dreimal häufiger psychische Störungen gefunden als bei solchen, die im Untersuchungszeitraum an keiner körperlichen Erkrankung leiden, oder nur unter einer vorübergehenden akuten Krankheit. Dieser Zusammenhang wird auch von anderen Autoren beschrieben. Zarte, kränkliche Kinder zeigen häufiger eine hohe Symptombelastung im Vergleich zu Kindern, die selten oder nie krank sind (*Thalmann* 1971). Aggressionssymptome kommen häufiger bei Risikokindern mit dem Verdacht einer frühkindlichen Hirnschädigung vor; Kinder mit Erkrankungen des Nervensystems in der Anamnese, mit entstellenden Fehlbildungen oder mit Sehbehinderung haben häufiger Angstsymptome (*Frederking* 1975). Nach *Shepherd* et al. (1973) sind Kinder ohne chronische körperliche Erkrankung in Vergangenheit oder Gegenwart in 7%, dagegen Kinder mit schwerer körperlicher Erkrankung oder Behinderung in 22% psychisch auffällig. *Rutter* et al. (1970 a) finden bei 10- bis 12jährigen mit chronischen körperlichen Erkrankungen zweieinhalbmal so häufig psychische Störungen wie in der Gesamtbevölkerung. Am stärksten sind dabei neurologische Erkrankungen einschließlich Anfallsleiden mit psychischen Störungen assoziiert; drei- bis viermal häufiger als bei der Kontrollgruppe werden bei diesen psychiatrische Diagnosen gestellt; Kinder mit Asthma, Ekzem oder anderen chronischen Erkrankungen werden knapp doppelt so häufig wie andere als psychisch gestört bezeichnet. Die Assoziation zu chronischen körperlichen Erkrankungen gilt nach *Rutter* et al. (1970 a) für emotionale, soziale und gemischt emotional/soziale Störungen. Bei 5- bis 14jährigen Kindern mit neurologischen Erkrankungen oder Anfallsleiden ist die Prävalenz psychischer Störungen mit 34,5% fünfmal höher als in der Gesamtbevölkerung (*Rutter* et al. 1970 b).

Der Zusammenhang zwischen chronischer körperlicher Krankheit und psychischen Störungen läßt nicht den eindeutigen Schluß zu, daß allein das Erleben einer schweren körperlichen Erkrankung zu auffälligem Verhalten führt, da Kinder mit schweren Krankheiten auch häufiger Krankenhausaufenthalte durchgemacht haben (*Shepherd* et al. 1973), also auch dieses Erlebnis zum gehäuften Vorkommen psychischer Störungen bei diesen Kindern führen kann. *Rutter* et al. (1970 a) geben verschiedene Interpretationsansätze: Kinder mit chronischen körperlichen Erkrankungen sind zuhause und in der Schule behindert, und das kann zu speziell emotionalen Störungen führen. Die Behinderung könnte, da das betreffende Kind nicht an den üblichen Aktivitäten Gleichaltriger teilnehmen kann, zu Störungen des Selbstwertgefühls führen. Die Haltung der Eltern gegenüber einem körperlich behinderten Kind kann zwischen Ablehnung und „overprotection“ schwanken.

Auch bei der Gruppe der Kinder mit neurologischen Erkrankungen oder Anfallsleiden sind nach *Rutter* (1977) meist indirekte Mechanismen für das Auftreten psychischer Störungen verantwortlich, z.B. intellektuelle Behinderung oder Leserückstand bzw. die Reaktion der Umgebung des Kindes darauf, Temperament- oder Persönlichkeitsveränderungen aufgrund des Hirnschadens, Nebeneffekte der Behandlung, die Reaktion der Familie auf das hirngeschädigte Kind oder die Art, wie das Kind selbst mit der Behinderung umgeht.

Aufgrund der geringen Anzahl unserer Fälle können wir zu einer genaueren Interpretation über das Gesagte hinaus nichts beitragen. Die von anderen Autoren angegebenen Gründe dürften auch hier eine Rolle spielen, andererseits wird die Gruppe der chronisch körperlich Kranken weiter gefaßt als z.B. bei *Rutter* et al. (1970 a) oder *Shepherd* et al. (1973), so daß die Schlußfolgerungen nicht unmittelbar übertragbar sind.

10.7.4 Psychiatrische Diagnose (Achse 1) und abnorme psychosoziale Umstände (Achse 5)

In der vorliegenden Untersuchung besteht ein unspezifischer Zusammenhang zwischen Belastungen, die aus der Umgebung des Kindes auf dieses einwirken und dem Auftreten von psychischen Störungen oder Verhaltensauffälligkeiten. Eine

Aufschlüsselung nach Art der psychosozialen Belastung ist aufgrund der kleinen Fallzahlen nicht möglich. Auch *Voll* et al. (1982) geben bei einer Stichprobe von 399 globale Beziehungen zwischen psychiatrischen Auffälligkeiten und familiären Umständen an. Andere Autoren können detailliertere Aussagen machen. *Von Harnack* (1958) findet den höchsten Anteil von nervösen Verhaltensstörungen bei Kindern, deren Eltern geschieden sind und Kindern, die bei ihrer alleinstehenden Mutter leben, dagegen treten, wenn die Familie durch den Tod des Vaters unvollständig geworden ist, nicht vermehrt „Verhaltensstörungen" auf. Kinder, die unehelich geboren sind, in einer „broken-home"-Situation leben, lange von zuhause weg waren, bei Pflegeeltern leben, einen jungen Vater haben, in schlechten ökonomischen Verhältnissen oder in unzureichenden Wohnverhältnissen leben, haben ein hohes Risiko, Verhaltensstörungen zu entwickeln (*Kastrup* 1976). Nach *Richman* (1977) sind ehelicher Streit oder Depression der Mutter assoziiert mit dem Vorhandensein von Verhaltensstörungen bei 3jährigen. Auch bei 10- bis 12jährigen Kindern hat schwere Disharmonie in der Familie die deutlichste Assoziation mit psychischen Störungen (*Rutter* et al. 1974); Kinder, die in Heimen untergebracht sind bzw. nicht mit beiden Eltern zusammenleben, haben ebenfalls vermehrt psychische Störungen, jedoch gehen dabei der Trennung von den Eltern meist auch disharmonische Verhältnisse in der Familie voraus. Psychische Beschwerden bei den Müttern finden *Rutter* et al. (1974) nur auf der Isle of Wight, nicht jedoch in London, mit Störungen bei den Kindern assoziiert, dagegen haben Kinder, deren Väter Indikatoren antisozialen Verhaltens wie Delinquenz oder Gefängnisaufenthalt aufweisen, in beiden Orten vermehrt psychische Störungen. *Graham* et al. (1973) beschreiben psychische Störungen der Mutter, eheliche Uneinigkeit und zerstörte Familien bei 14- bis 15jährigen Kindern als eng mit psychischen Störungen assoziiert. Dabei stehen emotionale Störungen eher mit Disharmonie in der Ehe oder „broken-home"-Situationen in Zusammenhang. Die Trennung von beiden Eltern ist assoziiert mit sozialen Störungen, wenn gleichzeitig die Ehe der Eltern schlecht verlaufen ist (*Rutter* 1971). Der Autor folgert, daß der Grund für die Trennung der Familie und nicht die Trennung selbst die Ursache der Störung darstellt. Weiter sind die Folgen nachhaltiger, wenn die Disharmonie die Beziehung zwischen Eltern und Kindern betrifft. Dagegen können positive Beziehungen zu einem Elternteil den Effekt der elterlichen Disharmonie auf das Kind abschwächen.

Eine Menge Probleme müssen von der multidisziplinären Wissenschaft Epidemiologie noch gelöst werden, bis die in Kap. 10.5.1 bis 10.7.4 referierten Korrelationen in einen theoretischen Bedingungszusammenhang gestellt werden können. Mit Längsschnittstudien wurde vor allem in englischsprachigen Raum und den USA damit begonnen. *Earls* (1979) kommentiert diese Situation damit, daß bezüglich Validität und Reliabilität von psychischen Störungen noch viel zu tun bleibt, bevor ursächliche Theorien ausreichend fundiert sind.

10.7.5 Psychiatrische Diagnose (Achse 1) und soziale Schicht

Bei Kindern aus der unteren Unterschicht, der vorwiegend an- und ungelernte Arbeiter angehören (Schicht V nach *Kleining* et al. 1968) fanden wir nach Angaben der Eltern gehäuft Verhaltensauffälligkeiten, nicht jedoch mehr psychische Störungen. Faßt man obere und untere Unterschicht zusammen oder verwendet man das zweidimensionale Schichtmodell von *Siegrist* et al. (1971), so besteht kein Zusammenhang zwischen psychiatrischer Diagnose und sozialer Schicht. Auch *Thalmann* (1971) kommt bei unterschiedlicher Methode der Schichtbestimmung zu unterschiedlichen Ergebnissen. Die kinder- und jugendpsychiatrische epidemiologische Literatur stimmt weitgehend darin überein, daß in der Gesamtbevölkerung der Kinder kein Zusammenhang zwischen psychischen Störungen bzw. Verhaltensstörungen und der sozialen Schicht der Kinder besteht (*Lapouse* et al. 1964; *Shepherd* et al. 1973; *Leslie* 1974; *Graham* 1978). Lediglich *von Harnack* (1958) findet in „sozial schlechter gestellten Familien" (welche nicht näher definiert werden) häufiger verhaltensgestörte Kinder als in „sozial besser gestellten".

Weder emotionale noch soziale Störungen treten bei 10- bis 12jährigen Kindern in den unteren Schichten häufiger als in der Oberschicht auf (*Rutter* et al. 1970 a). Dasselbe Ergebnis wird auch für 14- bis 15jährige berichtet (*Graham* et al. 1973). *Frederking* (1975) unterscheidet Symptome, die in der Unterschicht häufiger vorkommen, wie Angst vor Menschen, Weglaufen, Schlafstörungen oder Schulschwierigkeiten, von anderen, die in der Oberschicht überwiegen, z.B. aggressives Verhalten, Kontaktstörungen oder Enuresis diurna.

In administrativen Studien wird ein Zusammenhang zwischen sozialer Schicht und psychischen Störungen angegeben. In der schon zitierten Untersuchung von *Bettschart* (1979) werden Kinder aus höheren Sozialschichten häufiger als „normal" bezeichnet, während in den unteren Schichten eher reaktive Störungen, Persönlichkeits- und Charakterstörungen sowie psychosomatische Erkrankungen klassifiziert werden. Neurotische Auffälligkeiten kommen in den oberen Schichten gehäuft vor. Bei kinder- und jugendpsychiatrischen Patienten, die sich wegen eines Suizidversuches in Behandlung befinden, sind die unteren Sozialschichten überrepräsentiert (*Remschmidt* et al. 1978). In den Bereichen Defektsymptome, Sprachstörungen und dissoziale Auffälligkeiten dominieren in der Untersuchung von *Steinhausen* (1981), die er an einer Klinikpopulation vornimmt, Unterschichtpatienten.

10.7.6 Psychiatrische Diagnose (Achse 1) und Symptomhäufigkeit

In vielen epidemiologischen Studien versucht man, psychische Auffälligkeiten von Kindern anhand von Symptomen zu klassifizieren (z.B. *Shepherd* 1973). *Petri* (1979) hat in seiner Erprobungsstudie an einer kinder- und jugendpsychiatrischen Klinikpopulation den Ansatz nach dem „Multiaxialen Klassifikationsschema" vor allem mit zwei Argumenten relativiert: 1. Das Kind und der Jugendliche stehen in einem permanenten biologischen und psychischen Reifungsprozeß, der in vielfachen Formen von soziokulturellen Faktoren beeinflußt wird. Im Rahmen eines solchen Entwicklungsprozesses, in dem viele psychische Symptome auftreten können, deren Krankheitswert schwierig zu bestimmen wäre, seien diagnostische Kriterien der Klinik für eine Feldforschung ungeeignet. 2. Einerseits erfasse der internationale Diagnoseschlüssel (ICD) die psychischen Störungen im Kindes- und Jugendalter nicht differenziert genug und andererseits mangle es an einem einheitlichen Diagnosenschema. Zudem sei die Vergleichbarkeit klinischer Diagnosen durch unterschiedliche Schulrichtungen und sich verändernde Definitionen psychischer Erkrankungen wenig zuverlässig. Gleichzeitig beschreibt *Petri* (1979) aber auch die Grenzen des methodischen Ansatzes der „Zählung der Häufigkeit einzelner Symptome". Dort bestände Unklarheit über den pathogenen Stellenwert, der dem Einzelsymptom im Rahmen des entwicklungspsychologischen Reifungsprozesses und in bezug auf eine Vielzahl unabhängiger Variablen zukommt. Einen Versuch zur Lösung dieses Problems stellen differenziertere Untersuchungsansätze mit Gewichtung jedes Einzelsymptoms nach Intensität, Dauer und Frequenz des Auftretens dar.

Auf dem Hintergrund obiger Diskussionen berechnen die Autoren in der vorliegenden Arbeit, wieviele Kinder aufgrund einer bestimmten Anzahl von Symptomen als psychisch auffällig identifiziert werden können. Der Cut-off-Punkt für eine auffällig hohe Symptomzahl wird bei 13 Symptomen festgelegt (s. Kap. 7.5.1.5 und 8.1.6). Auf diese Weise werden 86% aller untersuchten Kinder im Vergleich zum „Multiaxialen Klassifikationsschema" richtig als „psychisch gestört" oder als „psychisch nicht gestört" identifiziert (Abb. 62). Von den auf Achse 1 diagnostizierten „psychischen Störungen" werden 56% auch durch auffällig hohe Symptomzahlen richtig als „auffällig" beurteilt; bei den Verhaltensauffälligkeiten sind es 29%, zusammen 36% (= Sensitivität). Die restlichen 292 Kinder und Jugendlichen der Stichprobe, die auf Achse 1 keine psychiatrische Diagnose erhalten, werden zu 88% aufgrund einer Symptomzahl < 13 richtig als „psychisch nicht gestört" klassifiziert (= Spezifität).

Die geringe Übereinstimmung bei positiven Fallidentifikationen (Sensitivität) kommt auch dadurch zustande, daß Fallidentifikationen anhand eines Summenscores der Symptome solche Klassifizierungen von Achse 1 nicht berücksichtigen, die nur durch ein einzelnes Symptom (z.B. Enuresis) bei entsprechender Intensität bzw. Belastung für das Kind und/oder Umgebung als Diagnose gewertet werden (vgl. *Cooper* 1978).

Auch von einigen anderen Autoren werden parallel oder zeitlich nacheinander sowohl durch die Symptomzahl als auch durch klinische Diagnostik Fallidentifikationen vorgenommen. Nach *Kastrup* (1976) sind 43% der von den Untersuchern als verhaltensgestört identifizierten 5- bis 6jährigen Kinder auch durch eine hohe Symptomzahl gekennzeichnet. Bei 58,2% aller 14- bis 15jährigen, die aufgrund eines Fragebogens als auffällig bezeichnet werden, wird klinisch eine psychische Störung festgestellt (*Graham* et al. 1973). Es besteht eine enge Assoziation zwischen dem Vorhandensein bestimmter Verhaltensauffälligkeiten und einem hohen Punktwert auf einer Eltern-Symptomskala (*Rutter* et al. 1970 a); zu den Symptomen zählen von den Eltern berichtetes antisoziales oder aggressives Verhalten, emotionale Symptome, Konzentrationsstörungen, Ruhelosigkeit, Nervosität und Enuresis (vor allem Enuresis diurna).

Steinhausen (1982) stellt in seiner Analyse einer Stichprobe von 928 konsekutiven Fällen einer Klinikpopulation eine Vielzahl inhaltlicher Entsprechungen (im Sinne von Plausibilitätsprüfungen) und Differenzierungen in der Beziehung von Symptom und Diagnose fest.

10.8 Inanspruchnahme von niedergelassenen Ärzten sowie beratend und therapeutisch tätigen Einrichtungen durch Kinder mit psychischen Störungen und Verhaltensauffälligkeiten

Über den Verlauf psychischer Störungen im Kindes- und Jugendalter gibt es unterschiedliche Angaben. *Barcai* et al. (1972) betonen bei Schulkindern mit psychischen Störungen und Verhaltensauffälligkeiten die hohe Rate an Spontanremissionen. *Rutter* et al. (1970 a) berichten, daß ein Teil der Kinder mit neurotischen Störungen im Erwachsenenalter unauffällig ist. Drei Fünftel der in der Adoleszenz erhebbaren psychischen Störungen entstehen aber erst in der Pubertät (*Rutter* et al. 1977); sie sind im Grundschulalter noch nicht nachweisbar. *Otto* et al. (1978) beschreiben dagegen die Kontinuität psychischer Störungen von der Adoleszenz bis ins Erwachsenenalter. Ein Drittel der Kinder mit emotionalen Störungen haben diese wenigstens drei Jahre und leiden z.T. noch als Erwachsene an Neurosen (*WHO-Report* 1977). Soziale Störungen verlaufen meist chronisch (*Chazan* et al. 1974; *O'Neal* et al. 1958); aus ihnen resultieren im Erwachsenenalter häufig Persönlichkeitsstörungen (*Report* 1977; *Mellsop* 1972). Gute Intelligenz kann für den Verlauf psychischer Störungen Kompensationsfunktion haben, besonders dann, wenn die guten intellektuellen Fähigkeiten Eltern und Lehrern bekannt sind (*Otto* et al. 1978; *Schmidt* 1975 b). Bei etwas weniger als der Hälfte der in einer Felduntersuchung als psychisch gestört identifizierten Kinder liegen außerdem Belastungen im sprachlichen, motorischen, intellektuellen und/oder körperlichen Bereich vor (*Rutter* et al. 1970 a). Die Prognose psychischer Störungen wird durch zusätzliche sprachliche oder motorische Retardierung, Intelligenzminderung oder körperliche Erkrankung schlechter (*Otto* et al. 1978).

In dieser Studie stellen die Felduntersucher bei der Subpopulation von 236 Kindern in 24% psychiatrische Diagnosen. Die Hausärzte geben hingegen 8% an. Daraus läßt sich schließen, daß eine möglichst umfassende Diagnostik und gute Fallidentifikation eine der Voraussetzungen für die Versorgungsplanung psychischer Störungen darstellt. Die von den Hausärzten gestellten Diagnosen, die von den Felduntersuchern nicht erkannt werden, fallen kaum ins Gewicht (weniger als 2%). Es läßt sich daraus folgern, daß sich u.a. wegen emotionaler Barrieren – wie vereinzelt betont wurde – weder die Hausärzte in Screeningform genügend Informationen über psychische Symptome bei Patienten im Kindes- und Jugendalter einholen, noch daß die Eltern von sich ausreichend über psychische Symptome berichten.

Nach Angaben der Eltern und des Hausarztes werden von 236 Kindern drei psychotherapeutisch versorgt. Drei weitere Kinder sind im Wilhelm-Löhe-Heim wegen psychischer Störungen und zusätzlicher Behinderungen untergebracht. Bezogen auf 56 von den Felduntersuchern als psychisch gestört identifizierte Kinder beträgt der Prozentsatz der behandelten 11%. Von diesen erhält je etwa eine Hälfte ambulante Behandlung, die andere psychotherapeutische Heimbetreuung.

Steuber (*Bericht* 1975) gibt die Zahl der behandelten Kinder mit 8% an (bezogen auf die psychisch gestörten). *Shepherd* et al. (1973) stellen in ihrer epidemiologischen Studie fest, daß von den 6 303 in die Untersuchung einbezogenen Kindern nur 9 (!) Kinder psychiatrisch behandelt werden (bei einer Morbiditätsrate von 10,8%).

Nach den Ergebnissen von *Rutter* et al. (1970 a) werden 20% der 10- bis 12jährigen Kinder mit psychischen Störungen auf der Isle of Wight psychotherapeutisch versorgt, die Hälfte von ihnen kinder- und jugendpsychiatrisch.

Die meisten der genannten Autoren beurteilen diese Zahlen als unbefriedigend in bezug auf eine angestrebte gute psychiatrische Versorgung der Kinder und Jugendlichen. Trotz der bekannten spontanen Remissionen des abnormen Verhaltens oder des psychopathologischen Befundes im Verlauf sollte eine Versorgung möglichst vieler verhaltensauffälliger und psychisch gestörter Kinder und Jugendlicher angestrebt werden, um Belastungen sowie die Entwicklung von sekundären Symptomen und Behinderungen zu vermeiden.

Im Kanton Waadt in der Schweiz werden ca. 10% aller Kinder und Jugendlichen zwischen 0 und 16 Jahren psychodiagnostisch als auffällig erfaßt und z.T. therapeutisch von einer kinderpsychiatrischen Ambulanz betreut (*Favez* et al. 1978).

Rutter et al. (1970a) betonen in ihren Implikationen für die Planung von Versorgungseinrichtungen nicht nur den bisher diskutierten Faktor der Art und Häufigkeit sowie Intensität, sondern auch die Persistenz einer psychischen Störung oder Verhaltensauffälligkeit als wichtige Bedingung bei der Versorgungsplanung.

Weiter sind für die Inanspruchnahme von Hilfe psychosoziale Determinanten ausschlaggebend sowie auch das zur Verfügung stehende und auch bekannte therapeutische Angebot.

Man weiß, daß zwar vielen Eltern psychische Störungen ihrer Kinder bewußt sind, daß aber nur die Hälfte eine psychotherapeutische Behandlung wünscht (*Leslie* 1974).

Shepherd et al. (1973) vergleichen eine Gruppe von aufgrund des Besuches einer child guidance clinic als emotional gestört betrachteten Kindern mit einer Kontrollgruppe aus der Felduntersuchung, die in bezug auf Störung und Alter parallelisiert, aber nicht in einer child guidance clinic untersucht oder behandelt worden war. Diese beiden Gruppen unterschieden sich hauptsächlich durch die Einstellung der Mütter. Es gibt aber auch Eltern, die über die vorhandenen Behandlungsmöglichkeiten nicht informiert sind. Verbessert sich das Behandlungsangebot, so wird vermutlich auch die Zahl der Inanspruchnahmen steigen (*Rutter* et al. 1970a); dies hat *Nielsen* (1976) für den kinder- und jugendpsychiatrischen Bereich gezeigt.

Die im Landkreis Traunstein zur Verfügung stehenden Einrichtungen bzw. Personen sind in Tab. 88 und 89 angeführt. In den Heimen des Landkreises sind insgesamt 39 nichtärztliche Psychotherapeuten unterschiedlicher Ausbildung tätig. In ambulanten Einrichtungen und Tagesstätten sind es einschließlich der Sonderschullehrer 70 Personen.

Die ärztliche Versorgung des Landkreises entspricht dem Bundesdurchschnitt für die in freier Praxis tätigen Ärzte. Dabei sind die Fachärzte etwas unter-, die Ärzte für Allgemeinmedizin und praktischen Ärzte etwas überrepräsentiert. Die kinderärztliche Versorgung mit 4 Kinderärzten im Landkreis[1] entspricht dem Bundesdurchschnitt, wenn man berücksichtigt, daß zwei der niedergelassenen Ärzte[1] für Allgemeinmedizin die Weiterbildung und Anerkennung zum Facharzt für Kinderheilkunde besitzen. Die Zahl der niedergelassenen Nervenärzte liegt nicht wesentlich unter dem Durchschnitt der Bundesrepublik. Die Versorgungsmöglichkeiten psychisch gestörter Kinder und Jugendlicher entsprechen formal gesehen dem Bundesdurchschnitt. Allerdings gibt es im Landkreis keinen niedergelassenen Kinder- und Jugendpsychiater, ein von den Allgemeinärzten öfter beklagter Mangel.

Die Zahlen zur psychischen Versorgungssituation der Kinder und der Erwachsenen sind numerisch schwer zu vergleichen, da nach anderen Kriterien beurteilt und

1 1979 erhöhte sich diese Zahl um jeweils einen niedergelassenen Arzt.

nach unterschiedlichen Methoden therapiert wird. Zudem ist die Fallzahl bei der Zufallsstichprobe der Kinder gering.

Die diagnostische Differenz zwischen Hausärzten und Felduntersuchern ist bei der Stichprobe der Kinder größer als bei den Erwachsenen. Psychisch erkrankte Erwachsene nehmen häufiger ärztliche Hilfe in Anspruch als Kinder; dabei ist der zeitliche Aufwand, psychisch gestörte und/oder verhaltensauffällige Kinder und deren Familien zu betreuen, größer als der, der zur Versorgung psychisch gestörter Erwachsener notwendig ist. Die vorwiegend ambulante Versorgung psychisch gestörter Erwachsener ist in der ländlichen Region Südostbayerns insgesamt günstiger zu beurteilen als die ambulante Versorgung von Kindern mit psychiatrischen Diagnosen.

In ihrem Praxisfeld gerät die Kinder- und Jugendpsychiatrie in einen zunehmenden Austausch mit anderen Disziplinen, wie Psychologie, Pädagogik und den Sozialwissenschaften. Auch in der Theoriebildung über die Verursachung psychischer Störungen ist die multifaktorielle Betrachtungsweise allgemein anerkannt. Diesen zunehmenden Differenzierungen müßten auch erweiterte und innovative diagnostische und therapeutische Angebote gegenüberstehen. Unter solchen Voraussetzungen können viele der im „Multiaxialen Klassifikationsschema" genannten psychischen Störungen und Verhaltensauffälligkeiten bei Kindern bei Mitdarstellung der intra- und interindividuellen Gesamtsituation als behandlungsbedürftig angesehen werden; zumindest sollten die Eltern der Kinder beraten werden. Von der zukünftigen Forschung, in der sowohl klinische wie epidemiologische Methoden ihren Platz haben müßten, wird man weitere Informationen über die Frage der Verursachung sowie eine Grundlage für genauere Schätzungen von Ausmaß und Wesen psychischer Störungen und Verhaltensauffälligkeiten und somit stichhaltige Hinweise für entsprechende Einrichtungen erwarten dürfen.

Unter Einbeziehung der bisherigen Literatur könnten (bezogen auf die hier gefundene Jahresprävalenz von 21%) nach Einschätzung der Autoren (unter Berücksichtigung der Befragungsergebnisse von *Leslie* 1974) 6% aller Vorschul- und Schulkinder gründlich diagnostiziert und psychotherapeutisch behandelt werden (gefunden wurden in dieser Arbeit 2% = 7 Probanden), da etwa diese Anzahl von Familien für Psychodiagnostik und Therapie offen und motivierbar wäre. *Schmidt* (1975 a) legt dar, daß nur jedes vierte verhaltensauffällige Schulkind – 5% der Gesamtpopulation – behandelt werden muß. Dabei denkt man nicht nur an die Möglichkeiten und Kompetenzen eines Berufes, sondern ebenso an Teamarbeit. Für die multidisziplinäre Versorgung psychisch gestörter und verhaltensauffälliger Kinder und Jugendlicher sollten Ärzte, Heilpädagogen, klinische Psychologen, Pädagogen und Sozialarbeiter zusammenarbeiten (*Leslie* 1974). Der Anteil der Familien, die ihre Kinder nur vorstellen und bei denen ggf. kurze Beratungen notwendig wären, dürfte bei weiteren 6% der Gesamtpopulation der Kinder und Jugendlichen liegen. Das hieße, daß für die Behandlung psychischer Störungen ein größeres Angebot an ambulanten Einrichtungen im Landkreis Traunstein vorhanden sein müßte.

11 Zusammenfassung

Die vorliegende epidemiologische Untersuchung ist ein Beitrag zur Erhebung der Prävalenz psychischer Erkrankungen bei Kindern in der Bevölkerung. Sie ist in den Jahren 1977 und 1978 im Landkreis Traunstein in den Orten Traunreut, Traunstein und Palling durchgeführt. Die untersuchte Stichprobe umfaßt 358 deutsche und 17 ausländische Kinder im Alter von 3;0 bis 14;11 Jahren. Die Verweigerungsrate liegt bei 5%.

Die Diagnosen werden anhand des „Multiaxialen Klassifikationsschemas für psychiatrische Erkrankungen des Kindes- und Jugendalters nach *Rutter, Shaffer* und *Sturge*" (deutsche Ausgabe: *Remschmidt* et al. 1977) gestellt. Beurteilt werden bei jedem Kind die psychiatrische Symptomatik (Achse 1: Klinisch-psychiatrisches Syndrom), die Entwicklung von Sprache und Motorik (Achse 2: Entwicklungsrückstände), die intellektuellen Fähigkeiten (Achse 3: Intelligenzniveau), die körperliche Symptomatik (Achse 4) sowie abnorme psychosoziale Umstände (Achse 5). Die Untersucher klassifizieren die Befunde gemeinsam. Für psychische Störungen und Verhaltensauffälligkeiten (Achse 1) wird klinisch der Schweregrad geschätzt, des weiteren das Ausmaß von Mehrfachbelastungen und die soziale Schicht für jeden Probanden festgestellt sowie Schwangerschaft, Geburt und frühkindliche Entwicklung entsprechend den elterlichen Angaben beurteilt.

Den Hauptteil der Untersuchung stellt ein ca. 70minütiges psychiatrisches Interview mit einer Bezugsperson des Kindes (meist der Mutter) dar. Es enthält im wesentlichen Fragen zum Status präsens, definiert als ein Zeitraum von 3 Monaten vor dem Tag der Untersuchung. Es werden Fragen nach Verhaltensauffälligkeiten und ihrer Häufigkeit im körperlichen (z.B. Stereotypien, Tics), emotionalen, sozialen sowie Spiel- und Leistungsbereich gestellt. Weiter werden Sozialdaten und anamnestische Daten erhoben, und es wird nach Entwicklungsrückständen, sozialpädagogischer Versorgung des Kindes, nach Schulleistung, körperlichen Erkrankungen und den psychosozialen Umständen, unter denen das Kind lebt, gefragt. Gleichzeitig wird mit jedem Probanden eine ca. 70minütige standardisierte kinderpsychiatrische Untersuchung durchgeführt; diese besteht aus einem Sprachentwicklungs- und (bei jüngeren Kindern) Artikulationstest, einem Intelligenztest, der Beurteilung der Körperkoordination, einer körperlichen Inspektion, einer neurologischen Untersuchung und einer Beobachtung des Kindes in der Testsituation.

18% (n = 66) aller untersuchten Kinder erhalten eine psychiatrische Diagnose. 5% (n = 18) haben komplexe Auffälligkeiten, die hier als „psychische Störungen" bezeichnet werden (z.B. emotionale Störungen). 13% (n = 48) weisen „Verhaltensauffälligkeiten" wie Tics, Stereotypien, Enuresis, Enkopresis usw. auf. Hinsichtlich der Prävalenz psychischer Störungen oder Verhaltensauffälligkeiten im Kindesalter unterscheiden sich die drei Untersuchungsorte nicht voneinander.

Bei 19% (n = 67) aller untersuchten Kinder ist die Entwicklung als auffällig oder gestört zu beurteilen. Im einzelnen liegt bei 12% (n = 41) die Sprachentwicklung und bei 3% (n = 9) die motorische Entwicklung im Grenzbereich. 3% (n = 9) der untersuchten Kinder weisen eine gestörte Sprachentwicklung, 1% (n = 2) eine gestörte motorische Entwicklung auf. Bei 1% (n = 2) der Kinder sind Sprache und

Motorik gestört, bei einem Kind liegen beide im Grenzbereich. Bei Kindern mit Entwicklungsauffälligkeiten oder -störungen, insbesondere der Sprache, werden überzufällig häufig psychiatrische Diagnosen gestellt. Dieser Zusammenhang gilt als sicher für die Verhaltensauffälligkeiten, der Tendenz nach auch für psychische Störungen, und er gilt nur für die unteren Sozialschichten.

69% (n = 245) der untersuchten Kinder erbringen im Intelligenztest Leistungen im Normbereich, 9% (n = 31) erhalten unterdurchschnittliche, 22% (n = 78) überdurchschnittliche Testwerte. Ein Zusammenhang zwischen psychiatrischer Diagnose und Intelligenzleistung ist nicht festzustellen.

Körperliche Erkrankungen werden von der Mutter mitgeteilt bzw. vom Untersucher diagnostiziert. Bei 31% (n = 111) der Kinder wird mindestens eine leichte akute Erkrankung im letzten Vierteljahr klassifiziert, bei 1% (n = 4) mindestens eine schwere akute Krankheit, bei 27% (n = 96) mindestens eine leichte chronische und bei 3% (n = 11) mindestens eine schwere chronische Erkrankung (zu den leichten chronischen Erkrankungen zählen hier auch die Refraktionsanomalien, bei denen das Kind eine Brille tragen muß; n = 33). Kinder mit chronischen Erkrankungen im letzten Vierteljahr haben dreimal so häufig psychische Störungen wie Kinder ohne solche Erkrankungen. Für die Verhaltensauffälligkeiten gilt ein solcher Zusammenhang nicht.

Bei 32% (n = 115) aller untersuchten Kinder werden abnorme psychosoziale Umstände klassifiziert. Dabei erhalten 25% (n = 89) eine, 5% (n = 17) zwei und 3% (n = 9) drei Klassifikationen in diesem Bereich. Am häufigsten werden dabei „unzureichende Lebensbedingungen" (z.B. unzureichende Wohnverhältnisse), „abnorme familiäre Verhältnisse" (z.B. nur ein Elternteil) und „psychische Störungen bei anderen Familienmitgliedern" festgestellt. Kinder, die durch abnorme psychosoziale Umstände belastet sind, zeigen häufiger psychische Störungen oder Verhaltensauffälligkeiten als Kinder ohne diese Belastungen.

Im Vierteljahr vor dem Tag der Untersuchung werden nach Angaben der Eltern und Hausärzte 22% (n = 78) aller untersuchten Kinder aufgrund akuter oder chronischer körperlicher Erkrankungen, 2% (n = 7) wegen psychischer Störungen und Verhaltensauffälligkeiten und 2% (n = 6) wegen Retardierungen oder Auffälligkeiten der Motorik bzw. wegen Lese-Rechtschreibschwäche behandelt. Von den Kindern mit Retardierungen oder Auffälligkeiten der Sprache wird keines gefördert.

Im Zeitraum 1978 und 1979 wird zusätzlich eine Hausarztbefragung durchgeführt, deren Ergebnisse sich auf die letzten 12 Monate vor der Untersuchung des Kindes durch die Felduntersucher beziehen. Die Felduntersucher stellen bei der Subpopulation von 236 Kindern 24% psychiatrische Diagnosen, die Hausärzte geben hingegen 8% an. Die im Landkreis Traunstein vorhandenen Einrichtungen zur Versorgung psychisch gestörter und verhaltensauffälliger Kinder werden erhoben und die Notwendigkeit eines größeren Angebotes betont. Nach Meinung der Autoren könnten die Kinder und Jugendlichen, bei denen eine Behandlung oder Beratung wegen psychischer Störungen oder Verhaltensauffälligkeiten angezeigt wäre, zum Großteil ambulant versorgt werden.

In der Diskussion wird vor allem versucht, die Ergebnisse mit der vorhandenen kinderpsychiatrisch-epidemiologischen Literatur zu vergleichen und methodenkritische Überlegungen anzustellen. Die gefundenen Ergebnisse entsprechen im wesentlichen denen der vergleichbaren Literatur.

Mit dieser Studie, die die einzige kinderpsychiatrisch-epidemiologische Untersuchung neueren Datums in einem ländlich-kleinstädtischen Gebiet in der Bundesrepublik ist, haben die Autoren einen Beitrag zur Erfassung der psychiatrischen Morbiditätsrate bei Kindern bis zu 14;11 Jahren sowie zur Bedarfsplanung für deren Versorgung geleistet.

Literatur

Akimoto, H., T. Shimazaki, K. Okada, S. Hanasiro: Demographische und psychiatrische Untersuchung über abgegrenzte Kleinstadtbevölkerung. Psychiatr. Neurol. Jap. 47 (1942) 351–374

Albert-Joppich, E., F. Schilling: Probleme leichter Mehrfachbehinderungen im Kindesalter. Marhold, Berlin-Charlottenburg 1972

Angermaier, M.: Psycholinguistischer Entwicklungstest. Manual. Beltz Test GmbH, Weinheim 1974

Armor, D.J., A.S. Couch: Data Text Primer. The Free Press, New York 1972

Artner, K., R. Castell: Stationäre Therapie von einkotenden Kindern. Prax. Kinderpsychol. Kinderpsychiatr. 28 (1979) 119–132

Astrup, C.: The Berlevag Project on psychiatric morbidity. In: *S.A. Mednick, A.E. Baert:* Prospective longitudinal research: An empirical basis for the primary prevention of psychosocial disorders. Oxford University Press, Oxford 1981

Astrup, C.: The Berlevag Project from 1939 through 1976. Unpublished Manuscript, Oslo 1982

Bahn, A.K., E.A. Gardner, L. Alltop, G.L. Knatterud, M. Solomon: Admission and Prevalence Rates for Psychiatric Facilities in Four Register Areas. Am. J. Publ. Health 56 (1966) 2033–2051

Baldwin, J.A.: Psychiatric illness from birth to maturity: an epidemiological study. Acta Paediatr. Scand. 44 (1968) 313–331

Baldwin, J.A.: Aspects of the Epidemiology of Mental Illness: Studies in Record Linkage. Little, Brown & Co, Boston 1971

Barcai, A., S.B. Dreman: The natural history of childhood psychiatric disorders: differential spontaneous remission rates in a psychiatric outpatient clinic for children in Israel: a pilot study. Acta Paedopsychiatr. 39 (1972) 335–346

Bartl, G.: Über Verhaltensauffälligkeiten im Vorschulalter. Med. Diss., München 1975

Becker, K., R. Lempp, B. Veit-Nowack: Feldstudie über kinder- und jugendpsychiatrische Krankheiten in Tübingen. Psychiatr. Prax. 1 (1974) 150–160

Bellman, M.: Studies on encopresis. Acta Paediatr. Scand. Suppl. 170 (1966)

Berger, E., M.H. Friedrich: Anamnesedokumentation an einer neuropsychiatrischen Klinik für Kinder und Jugendliche: Ergebnisse und Erfahrungen. Z. Kinder- Jugendpsychiatr. 5 (1977) 14–18

Beske, F., W.C. Boschke: Standortbestimmung und Konzept Allgemeinmedizin. Wissenschaftliche Reihe – Band 22 – des Zentralinstituts für die kassenärztliche Versorgung in der Bundesrepublik Deutschland. Deutscher Ärzteverlag, Köln 1982

Bettschart, W.: Vergleich der Inanspruchnahme eines schweizerischen kinderpsychiatrischen Dienstes aus den Jahren 1970 bis 1975. Z. Kinder- Jugendpsychiatr. 7 (1979) 55–70

Blurton-Jones, N.G., M.J. Konner: Sex differences in behaviour of London and bushman children. In: *R.P. Michael, J.H. Crook:* Comparative Ecology and Behaviour of Primates. Academic Press, London-New York 1973

Böök, J.A.: A Genetic and Neuropsychiatric Investigation of a North Swedish Population with Special Regard to Schizophrenia and Mental Deficiency. Acta Genetica et Statistica Medica 4 (1953) 1–100

Bolte, A., U. Küpper: Die perinatale Mortalität. Arch. Gynäkol. 213 (1973) 307–340

Brandis, W., D. Henderson: Social class, language and communication. Routledge and Kegan Paul, London 1970

Bremer, J.: Social psychiatric investigation of a small community in Nothern Norway. Acta Psychiatr. Scand. Suppl. 62, 1951

Brenner, M.H.: Mental Illness and the Economy. Harvard University Press, Cambridge, Mass. 1973

Brindley, C., P. Clarke, C. Hutt, J. Robinson, E. Wethli: Sex differences in the activites and social interaction of nursery school children. In: *R.P. Michael, J.H. Crook:* Comparative Ecology and Behaviour of Primates. Academic Press, London-New York 1973

Brock, R.R., G.C. Leist: Über Morbiditätsstatistiken psychischer Erkrankungen. Arch. Hyg. 154 (1970) 93–101; 154 (1970) 403–411; 154 (1971) 436–446

Brown, J.K.: Infants damaged during birth – perinatal asphyxia. In: *D. Hull*: Recent Advances in Pediatrics, Bd. 5. Churchill Livingston, Edinburgh 1976

Bruder, W., S. Weyerer, H. Dilling: Probleme der Fallidentifikation mit einem halbstrukturierten psychiatrischen Interview am Beispiel einer epidemiologischen Untersuchung in Allgemeinpraxen. Arch. Psychiatr. Nervenkr. 231 (1982) 187–202

Brugger, C.: Versuch einer Geisteskrankenzählung in Thüringen. Z. Ges. Neurol. Psychiat. 133 (1931) 352–390

Brugger, C.: Psychiatrische Ergebnisse einer medizinischen, anthropologischen und soziologischen Bevölkerungsuntersuchung. Z. Ges. Neurol. Psychiatr. 146 (1933) 489–524

Brugger, C.: Psychiatrische Bestandsaufnahme im Gebiet eines medizinisch-anthropologischen Zensus in der Nähe von Rosenheim. Z. Ges. Neurol. Psychiatr. 160 (1937) 189–207

Brunetti, P.M.: Prevalence des troubles mentaux dans une population rurale du Vaucluse: données nouvelles et recapitulatives. L'Hygiène Mentale 62 (1973) 1–15

Burgemeister, B.B., L.H. Blum, I. Lorge: Columbia Mental Maturity Scale. World Book Co., Yonkers-on-Hudson, New York 1954

Calnan, M., K. Richardson: Speech problems in a national survey: assessments and prevalences. Child: care, health and development 2 (1976) 181–202

Cantwell, D.P., L. Baker: Psychiatric disorder in children with speech and language retardation. Arch. Gen. Psychiatr. 34 (1977) 583–591

Cantwell, D.P., L. Baker, R.E. Mattison: The prevalence of psychiatric disorder in children with speech and language disorder: an epidemiologic study. J. Am. Acad. Child Psychiatr. 18 (1979) 450–461

Castell, R.: Korrelationen zur Artikulationsfähigkeit von Stammlern im Vorschulalter, Milieueinflüsse; EEG-Analyse; neurologische und leistungspsychologische Befunde. Med. Habilitationsschrift München 1975

Castell, R., A. Röder, K. Artner: Untersuchung zur Prognostik des Stammelns bei Vorschulkindern. Prax. Kinderpsychol. Kinderpsychiatr. 26 (1977) 226–235

Castell, R., A. Biener, K. Artner, C. Beck: Artikulation und Sprachleistung bei drei- bis siebenjährigen Kindern. Ergebnisse der Untersuchung einer Zufallsstichprobe aus der Bevölkerung. Mit einem Anhang über heilpädagogische Sprachführung von *Ch. Lang.* Z. Kinderpsychol. Kinderpsychiatr. 29 (1980) 203–213

Chadwick, E.: Report on the Sanitary Condition of the Labouring Population of Great Britain 1842. Reprinted 1965. Edinburgh University Press, Edinburgh 1965

Chazan, M., S. Jackson: Behaviour problems in the infant school. J. Child. Psychol. Psychiatr. 12 (1971) 191–210

Chazan, M., S. Jackson: Behaviour problems in the infant school, changes over two years. J. Child Psychol. Psychiatr. 15 (1974) 33–46

Cobb, S., G.W. Brooks, S.V. Kasl, W.E. Connelly: The Health of People Changing Jobs: A Description of a Longitudinal Study. Am. J. Publ. Health 56 (1966) 1476–1481

Cohen, B.M., R. Fairbank: Statistical Contributions from the Mental Hygiene Study of the Eastern Health District of Baltimore. II. Psychosis in the Eastern Health District in 1933. Am. J. Psychiatr. 94 (1938) 1377–1395

Cole, N.J., C.H.H. Branch, M. Orla: Mental Illness. AMA Archives of Neurology and Psychiatry 77 (1957) 393–398

Cooper, B.: Probleme der Falldefinition und Fallidentifikation. Nervenarzt 49 (1978) 437–444

Cooper, B., H.C. Morgan: Epidemiologische Psychiatrie. Urban & Schwarzenberg, München-Wien-Baltimore 1977

Cooper, B., U. Sosna: Die Epidemiologie psychischer Erkrankung im Alter. Bericht an die Deutsche Forschungsgemeinschaft. Zentralinstitut für Seelische Gesundheit, Mannheim 1982

Couch, A., K. Keniston: Yeasayers and naysayers: agreeing response set as a personality variable. J. Abnorm. Soc. Psychol. 60 (1969) 151–174

Cox, A.D., M. Rutter, B. Yule, D. Quinton: Bias resulting from missing information. Some epidemiological findings. Br. J. Prev. Soc. Med. 31 (1977) 131–136

Cranach, M.v., J.E. Cooper: Changes in Rating Behaviour during Learning of a Standard Psychiatric Interview. Psychol. Med. 2 (1972) 373–380

Cronbach, L.J.: Essentials of Psychological Testing. Harper & Row, New York-London-Toronto 1965

Davidson, M.: Einige Untersuchungsergebnisse über psychologische Untersuchungen bei Kindern. Prax. Kinderpsychol. Kinderpsychiatr. 10 (1961) 273–278

Davie, R., N. Butler, H. Goldstein: From Birth to Seven: A Report of the National Child Development Study. Longman, London 1972

Davies, P.A.: Infants of very low birth weight. In: *D. Hull:* Recent Advances in Pediatrics, Nr. 5. Churchill Livingston, Edinburgh 1976

Degkwitz, R.: Zur Planung der Verbesserung der Lage psychisch Kranker in der BRD, Planungsprinzipien – Synopsis vorliegender Pläne. Nervenarzt 44 (1973) 585–593

Degkwitz, R., H. Helmchen, G. Kockott, W. Mombour: Diagnosenschlüssel und Glossar psychiatrischer Krankheiten, 4. Aufl. Springer, Berlin-Heidelberg-New York 1975

DFG-Forschungsbericht: Schwangerschaftsverlauf und Kindesentwicklung. Boldt-Verlag, Boppard 1977

Dielmann, E., U. Wolter, H. Harth: Psychische und somatische Störungen bei Kindern aus zerrütteten Ehen. Monatsschr. Kinderheilk. 121 (1973) 447–449

Dilling, H.: Niedergelassene Nervenärzte in der psychiatrischen Versorgung. Nervenarzt 48 (1977) 586–602

Dilling, H., M. Fichter: Häufigkeit und Auftreten psychischer Erkrankungen. Münch. Med. Wochenschr. 123 (1981) 781–784

Dilling, H., S. Weyerer: Epidemiologie psychischer Störungen und psychiatrische Versorgung. Urban & Schwarzenberg, München-Wien-Baltimore 1978 a

Dilling, H., S. Weyerer: Patienten mit psychischen Störungen in der Allgemeinpraxis und ihre psychiatrische Überweisungsbedürftigkeit. Bericht an die Deutsche Forschungsgemeinschaft über das Projekt A 2b im Sonderforschungsbereich 116. München 1978 b

Dilling, H., S. Weyerer: Psychiatric Illness and Work Capacity. In: *L. Robins, P. Clayton, J. Wing* (Eds.), The Social Consequences of Psychiatric Illness. Brunner und Mazel, New York 1980

Dilling, H., S. Weyerer, I. Enders: Patienten mit psychischen Störungen in der Allgemeinpraxis und ihre psychiatrische Überweisungsbedürftigkeit. In: *H. Häfner* (Hrsg.), Psychiatrische Epidemiologie. Springer, Berlin-Heidelberg-New York 1978

Dohrenwend, B.P., B.S. Dohrenwend: Social Status and Psychological Disorders: A Causal Inquiry. J. Wiley u. Sons, New York-London-Sydney-Toronto 1969

Dohrenwend, B.P., B.S. Dohrenwend: Psychiatric Epidemiology: An Analysis of „True Prevalence“ Studies. In: *S.E. Golann, S. Eisdorfer* (Hrsg.), Handbook of Community Mental Health. Appleton-Century-Crofts, New York 1972

Dohrenwend, B.P., B.S. Dohrenwend: Sex Differences and Psychiatric Disorders. Am. J. Sociol. 81 (1976) 1447–1459

Drillien, C.M.: School disposal and performance for children of different birthweight born 1953–1960. Arch. Dis. Childh. 44 (1969) 562–570

Dvorak, A., M.M. Fichter, H.U. Wittchen: Zur psychotherapeutischen Versorgung durch nichtärztliche Berufsgruppen in der Bundesrepublik Deutschland. Max-Planck-Institut für Psychiatrie, München 1978

Dvorak, A., M.M. Fichter, H.U. Wittchen: Zusammenfassung des Abschlußberichtes vom August 1978 über das Forschungsvorhaben betreffend nicht-ärztliche Psychotherapeuten. Spektr. Psychiatr. Nervenheilk. 8 (1979) 131–148

Earls, F.: Epidemiology and Child Psychiatry: Historical and Conceptual Development. Comp. Psychiatr. 20 (1979) 256–269

Earls, F.: Epidemiological Child Psychiatry: An American Perspective. Paper presented at the International Conference on Aspects of Psychiatric Problems of Childhood and Adolescence. Paris, Nov. 1979

Earls, F., N. Richman: The prevalence of behaviour problems in three-year-old children of West Indian-born parents. J. Child Psychol. Psychiatr. 21 (1980) 99–106

Eaton, J.W., R.J. Weil: Culture and Mental Disorders. Free Press, Glencoe, Ill. 1955

Eggert, D. (Hrsg.): Zur Diagnose der Minderbegabung. Beltz, Weinheim 1972

Eschenburg, B.G.: Die Irrenstatistik des Lübeckischen Staates. Neue Lübeckische Blätter 21 (1855) 328–331

Esquirol, E.: Die Geisteskrankheiten in Beziehung zur Medizin und Staatsarzneikunde. Voss'sche Buchhandlung, Berlin 1838

Essen-Möller, E.: Individual Traits and Morbidity in a Swedish Rural Population. Acta Psychiatr. Neurol. Scand. Suppl. 100, 1956

Eysenck, H.J.: Maudsley-Persönlichkeitsfragebogen (MMQ). Hogrefe, Göttingen 1953

Eysenck, H.J.: Das „Maudsley Personality Inventory“ (MPI). Hogrefe, Göttingen 1959

Favez, F., M. Jeannin, M. Pfaehler-Baillod, P. Piolino-Hofer, F. Poget, Y. Regard: L'enfant de 9 ans. Etude clinique et epidemiologique. Series paedopsychiat. fasc. 5. Schwabe, SA, Basel 1978

Feuerlein, W., H. Küfner: Alkoholkonsum, Alkoholmißbrauch und subjektives Befinden: Eine Repräsentativerhebung in der Bundesrepublik Deutschland. Arch. Psychiatr. Nervenkr. 224 (1977) 89–106

Feuerlein, W., H. Küfner, Ch. Ringer, K. Antons: Der Münchner Alkoholismustest (MALT) – Test Manual. Beltz, Weinheim 1979

Frederking, U.: Häufigkeiten, somatische und soziale Bedingungen von Verhaltensstörungen zehnjähriger Schulkinder (Teil I). Prax. Kinderpsychol. Kinderpsychiatr. 24 (1975) 204–213

Gehb, K.: Die ärztliche Versorgung in der Bundesrepublik Deutschland: Ergebnisse der Ärztestatistik zum 1.1.1979. Dtsch. Ärztebl. 76 (1979) 1731–1742

Giel, R., D.P.J. Le Nobel: Neurotic Instability in a Dutch Village. Acta Psychiatr. Scand. 47 (1971) 462–472

Golann, S.E., C. Eisdorfer (Eds.): Handbook of Community Mental Health. Appleton-Century-Crofts, New York 1972

Goldberg, D.P.: The Detection of Psychiatric Illness by Questionnaire. Oxford University Press, London 1972

Goldberg, D.P., B. Cooper, M.R. Eastwood, H.B. Kedward, M. Shepherd: A Standardized Psychiatric Interview for Use in Community Surveys. Br. J. Prev. Soc. Med. 24 (1970) 18–23

Graham, P., M. Rutter: Psychiatric disorder in the young adolescent: a follow-up study. Proc. Roy. Soc. Med. 66 (1973) 1226–1229

Graham, P.J.: Epidemiologic perspectives on maladaption in children: neurological, familial and social factors. J. Am. Acad. Child Psychiatr. 17 (1978) 197–208

Greene, E.: Some methods of evaluating behavioral variations in children 6 to 18. J. Am. Acad. Child Psychiatr. 12 (1973) 531–553

Häfner, H.: Einführung in die psychiatrische Epidemiologie. In: *H. Häfner* (Hrsg.), Psychiatrische Epidemiologie. Springer, Berlin-Heidelberg-New York 1978

Häfner, H., H. Reimann, H. Immich, H. Martini: Inzidenz seelischer Erkrankungen in Mannheim 1965. Soc. Psychiatr. 4 (1969) 126–135

Hagberg, B., G. Hagberg, J. Olow: The changing panorama of cerebral palsy in Sweden 1954–1970: I. Analysis of general changes. Acta Paediat. Scand. 64 (1975a) 187–192

Hagberg, B., G. Hagberg, J. Olow: The changing panorama of cerebral palsy in Sweden 1954–1970: II. Analysis of the various syndromes. Acta Paediat. Scand. 64 (1975b) 193–200

Hagberg, G., B. Hagberg, J. Olow: The changing panorama of cerebral palsy in Sweden 1954–1970: III. The importance of foetal deprivation of supply. Acta Paediat. Scand. 64 (1976) 403–408

Hagnell, O.: A Prospective Study of the Incidence of Mental Illness. Svenska Bokförlaget, Lund 1966

Harbauer, H., R. Lempp, G. Nissen, P. Strunk: Lehrbuch der speziellen Kinder- und Jugendpsychiatrie. Springer, Berlin-Heidelberg-New York 1971

Hare, E.H., G.K. Shaw: Mental Health in a New Housing Estate. Oxford University Press, New York 1965

Harnack, G.v.: Nervöse Verhaltensstörungen beim Schulkind: eine medizinisch-soziologische Untersuchung. Thieme, Stuttgart 1958

Helgason, T.: Epidemiology of Mental Disorders in Iceland. Acta Psychiatr. Scand. Suppl. 173, 1964

Hinterhuber, H.: Epidemiologie psychischer Erkrankungen. Enke, Stuttgart 1982

Hönmann, H., H. Schepank: Neurotische und psychosomatische Erkrankungen in einer industriellen Großstadt. Vortrag DGPN-Kongreß, Münster 1.10.1982

Horn, W.: Prüfsysteme für Schul- und Bildungsberatung (PSB). Hogrefe, Göttingen 1969

Jablensky, A., H. Hugler: Möglichkeiten und Grenzen psychiatrischer epidemiologischer Surveys für geographisch definierte Populationen in Europa. Fortschr. Neurol. Psychiatr. 50 (1982) 215–239

Jahoda, M., R.F. Lazarsfeld, H. Zeisel: Die Arbeitslosen von Marienthal. Verlag für Demoskopie, Allensbach 1933

Jakubaschk, J., J. Klug, S. Weyerer, H. Dilling: Bedarf und Behandlungsbedürftigkeit – Überlegungen zur psychiatrischen Versorgung. Psychiatr. Prax. 5 (1978) 203–211

Jarvis, E.: Influence of Distance from and Nearness to an Insane Hospital on its Use by the People. Am. J. Psychiatry 22 (1866) 361–406

Jaspers, K.: Allgemeine Psychopathologie. Springer, Berlin-Heidelberg 1913

Jones, P.A., W.B. McMillan: Speech characteristics as a function of social class and situational factors. Child Develop. 44 (1973) 117–121

Kaila, J.: Über die Durchschnittshäufigkeit der Geisteskrankheiten und des Schwachsinns in Finnland. Acta Psychiatr. Neurol. Scand. 17 (1942) 47–67

Kastrup, M.: Psychic disorders among preschool-children in a geographically delimited area of Aarhus County, Denmark. Acta Psychiatr. Scand. 54 (1976) 29–42

Katschnig, H., H. Strotzka: Epidemiologie der Neurosen und psychosomatischen Störungen. In: *H. Blohmke, C. v. Ferber, K.P. Kisker, H. Schaefer* (Hrsg.), Handbuch der Sozialmedizin, Bd. II. Enke, Stuttgart 1977

Kay, D.W., P. Beamish, M. Roth: Old-Age Mental Disorders in Newcastle upon Tyne. Part I. A Study of Prevalence. Br. J. Psychiatr. 110 (1964a) 146–158

Kay, D.W., P. Beamish, M. Roth: Old-Age Mental Disorders in Newcastle upon Tyne. Part II. A Study of Possible Social and Medical Causes. Br. J. Psychiatr. 110 (1964b) 668–682

Kellerer, H.: Theorie und Technik des Stichprobenverfahrens. Einzelschriften der Deutschen Statistischen Gesellschaft, München 1953

Klackenberg, G.: A prospective study of children. Acta Paediat. Scand. Suppl. 224, 1971

Kleining, G., H. Moore: Soziale Selbsteinstufung (SSE). Ein Instrument zur Messung sozialer Schichten. Kölner Z. Soziol. Soz.-Psychol. 20 (1968) 502–552

Kohlscheen, G., K. Buff, R. Hellemann: Untersuchungen zur Bedarfsermittlung eines Versorgungssystems für somatisch und psychisch auffällige Kinder und Jugendliche. In: Bericht über die Lage der Psychiatrie in der Bundesrepublik Deutschland. Bundestagsdrucksache 7/4201, Bonn 1975, S. 432–457

Kolvin, J.: Screening schoolchildren for high risk of emotional and educational disorder. Br. J. Psychiatr. 131 (1977) 191–206

Korporal, J., A. Zink: Epidemiologie der Säuglingssterblichkeit. Thieme, Stuttgart 1978

Langner, T.S.: A Twenty-two-Item Screening Score for Psychiatric Symptoms Indicating Impairment. J. Health Hum. Behav. 3 (1962) 269–276

Lapouse, R., M. Monk: An epidemiological study of behaviour characteristics in children. Am. J. Publ. Health 48 (1958) 1134–1144

Lapouse, R., M. Monk: Fears and worries in a representative sample of children. Am. J. Orthopsychiatr. 29 (1959) 803–818

Lapouse, R., M. Monk: Behaviour deviations in a representative sample of children: variations by sex, age, race, social class and family size. Am. J. Orthopsychiatr. 34 (1964) 436–446

Lauter, H.: Alterspsychiatrie. Epidemiologische Aspekte alterspsychiatrischer Erkrankungen. Nervenarzt 45 (1974) 277–288

Lauter, H.: Epidemiologie der großen psychiatrischen Störungen. In: *M. Blohmke, C. v. Ferber, K.P. Kisker, H. Schaefer* (Hrsg.), Handbuch der Sozialmedizin, Bd. II. Enke, Stuttgart 1977

Lehtinen, V.: Psykiatrisen hoidon ja kuntoutuksen tarve sekä mielisairauteen kohdistuvat asenteet. Kansaneläkelaitoksen Julkaisuja, Turku 1975

Leighton, D.C., J.S. Harding, D.B. Macklin, A.M. McMillan, A.H. Leighton: The Character of Danger. The Stirling County Study, Vol. III. Basic Books, New York-London 1963

Lemkau, P., C. Tietze, M. Cooper: Mental Hygiene Problems in an Urban District. Mental Hygiene 26 (1942) 100–119

Leslie, S.A.: Psychiatric disorders in the young adolescents of an industrial town. Br. J. Psychiatr. 125 (1974) 113–124

Lienert, G.A.: Testaufbau und Testanalyse. Beltz, Weinheim-Berlin-Basel 1969

Link, B., B.P. Dohrenwend: Formulation of Hypotheses about the Ratio of Untreated to Treated Cases in the True Prevalence Studies of Functional Psychiatric Disorders in Adults in the United States. In: *B.P. Dohrenwend, B.S. Dohrenwend, M. Schwartz-Gould, B. Link, R. Neugebauer, R. Wunsch-Hitzig* (Eds.), Mental Illness in the United States. Epidemiological Estimates. Praeger, New York 1980

Lübstorff, H.: Beiträge zur Kenntnis des öffentlichen Gesundheitszustandes der Stadt Lübeck. Von Rohdersche Buchhandlung, Lübeck 1862

MacKeith, R.C., M. Rutter: A note on the prevalence of speech and language disorders. In: *M. Rutter, J.A.M. Martin* (Eds.), The Child with Delayed Speech. Heinemann, London 1972

Macmillan, D.: The Function of the Nottingham Register. In: *J.K. Wing, E.R. Bransby* (Eds.), Psychiatric Case Registers. Department of Health and Social Security, HMSO, London 1970

Martius, G.: Geburtshilfe in Stichworten. De Gruyter, Berlin 1972

Mayer-Gross, W.: Mental health survey in a rural area. Eugen. Rev. 40 (1948) 140–148

Mayntz, R., K. Holm, P. Hübner: Einführung in die Methoden der empirischen Soziologie. 2. erw. Aufl. Westdeutscher Verlag, Opladen 1972

Mellsop, G.W.: Psychiatric patients seen as children and adults: childhood predictors of adult illness. J. Child Psychol. Psychiatr. 13 (1972) 91–101

Moore, H., G. Kleining: Das soziale Selbstbild der Gesellschaftsschichten in Deutschland. Kölner Z. Soziol. Soz.-Psychol. 12 (1960) 86–119

Morley, M.E.: The development and disorders of speech in childhood. E. & S. Livingstone, Edinburgh-London 1967

Murphy, H.B.M.: Comparative Psychiatry. Springer, Berlin-Heidelberg-New York 1982

Myers, J., M. Weissman: Results from a Community Study in New Haven. Personal communication, 1977. (zitiert nach *Link* und *Dohrenwend* 1980)

Nie, N.H., C.H. Hull, J.G. Jenkins, U. Steinbrunner, D.H. Bent: SPSS – Statistical Package for the Social Sciences. McGraw Hill, New York 1975

Nielsen, J.: Geronto-psychiatric Period Prevalence Investigation in a Geographically Delimited Population. Acta Psychiat. Scand. 38 (1962) 307–330

Nielsen, J.: The Samsø project from 1957 to 1974. Acta Psychiatr. Scand. 54 (1976) 198–222

Ødegaard, Ø.: Diskussionsbemerkung. In: *J. Zubin* (Ed.), Field Studies in the Mental Disorders. Grune und Stratton, New York-London 1961

O'Neal, P., L.N. Robins: The relation of childhood behaviour problems to adult psychiatric status. Am. J. Psychiatr. 114 (1958) 961–969

Otto, G., U. Otto: Prognosis in child psychiatry: a follow-up-study of a youth clientele. Acta Psychiatr. Scand. Suppl. 273 (1978)

Pasamanick, B., D.W. Roberts, P.W. Lemkau, D.B. Krueger: A Survey of Mental Disease in an Urban Population: Prevalence by Race and Income. In: *B. Pasamanick* (Ed.), Epidemiology of Mental Disorder. American Association for Advancement of Science, Washington, D.C. 1959

Petri, H.: Soziale Schicht und psychische Erkrankung im Kindes- und Jugendalter. Verlag f. Medizinische Psychologie, Göttingen 1979

Pettenkofer, M.: Untersuchungen und Beobachtungen über die Verbreitungsart der Cholera nebst Betrachtungen über Maßregeln, derselben Einhalt zu thun. Literar.-artist. Anstalt, München 1855

Phillips, D.L.: The „True Prevalence" of Mental Illness in a New England State. Comm. Mental Health J. 2 (1966) 35–40

Phillips, D.L.: Datengewinnung als sozialer Prozeß: Implikationen für Untersuchungen der „wahren Prävalenz" psychischer Störungen. In: *H. Keupp* (Hrsg.), Verhaltensstörungen und Sozialstruktur. Urban und Schwarzenberg, München-Berlin-Wien 1974

Phillips, D.L., K.J. Clancy: Response biases in field studies of mental illness. Am. Sociol. Rev. 35 (1970) 503–515

Prins, T.D.: Analysis of correlations among various articulatory deviations. J. Speech Res. 5 (1962a) 152–160

Prins, T.D.: Motor and auditory abilities in different groups of children with articulatory deviations. J. Speech Res. 5 (1962b) 161–168

Quay, H.C.: Classification. In: *H.C. Quay, J.S. Werry* (Eds.), Psychopathological Disorders of Childhood. Wiley, New York 1979

Remschmidt, H.: Neuere Ergebnisse der Kinderdelinquenzforschung. Prax. Kinderpsychol. Kinderpsychiatr. 27 (1978) 29–40

Remschmidt, H., M. Schmidt (Hrsg.): Multiaxiales Klassifikationsschema für psychiatrische Erkrankungen des Kindes- und Jugendalters nach Rutter, Shaffer und Sturge. Huber, Bern-Stuttgart-Wien 1977

Remschmidt, H., Th. Schwab: Suizidversuche im Kindes- und Jugendalter. Acta Paedopsychiat. 43 (1978) 197–208

Richman, N., J. Stevenson, P. Graham: Prevalence of behaviour problems in 3-year-old children. J. Child. Psychol. Psychiatr. 12 (1975) 5–33

Richman, N.: Behaviour problems in pre-school children: familial and social factors. Br. J. Psychiatr. 131 (1977) 523–527

Robak, O.H.: Psychiatric Morbidity and Treatment in General Practice: Discussion. In: *H. Häfner*, Estimating Needs for Mental Health Care. Springer, Berlin 1979

Rosanoff, A.J.: Survey of Mental Disorders in Nassau County, New York, July–October 1916. Psychiatric Bulletin 2 (1917) 109–231

Roth, J.A.: The Treatment of the Sick. In: *J. Kosa, A.E. Antonovsky, I.K. Zola* (Eds.), Poverty and Health. Harvard University Press, Cambridge, Mass. 1969

Roth, W.F., F.B. Luton: The Mental Hygiene Program in Tennessee. Am. J. Psychiatr. 99 (1943) 662–675

Rutter, M., P. Graham, W. Yule: A Neuropsychiatric Study in Childhood. Heinemann, London 1970b

Rutter, M., J. Tizard, K. Whitmore: Education, Health and Behaviour. Longman, London 1970a

Rutter, M.: Parent-child Separation: Psychological effects on the children. J. Child. Psychol. Psychiatr. 12 (1971) 233–260

Rutter, M., P. Mittler: Environmental influences on language development. In: *M. Rutter, J.A.M. Martin* (Eds.), The Child with Delayed Speech. Heinemann, London 1972

Rutter, M.: Why are London children so disturbed? Proc. Roy. Soc. Med. 66 (1973) 1221–1225

Rutter, M., B. Yule, D. Quinton, O. Rowlands: Attainment and adjustment in two geographical areas: 3. Some factors accounting for area differences. Br. J. Psychiatr. 125 (1974) 520–533

Rutter, M.: Brain damage syndromes in childhood: concepts and findings. J. Child. Psychol. Psychiatr. 18 (1977) 1–21

Rutter, M., J. Tizard, W. Yule, P. Graham, K. Whitmore: Epidemiologie in der Kinderpsychiatrie – die Isle of Wight Studien 1964–1974. Z. Kinder- Jugendpsychiatr. 5 (1977) 238–279

Schepank, H.: Epidemiologie psychogener Erkrankungen. Z. Psychosom. Med. 28 (1982) 104–125

Schilling, F.: Körperkoordinationstest für Kinder KTK. Manual. Beltz, Weinheim 1974

Schmidt, M.H.: Die Bedeutung von Forschungsergebnissen für die Praxis und Planung der Kinder- und Jugendpsychiatrie. In: *C. Kulenkampff, N. Picard* (Hrsg.): Gemeindenahe Psychiatrie. Rheinland-Verlag, Köln 1975a

Schmidt, M.H.: Zur Bedeutung der Intelligenz für den Verlauf kinderpsychiatrischer Krankheitsbilder. Z. Kinder- Jugendpsychiatr. 3 (1975b) 235–242

Schuck, K.-D., D. Eggert, U. Raatz: Columbia Mental Maturity Scale CMM 1–3. Sprechfreier Gruppenintelligenztest für die Grundschule. Beltz, Weinheim 1975

Schwartz, P.: Geburtsschäden bei Neugeborenen. Fischer, Jena 1964

Schwidder, W.: Klinik der Neurosen. In: *K.P. Kisker, J.E. Meyer, M. Müller, E. Strömgren* (Hrsg.), Psychiatrie der Gegenwart, Bd. II/1. Springer, Berlin-Heidelberg 1972

Schwoon, D.R., M. Pflanz: Methodische Probleme der Epidemiologie psychischer Störungen. In: *H. Keupp* (Hrsg.), Verhaltensstörungen und Sozialstruktur. Urban und Schwarzenberg, München-Berlin-Wien 1974

Seeman, M.: Sprachstörungen bei Kindern. VEB Volk und Gesundheit, Berlin 1974

Selbmann, H.K., M. Brach, H.J. Höfling, R. Jonas, M.A. Schreiber, K. Überla: Münchner Perinatalstudie 1975. Deutscher Ärzteverlag, Köln 1977

Sheldon, I.H.: The Social Medicine of Old Age. Oxford 1948

Shepherd, M.: Überlegungen zur psychiatrischen Versorgungsstruktur: Das Beispiel Großbritannien; die ärztliche Versorgung psychisch Kranker in der Bevölkerung. Nervenarzt 44 (1973) 505–508

Shepherd, M., B. Cooper, A.C. Brown, C. Kalton: Psychiatric Illness in General Practice. Oxford University Press, London 1966

Shepherd, M., B. Oppenheim, S. Mitchell: Auffälliges Verhalten bei Kindern. Vandenhoek & Rupprecht, Göttingen 1973

Siegrist, J., H. Bertram: Schichtspezifische Variationen des Krankheitsverhaltens. Soziale Welt 21 (1971) 206–218

Singer, E.: Data of the National Opinion Research Center (NORC) 1980 (zitiert nach *Link* und *Dohrenwend* 1980)

Snow, J.: On Cholera (Reprint v. *J. Snow:* On the Mode of Communication of Cholera, 1855) 2nd Ed. The Commonwealth Fund, New York 1936

Solms, H.: Die Ausbreitung des Alkoholkonsums und des Alkoholismus. In: *W. Steinbrecher, H. Solms* (Hrsg.), Sucht und Mißbrauch. Thieme, Stuttgart 1975

Srole, L., T.S. Langner, S.T. Michael, M.K. Opler, T.A.C. Rennie: Mental Health in the Metropolis: The Midtown Manhattan Study. McGraw Hill, New York 1962

Steinhausen, H.-C., D. Göbel: Die Symptomatik in einer kinder- und jugendpsychiatrischen Population. I. Erhebungsmethode und Prävalenzdaten. Prax. Kinderpsychol. Kinderpsychiatr. 30 (1981) 231–236

Steinhausen, H.-C., D. Göbel: Die Symptomatik in einer kinder- und jugendpsychiatrischen Population. II: Zusammenhangs- und Bedingungsanalysen. Prax. Kinderpsychol. Kinderpsychiatr. 31 (1982) 3–9

Steuber, H.: Zur Häufigkeit von Verhaltensstörungen im Grundschulalter. Prax. Kinderpsychol. Kinderpsychiatr. 22 (1973) 246–250

Stevenson, J., N. Richman: The prevalence of language delay and its association with general retardation. Develop. Med. Child Neurol. 18 (1976) 431–441

Stevenson, J., N. Richman: Behaviour, language and development in three-year-old children. J. Autism Childh. Schizophrenia 8 (1978) 299–313

Strauss, A.L.: Medical Organization, Medical Care and Lower Income Groups. Soc. Sci. Med. 3 (1969) 143–177

Strömgren, E.: Statistical and genetic population studies within psychiatry: methods and principal results. Actualités Scientifiques et Industrielles, Congrès International de Psychiatrie, VI, Psychiatrie Sociale. Herman, Paris 1950

Strömgren, E.: Who takes Care? How and Where? And Why? In: *E. Strömgren, A. Dupont, J. Achton-Nielsen* (Eds.), Epidemiological Research as Basis for the Organization of Extramural Psychiatry. Munksgaard, Copenhagen 1980

Strotzka, H.: Kleinburg. Österreichischer Bundesverlag, Wien 1969

Thalmann, H.: Verhaltensstörungen bei Kindern im Grundschulalter. Klett, Stuttgart 1971

Touwen, B.C.J., H.F.R. Prechtl: The Neurological Examination of the Child with Minor Nervous Dysfunction. Clinics in Development Medicine Nr. 38. Heinemann, London 1970

Uchimara, Y., H. Akimoto, O. Kan, Y. Abe, K. Takahashi, T. Inose, T. Shimazaki, N. Ogawa: Über die vergleichend psychiatrische und erbpathologische Untersuchung auf einer japanischen Insel. Psychiatr. Neurol. Jap. 44 (1940) 745–782

Virchow, R.: Die Not im Spessart. Mitteilungen über die in Oberschlesien herrschende Typhus-Epidemie. Erstausgabe 1852. Wiss. Buchgesellsch., Darmstadt 1968

Voll, R., W.H. Allehoff, G. Esser, F. Poustka, M.H. Schmidt: Widrige familiäre und soziale Bedingungen und psychiatrische Auffälligkeit bei 8jährigen. Z. Kinder- Jugendpsychiatr. 10 (1982) 100–109

Voss, G.: Der Einfluß der sozialen Lage auf Nerven- und Geisteskrankheiten, Selbstmord und Verbrechen. In: *M. Mosse, G.E. Tugendreich* (Hrsg.), Krankheit und soziale Lage. München 1913

Warheit, G.: Results from a study of a Florida county. Personal communication 1977 (zitiert nach *Link* und *Dohrenwend* 1980)

Weissman, M.M., J.K. Myers, W.D. Thompson: Depression and its treatment in a US urban community – 1975–1976. Arch. Gen. Psych. 38 (1981) 417–421

Welding, G.: Zur Häufigkeit von Verhaltensauffälligkeiten im Kindergartenalter. Z. Kinder-Jugendpsychiatr. 5 (1977) 299–316

Werry, J.S., H.C. Quay: The prevalence of behaviour symptoms in younger elementary school children. Am. J. Orthopsychiatr. 41 (1971) 136–143

Weyerer, S., H. Dilling, R. Kohl, H. Martens: Social class and mental disorders. Soc. Psychiatry 17 (1982) 133–141

Wieser, S.: Das Trinkverhalten der Deutschen. Nicolai, Herford 1973
Wieser, S., W. Feuerlein: Über die Prävalenz des Alkoholismus (Alkoholmißbrauch und Alkoholabhängigkeit) im Bundesland Bremen. Fortschr. Neurol. Psychiatr. 44 (1976) 447–461
Wing, J.K., P. Bebbington, L.N. Robins: What is a Case? Grant McIntyre, London 1981
Wing, J.K., J.E. Cooper, N. Sartorius: The Measurement and Classification of Psychiatric Symptoms. University Press, Cambridge 1974
Wing, L., J.K. Wing, A. Hailey, A.K. Bahn, H.E. Smith, J.A. Baldwin: The Use of Psychiatric Services in Three Urban Areas: An International Case Register Study. Soc. Psychiatr. 2 (1967) 158–167
Wittrock, J., C. Höger, A. Macke: Entwicklungsneurologische Untersuchungen im Vorschulalter. Münch. Med. Wochenschr. 117 (1975) 57–62
Zerssen, D.v.: Diagnose. In: *C. Müller,* Lexikon der Psychiatrie. Springer, Berlin-Heidelberg-New York 1973
Zerssen, D.v.: Die Beschwerden-Liste. Beltz, Weinheim 1976
Zintl-Wiegand, A., C. Schmidt-Maushart, R. Leisner, B. Cooper: Psychische Erkrankungen in Mannheimer Allgemeinpraxen. Eine klinische und epidemiologische Untersuchung. In: *H. Häfner* (Hrsg.), Psychiatrische Epidemiologie. Springer, Berlin-Heidelberg-New York 1978

Bayerisches Statistisches Landesamt (Hrsg.): Gemeindedaten. München 1973
Bayerisches Statistisches Landesamt (Hrsg.): Gemeindedaten. München 1975
Bayerisches Statistisches Landesamt (Hrsg.): Gemeindedaten. München 1978
Bericht über die Lage der Psychiatrie in der Bundesrepublik Deutschland: Deutscher Bundestag. Drucksache 7/4200 und 4201. Bonn 1975
Statistisches Jahrbuch für Bayern 1978. Bayerisches Statistisches Landesamt, München 1978
WHO-EURO 5427 I: Psychiatry and Primary Medical Care. WHO, Copenhagen 1973
WHO (Hrsg.): Child Mental Health and Psychosocial Development: Report of a WHO Committee. Technical Report Series 613. World Health Organization, Genf 1977

Anhang zu Teil I

Beispiele für Berichte über Probanden mit psychiatrischen Erkrankungen nach ICD, 8. Revision (*Degkwitz* et al. 1975).

(Prä)senile Demenz ICD 290; 293.0: n = 40

Von den insgesamt 40 Probanden erhielt die Mehrzahl (n = 34) die Diagnose Psychose bei Hirnarteriosklerose (293.0), nur bei 6 Probanden wurde eine senile Demenz (290.0) diagnostiziert.

4454, weiblich, 82 Jahre

Familie:
Die Probandin stammt aus Jugoslawien. Die Eltern hatten dort eine Landwirtschaft, die jedoch so klein war, daß der Vater noch als Zimmermann arbeiten mußte. Erste von zwei Kindern.

Kindheit und soziale Entwicklung:
Über die Kindheit werden von der Probandin kaum Angaben gemacht. Zum übrigen Lebenslauf war lediglich zu erfahren, daß die Probandin mit einem Angestellten, der 1950 an den Folgen einer Kriegsverletzung verstarb, verheiratet war und 3 Kinder hatte, die jedoch alle bereits verstorben sind. Nähere Angaben über die Erkrankung der Kinder wollte sie nicht machen. Die Probandin selbst war nie berufstätig. Nach der Volksschule half sie zuhause aus, war dann nach der Eheschließung als Hausfrau tätig. Sie wohnt jetzt bei der Witwe des jüngsten Sohnes.

Frühere Erkrankungen:
Außer einer Gelbsucht vor ca. 30 Jahren und Magengeschwüren vor 2 Jahren sind keine körperlichen Erkrankungen erinnerlich. – In letzter Zeit häufig „anfallsweise" krank, dann komme es zu starken Ängsten und Atemnot.

Jetzige Beschwerden:
Depressive Verstimmung mit Neigung zum Grübeln, Vergeßlichkeit, Reizbarkeit, Konzentrationsschwäche, Affektinkontinenz, immer wieder anfallsweise Ängste. Komme sich überflüssig vor, fühlt sich unglücklich, keine Bekannte.

Gesprächssituation und psychischer Befund:
Sowohl die Probandin selbst als auch die Schwiegertochter waren sehr abwehrend. Probandin ist nach viel Überredung bereit, am Interview teilzunehmen.

Die Schwiegertochter nahm am Gespräch nicht teil. Das Explorationsergebnis stützt sich also nur auf die Angaben der Probandin selbst.

Diese waren sehr lückenhaft, teils weil die Probandin während des ganzen Gesprächs sehr mißtrauisch blieb, vor allem aber wegen der ausgeprägten Störung des Kurzzeitgedächtnisses, wie auch des Altgedächtnisses. Die Probandin wirkte deprimiert und deutlich verlangsamt. Sie berichtete über ihre Ängste, Konzentrations- und Auffassungsstörungen.

Psychiatrische Diagnose:
Senile Demenz, ICD 290.0, Schweregrad 2.

Körperliche Diagnose:
Leichte Herzinsuffizienz und Hypotonie. Behandlung mit Digitalispräparaten.

4392, weiblich, 75 Jahre

Kindheit und soziale Entwicklung:
Vater Bauer in G. Verstorben an unbekannter Erkrankung (Altersschwäche?). Mutter Hausfrau.

Probandin ist drittes von 6 Kindern. Volksschule; keine Lehre; in der Landwirtschaft der Eltern gearbeitet. Nach der Flucht 1945 bei Bauern tätig. Heirat 1933, 2 Söhne, 34 und 36 Jahre alt. 1960 gemeinsam mit dem Sohn und der Schwiegertochter Hausbau. Vor 5 Jahren verwitwet.

Frühere Erkrankungen:
Seit 15 Jahren Diabetes mellitus. Seit 10 Jahren Blutdruckerhöhung; 1976 „Gehirnschlag" mit zeitweiser Verwirrtheit und nächtlichen Unruhezuständen.

Jetzt nach Angaben der Schwiegertochter zeitweilig desorientiert, nachts unruhig, tagsüber anteilnahmslos, liegt häufig im Bett, muß gepflegt werden.

Gesprächssituation:
Schwiegertochter führt Referentin in den ersten Stock des Hauses zur Probandin. Diese hat sich gerade nach dem Nachmittagsschlaf angezogen aufs Bett gelegt. Sie bewohnt noch die frühere gemeinsame Wohnung der Familie, wo sie sich offensichtlich etwas verloren und allein fühlt. Der Kontakt zur Familie des Sohnes scheint gut zu sein.

Psychischer und körperlicher Befund:
Deutlich reduzierter AZ und EZ. Die Probandin ist schwerhörig. Sie ist zu Zeit, Ort und Person ungenau orientiert. Sie reagiert verlangsamt und wirkt ängstlich und verschlossen. Im Verlauf des Gesprächs gewinnt sie dann etwas mehr Zutrauen.

Psychiatrische Diagnose:
Organisches Psychosyndrom bei Hirnarteriosklerose. ICD 293.0, Schweregrad 3.

Somatische Diagnose:
Diabetes mellitus. Hypertonie. Die chronische Krankheit der Probandin wird internistisch behandelt.

Die Probandin ist nach Aussage der Schwiegertochter „ein Pflegefall", sie müsse zum Teil gefüttert, angezogen und gewaschen werden. Tagweise seien Reste von Selbständigkeit vorhanden. Die Schwiegertochter würde die Unterstützung durch eine Gemeindeschwester begrüßen.

Andere organische psychiatrische Erkrankungen

ICD 292; 293.1–9; 294 (außer 294.3); 309: n = 16

In dieser Gruppe stehen psychische Störungen im Vordergrund, die nicht als Psychosen bezeichnet werden können, jedoch mit körperlichen Erkrankungen in Zusammenhang stehen, die auf das Gehirn einwirken (309). In diese Kategorie fallen insgesamt 10 Probanden, bei denen in 4 Fällen organische psychiatrische Erkrankungen bei Kreislaufstörungen (309.3), in 3 Fällen solche bei Hirnverletzungen (309.2) festgestellt wurden. Bei jeweils einem Probanden stand diese Erkrankung in Zusammenhang mit Epilepsie (309.4), Stoffwechsel-, Wachstums- und Ernährungsstörungen (309.5) und nicht näher bezeichneten körperlichen Erkrankungen (309.9). Auf die Gruppe der Psychosen bei intrakraniellen Infektionen (292) entfällt ein Proband. In der Kategorie Psychosen bei anderen organischen Hirnstörungen (293) wurden zweimal zerebrale Durchblutungsstörungen (293.1) und je einmal Epilepsie (293.2) und nicht näher bezeichnete zerebrale Störungen (292.9) diagnostiziert.

3318, männlich, 61 Jahre

Kindheit und soziale Entwicklung:
Als drittes oder viertes (unklar) von 9 Geschwistern in der Landwirtschaft der Eltern aufgewachsen. Hat schon als Kind arbeiten müssen, ohne starken Zwang, Kindheit wird insgesamt gut beurteilt.

Wechselnde Tätigkeiten. Seit 1937 als Briefträger tätig. Im selben Jahre Heirat. 4 Kinder, inzwischen alle verheiratet, gute Berufe, insgesamt 9 Enkel. Vor 2 Jahren schwere zerebrale Durchblutungsstörungen; seit einem Jahr vorzeitig pensioniert, seit etwa 1/2 Jahr erhebliche Besserung des Zustandes und vorsichtige Wiederaufnahme von Außenkontakten. Geht inzwischen täglich in Begleitung der Ehefrau spazieren, da er allein zu unsicher ist.

Frühere Erkrankungen:
Während des Krieges durch Schußverletzung 4 Finger der rechten Hand verloren, seitdem 50% Invalidenrente.

In den 60er Jahren Motorrollerunfall, Commotio, Quetschwunden, Krankenhausaufenthalt. Seitdem Kopfschmerzen. 1970 8 Tage Krankenhaus wegen Salmonellenerkrankung.

Vor 1 1/2 Jahren Beginn von zerebralen Durchblutungsstörungen, welche allgemeine Verwirrtheit, Desorientiertheit, Konzentrations- und Merkfähigkeitsstörungen schwerer Art, Verlust von Sinnzusammenhängen, erhebliche Reizbarkeit und Affektinkontinenz mit Weinerlichkeit zur Folge hatten. Seit einem halben Jahr zunehmend Besserung.

Jetzige Beschwerden:
Schwindelgefühl, ab und zu Kopfschmerzen, Vergeßlichkeit, Merkfähigkeitsstörungen, allgemeine Unsicherheit und mangelnde Orientierungsfähigkeit außer Haus, mäßigen Grades.

Gesprächssituation:
Ehefrau will zunächst verweigern. Nach und nach guter Kontakt. Proband ist freundlich, offen, zugewandt. Wohnungseinrichtung einfach, gemütlich.

Befund:
Hagerer, mittelgroßer, älter aussehender Mann mit etwas steifer Mimik und schlaffen Bewegungen. Unsicherheit in den Angaben, etwas assoziativ, ziemlich redselig. Keine direkten Verständnisschwierigkeiten, keine Unsicherheit im Gehen, steht rasch auf, begleitet Referentin zur Tür. Depressive Stimmungslage wird geäußert, ist aber momentan nicht erkennbar.

Psychiatrische Diagnose:
Organisches Psychosyndrom nach rezidivierenden zerebralen Durchblutungsstörungen, ICD 309.3, Schweregrad 2.

Somatische Diagnose:
Verdacht auf Hirnarteriosklerose mit Insuffizienzneigung, ICD 437, Schweregrad 1.

3026, männlich, 15 Jahre

Kindheit und soziale Entwicklung:
Vater Polizeibeamter, Mutter Hausfrau. Wächst als jüngerer von zwei Geschwistern in geordneten, beschützenden Verhältnissen auf. Nach unbeschwerter Kindheit bis zum 6. Lebensjahr Einschnitt durch schweren Verkehrsunfall. Danach nur sehr langsam erholt.

Der Proband besucht die Volksschule, ist ein mittelmäßiger Schüler. Er ist befreundet mit 2 bis 3 Jahre jüngeren Kindern. Er fühlt sich leicht verunsichert gegenüber den erwachenden Interessen der Gleichaltrigen wie Mädchen, Musik und Starkult. Berufswunsch: Mechaniker. Vor kurzem wurde auf Wunsch der Mutter ein Test in der Berufsberatung durchgeführt, dessen Ergebnis noch aussteht.

Frühere Erkrankungen:
Vor 8 Jahren schwerer Verkehrsunfall mit Schädelbruch und Contusio cerebri, mit 14tägiger Bewußtlosigkeit. Nachfolgend gute Betreuung durch die hiesige Kinderärztin, die die Mutter bei der Pflege anleitete. – EEG-Veränderungen waren vorhanden, alle zwei Jahre Nachkontrolle. Seit einigen Jahren nimmt der Proband keine Medikamente mehr.

Jetzige Beschwerden:
Keine schwereren körperlichen Beschwerden, keine Kopfschmerzen mehr; leichte Gleichgewichtsschwäche, bemerkbar beim Leistungssport. Bei stärkerer Beanspruchung Muskelschwäche des linken Unterschenkels bemerkbar. Im übrigen Neigung zu leichterer Ermüdbarkeit als die Gleichaltrigen.

Gesprächssituation:
Die besorgte, sicher etwas überfürsorgliche, sehr bemühte und freundliche Mutter sitzt beim Interview dabei. Sie neigt dazu, den Sohn zu korrigieren oder aufzumuntern. Dieser ist zu Beginn leicht verlegen. Leichte Abwehr gegenüber der Mutter feststellbar. Insgesamt arbeitete er gut mit und zeigte ein kindlich-angepaßtes Verhalten. Wohnungseinrichtung freundlich, gepflegt, in konventionellem Stil.

Befund:
Groß gewachsener, schlanker, voll entwickelter 14jähriger mit sehr kindlichen Gesichtszügen. Kräftig, guter AZ. Etwas ängstlich fragende Mimik. Adäquates Verhalten. Etwas langsam, leichte Verständnisschwierigkeiten, wird aber durch Nachfragen gelöst. Wirkt eher kindlich verspielt.

Die Behinderung wird möglicherweise verstärkt durch glänzende Leistungen des älteren Bruders, durch Niveauerwartungen und gütig-verstärkende Bemühungen der Mutter.

Psychiatrische Diagnose:
Leichtes organisches Psychosyndrom, ICD 309.2, Schweregrad 1.

Somatische Diagnose:
Leichter Hirnschaden nach Verkehrsunfall mit EEG-Veränderungen und leichte Parese des linken Beines, ICD 347, Schweregrad 1.

Schizophrenie ICD 295: n = 6

Diese Gruppe setzt sich aus einem Probanden mit Hebephrenie (295.1), drei mit paranoider Schizophrenie (295.3) und zwei mit schizophrenem Residuum (295.6) zusammen.

1228, weiblich, 41 Jahre

Kindheit und soziale Entwicklung:
Die Kindheit sei „kreuzzünftig und schön" gewesen. (Bei dieser Schilderung lebt die Probandin sichtlich auf und lächelt zufrieden.)

Lebt mit dem Ehepartner, 4 Kindern (ältester 20, jüngstes 1 Jahr) und der Schwiegermutter in einem kleinen Haus. Arbeitet im Haushalt und in der kleinen Landwirtschaft. Sehr beschränkte und einfache räumliche Verhältnisse.

Frühere Erkrankungen: Keine.

Jetzige Beschwerden:
Zahlreiche körperliche Beschwerden, fühle sich „komisch", habe Mißempfindungen. Diese Beschwerden rühren von der Beeinflussung durch die Umwelt her. Draußen „würden Leute herumlaufen, die ständig tratschen und hetzen". Dies sei so schlimm, daß sie zeitweise panikartige Angstzustände habe, „daß ich mich nicht mehr hinsetzen kann". Dies komme manchmal über Nacht, oft sei der Schlaf sehr gestört; dabei sei auch schon „die Lunge ins Hirn gestiegen". Wenn sie nicht Rücksicht nähme auf die Nachbarn, würde sie diese Leute anzeigen. Sie habe ständig Angst deshalb und lebe nur von heute auf morgen. Sie „hänge an der Familie, aber die anderen machen mich fertig". „Es ist keiner da, der zu mir hält". Durch diese Tratscherei und Hetzerei sei sie in einen so starken Zustand von Todesangst gekommen, daß sie zum Nervenarzt geschickt worden sei. Dieser habe am Kopf falsch herumgeklopft, dadurch sei alles noch schlimmer geworden. Schließlich sei sie unter falschem Vorwand in eine psychiatrische Klinik geschickt worden. Die Medikamente habe sie jedoch nach der Entlassung nicht mehr genommen. Vor einem halben Jahr sei sie wegen ihrer Beschwerden in einem allgemeinen Krankenhaus behandelt worden. Seither sei das Vertrauen auch zu ihrem Hausarzt, der ihr Spritzen gegeben hatte, erschüttert. In die Kirche gehe sie aus Angst auch nicht mehr.

Gesprächssituation:
Sehr schwierig, denn die Probandin hatte als einzige nach dem Anschreiben zurückgeschrieben, daß sie keinen Besuch wünsche. Während des Gesprächs erzählt sie, sie habe geglaubt, das seien wieder die „Anderen", vor denen sie sich hüten müsse. Im Gespräch dann zunehmend Vertrauen. Über die Wahninhalte wird relativ frei gesprochen, obwohl der 20jährige Sohn und zwei kleine Kinder anwesend sind. Als der Fernseher in dem kleinen Raum auf vollen Touren läuft, weitere Verbesserung des Gesprächs, da jetzt Abschirmung nach außen.

Befund:
Die Probandin ist sehr mißtrauisch und ängstlich; sie leidet unter einem manifesten Wahn, starken Körperfühlstörungen und deutlicher Isolation nach außen. Von der Familie werden die Wahninhalte als solche angesehen und bezeichnet. Die Probandin fühlt sich ihrerseits nicht verstanden. Die vorsichtige Frage nach Halluzinationen wird nicht aufgenommen. Um keine Störung des Interviews hervorzurufen, müssen die Krankheitserscheinungen vorsichtig erfragt werden. Dabei findet sich nur ein Hinweis auf Störungen der Körperfühlsphäre, gelegentlich auch leichte Paraphasien, Zerfahrenheit und paranoide Wahninhalte. Keine gröbere affektive Auffälligkeit.

Psychiatrische Diagnose:
Wahn bei Verdacht auf paranoide Schizophrenie mit Auftreten von Angst- und Erregungszuständen, ICD 295.3, Schweregrad 3.

Somatische Diagnose: Keine.

3328, männlich, 42 Jahre

Kindheit und soziale Entwicklung:
Erstes von 3 Geschwistern, 2 jüngere Schwestern. Vater war Kaufmann, verstarb 1970 im Alter von 83 Jahren an Kreislaufschwäche; Mutter ist Hausfrau, lebt. Geboren in Schlesien, dort 11 Jahre. Kühle Atmosphäre in der Kindheit, zögernde Angaben: Er habe normal Sprechen und Laufen gelernt, die Schule mit Erfolg besucht, die Kindheit habe er unter Kriegsbedingungen erlebt. Im 15. und 16. Lebensjahr in Norddeutschland, bis zum Alter von ca. 37 Jahren in einer hessischen Stadt, seit 5 Jahren im Landkreis Traunstein. Nach dem Besuch der Volksschule kaufmännische Lehre. Mit Abschluß sei er gelernter Kaufmann und Vertreter für Großhandelsfirma der Eltern (Schmuckwaren, Edelsteine) geworden. Seit nunmehr 12 Jahren sei er berentet. Er sei dem beruflichen Streß nicht mehr gewachsen gewesen, habe Vertreter im gesamten westdeutschen Raum sein müssen. Er hätte sicher gerne weitergearbeitet, sei jedoch von den anderen daran gehindert worden. Seine Schwestern sind beide verheiratet; eine in Nordrhein-Westfalen, eine in Südostbayern; beide seien gesund. Gelegentlich telefonischer Kontakt. Seit er im Landkreis Traunstein wohne, verlasse er die Wohnung fast nie, höchstens um zum Friseur zu gehen. Er habe Angst, alleine oder mit der Mutter auszugehen. Ein niedergelassener Nervenarzt besuche ihn alle 2 Jahre in der Wohnung. Zuletzt sei er vor etwa einem Jahr dagewesen.

Frühere Erkrankungen:
Als Kind Masern, Mandeloperation, sonst werden keine körperlichen Erkrankungen oder Beschwerden angegeben. Damals in Kassel, noch als Vertreter tätig, sei er vor 11 Jahren gegen seinen Willen für 1 1/2 Monate in ein Bezirkskrankenhaus gebracht worden. Er habe einfach von dem Streß zuviel gehabt. Seitdem nehme er die Medikation Haloperidol in Tropfen, die Dosierung wisse die Mutter, Neurocil 2 x 1/2 Tablette.

Jetzige Beschwerden:
Nach seinem Befinden gefragt, äußerte er immer wieder das Stichwort „Streß", präzisiert jedoch nicht, was er damit meint. – Die Beschwerdenliste möchte er nicht ausfüllen.

Gesprächssituation:
Vormittags um 10.30 Uhr öffnet die Mutter des Probanden und teilt mit, ab 11 Uhr würde er zu sprechen sein, er sei gerade im Bad. Beim Wiederkommen gegen 11.45 Uhr wird Referent sofort eingelassen, der Proband gerufen. Die Mutter schlägt vor, Herr K. solle den Referenten mit in sein Zimmer nehmen. Es handelt sich um ein sehr schmales Zimmer im Hochhaus, das mit dunkel gebeizten Möbeln eingerichtet ist, ein großer Kristallaschenbecher gehört dazu (Proband ist Nichtraucher). Man nimmt am kleinen Couchtisch Platz. Nach ca. 30 Minuten öffnet die Mutter die Tür und weist darauf hin, daß das Essen jetzt fertig sei, sie ist sehr ungehalten auf die Mitteilung hin, daß es nur noch wenige Minuten dauere. Möglicherweise hat sie allerdings auch gelauscht und bemerkt, daß der Sohn kontinuierlich eher gespannt als gesprächsbereit ist. Der Referent bricht kurz darauf das Interview ab, da infolge starker Abwehr des Probanden sichere Auskünfte nicht mehr zu erhalten sind.

Befund:
Blasser Proband von asthenischer Konstitution, der etwas aufgeschwemmt wirkt, bauchbetonte Adipositas. Bewegungen unbeholfen, keine erkennbaren Dyskinesien. Insgesamt wirkt er völlig abwehrend, emotionalen Kontakt im Gespräch nicht zulassend. Beim Nachfragen auf seine Antworten hin reagiert er eher gereizt bis dysphorisch ablehnend. Glaubhaft bestehen Schlafstörungen, die auf Neurocil gut ansprechen, weiterhin klagt er über Energielosigkeit, achtet sicher übermäßig auf seine Körperfunktionen, äußert Konzentrationsschwierigkeiten und wirkt auch deutlich depressiv. Depressive Gedanken werden dissimuliert. Angst vor draußen ist ausgeprägt. Nachdem der Proband das Interview mit steigender Unruhe begleitet, Abbruch des Gesprächs. Zu diesem Zeitpunkt waren keine Wahnsymptome erkennbar. Denkstörungen im Sinne von Vorbeireden und Eingeengtsein auf bestimmte Stichworte wie Streß waren vorhanden.

Psychiatrische Diagnose:
Wahrscheinlich chronische Erkrankung aus dem schizophrenen Formenkreis, schizophrenes Residuum, ICD 295.6; Schweregrad 3.

Somatische Diagnose:
Keine. Prognostisch sind das regressive Verhalten und die tatsächliche Isolierung ungünstig zu bewerten. Eine Einschränkung der diagnostischen, therapeutischen und prognostischen Beurteilung ist durch den geringen Informationsstand gegeben.

Affektive und andere Psychosen ICD 296 bis 299: n = 25

Auf diese Kategorie entfallen 18 Probanden mit einer Involutionsdepression (ICD 296.0), 4 mit einer Depression im Rahmen einer manisch depressiven Psychose (296.2), 2 mit einer reaktiven depressiven Psychose (298.0) und einer mit einem nicht näher bezeichneten Wahnsyndrom (297.9).

3249, weiblich, 66 Jahre

Kindheit und soziale Entwicklung:
Jüngstes von 3 Geschwistern, der Vater war Stadtinspektor, die Mutter Hausfrau. Die Probandin ist ledig. Regelrechte frühkindliche Entwicklung, gutes Verhältnis zu Eltern und Geschwistern. Nach der Volksschule Besuch des Lyzeums und Abschluß mit mittlerer Reife. Ausbildung als Kinderschwester, dann zeitweilig als Arzthelferin tätig, zuletzt als Schwester im Krankenhaus in der Krankenpflege. Vor 22 Jahren wurde sie aus Gesundheitsgründen vorzeitig berentet.

Frühere Erkrankungen:
Im Kindesalter Masern und Varizellen; mit 17 Jahren offene Tuberkulose, weswegen sie 8 Monate lang in einer Heilstätte behandelt wurde, Phrenikusexhärese. Mit 36 Jahren erstmaliges Auftreten einer schweren endogenen Depression, deswegen vorzeitige Berentung. Zweimalige stationäre psychiatrische Behandlung, danach ambulante nervenärztliche Betreuung über den gesamten Zeitraum seither; Lithiumdauertherapie. 1920 erstmaliges Auftreten einer Psoriasis, die die Probandin jedoch nicht sehr belastet hat und nur zeitweise auftritt. 1975 Operation des rechten Hüftgelenkes (Alloarthroplastik).

Jetzige Beschwerden:
Manchmal Rückenschmerzen und starke Vergeßlichkeit.

Gesprächssituation:
Freundlich, offen, vertrauensvoll.

Befund:
66jährige Probandin, zierlicher Körperbau. Guter AZ. Aufgeschlossen im Kontaktverhalten. Die freimütige Patientin ist bemüht, gute Antworten zu geben. Die Wohnung, in der sie lebt, belastet sie finanziell nicht zu sehr, da sie einer entfernten Verwandten gehört. Mit ihrer Rente kommt sie aus, mit ihrer Situation ist sie zufrieden.

Psychiatrische Diagnose:
Zustand nach endogener Depression, ICD 296.2, wird mit Lithium behandelt, sei ca. 6 Jahren völlige Beschwerdefreiheit.

Somatische Diagnose:
Fraglich vergrößertes Herz (vom Arzt festgestellt), jedoch ohne Beschwerden.

4045, weiblich, 43 Jahre

Kindheit und soziale Entwicklung:
Zweites von 5 Kindern eines jugoslawischen Kleinbauern. Litt als Kind viel Hunger, schlechte finanzielle Verhältnisse, jedoch guter Familienzusammenhang. Mußte später für die Familie den Haushalt führen. Besuchte keine Schule. Heirat 1953. 2 erwachsene Kinder, die in Jugoslawien sind. Der Ehemann war Trinker; er behandelte die Probandin schlecht. Schlechte finanzielle Verhältnisse, schlechte Wohnverhältnisse. Verwitwet seit 1975. Probandin ist seit 8 Jah-

ren in Deutschland. Kaufte für ihre Kinder ein Haus in Jugoslawien; hat auch die Schulden des Mannes abbezahlt.

Frühere Erkrankungen:
1967 und 1968 jeweils während zweier Monate wegen einer Depression stationärer Krankenhausaufenthalt in Jugoslawien.

Jetzige Beschwerden:
Seit einigen Wochen Druck auf der Brust, Kloßgefühl im Hals, schlechte Nerven, innere Unruhe, Atemnot, Angst, Zittern. Hat am Arbeitsplatz einen Schwächeanfall erlitten und mußte nach Hause geschickt werden; ist zur Zeit krank geschrieben.

Gesprächssituation:
Spricht kein Deutsch, obwohl sie seit 8 Jahren in Deutschland ist. Übersetzung durch Arbeitskollegin.

Psychischer Befund:
Einfach strukturierte Frau, die unter depressiver Verstimmung mit Angst, Schlafstörungen, Unruhe, Herzschmerzen und Kloßgefühl leidet.

Psychiatrische Diagnose:
Verdacht auf endogene Depression, ICD 296.2; Schweregrad 3.

Somatische Diagnose:
Struma, Verdacht auf organische Herzerkrankung.

4010, weiblich, 23 Jahre

Kindheit und soziale Entwicklung:
Erstes von 3 Kindern eines jugoslawischen Zimmerers. Sehr schwierige Kindheit. Der Vater trank, arbeitete wenig. Die Mutter sei viel vom Vater geschlagen worden. Die Großmutter habe die Familie etwas unterstützt, eine Schwester sei wegen der finanziellen Not Prostituierte geworden.

Unvollständiger Volksschulbesuch, Patientin lebte zuhause bis zum 16. Lebensjahr, kam dann nach Deutschland; bis Frühling 1977 bei einer großen Elektrofirma tätig, jetzt in einer Druckerei. Heirat 1973, der Ehemann ist Italiener, das Paar lernte sich bereits in Jugoslawien kennen; ein Kind.

Frühere Erkrankungen: Keine.

Jetzige Beschwerden:
Seit 3 Jahren zunehmend Angst vor Menschen. Sei schon früher kontaktarm gewesen, hätte gerne Freunde gehabt, wolle jetzt keine Freunde mehr. Probandin fühlt sich von anderen Menschen verfolgt, beobachtet, glaubt, daß im Radio oder Fernsehen etwas über sie gesendet wurde, hört Stimmen, als wenn jemand feiern würde. Nervenärztliche Behandlung bis vor 2 Wochen, vermutlich mit Imap, jedoch ohne Erfolg. Eheproblematik, die Probandin fühlt sich aber an ihren Ehemann gebunden, da sie ohne ihn noch mehr unter Ängsten leidet, nicht in ein Geschäft gehen kann, nachts alleine nicht schlafen kann etc.

Gesprächssituation:
Interview kommt nur auf Druck des Ehemannes zustande, Probandin dann freundlich, fühlt sich aber durch den anwesenden Ehemann sehr gestört, der den Raum nicht verläßt, auch als Probandin dies deutlich ausspricht.

Befund:
23jährige, hübsche Jugoslawin, die unter Verfolgungs- bzw. Beeinträchtigungsideen leidet. Depressive Verstimmung und Suizidgedanken. Keine affektive Verflachung.

Psychiatrische Diagnose:
Paranoide Psychose, ICD 297.9; Schweregrad 3.

Somatische Diagnose: Keine.

Neurotische und psychosomatische Erkrankungen ICD 300; 305–308: n = 406

In dieser Gruppe stehen depressive Neurosen (300.4), die bei 196 Probanden diagnostiziert wurden, im Vordergrund. 35mal wurde eine nicht näher bezeichnete Neurose (300.9), 28mal eine Angstneurose (300.0), 19mal eine Neurasthenie, 13mal eine hypochondrische Neurose, 9mal andere Neurosen (300.8), 7mal eine hysterische Neurose (300.1) und je 4mal eine Phobie (300.2) bzw. Zwangsneurose (300.3) diagnostiziert.

Bei den psychosomatischen Erkrankungen stehen solche des Magen-Darm-Trakts (305.5) und des Herz-Kreislaufsystems (305.3) mit 33 bzw. 18 Fällen im Vordergrund. Psychosomatische Erkrankungen der Muskulatur und des Skelettsystems (305.1) und der Atmungsorgane (305.2) wurden je 6mal, solche des Urogenitalsystems (305.6) und andere psychosomatische Erkrankungen (305.9) 3- bzw. 5mal diagnostiziert.

Unter den besonderen Symptomen (306) wurden lediglich Kopfschmerzen (306.8) relativ häufig (n = 12) festgestellt; Schlafstörungen (306.4) wurden 3mal, Stammeln und Stottern (306.0) 1mal diagnostiziert. Vorübergehende kurzfristige psychische Auffälligkeiten, die mit situativen Belastungen im Zusammenhang stehen (307), sowie Verhaltensstörungen im Kindesalter (308) wurden bei drei bzw. einem Probanden festgestellt.

3585, weiblich, 54 Jahre

Kindheit und soziale Entwicklung:
Familie aus dem Sudetenland, Vater ursprünglich Fotograf, später im Betrieb der Mutter, die Textilkaufmann war.

Normale kindliche Entwicklung. Wäre gerne Sängerin geworden, auf ein Konservatorium gegangen. Später als Hobby noch viel Klavier und Gesang. Auf Veranlassung der Familie kaufmännische Lehre. Textilkaufmann. Später in eine Nähmaschinenfabrik, einige Zeit beim Rechtsanwalt, jetzt seit 5 Jahren in der Zweigstelle einer Bank, wohin sie mit dem Auto fahren muß. Sehr schlechtes Betriebsklima. Chef ehemaliger Schüler ihres verstorbenen Mannes. – Der Ehemann der Probandin, Gewerbelehrer, starb 1960 nach einem Magendurchbruch. – Heirat mit 17 Jahren. Drei Kinder: die beiden ältesten sind verheiratet; die jüngste Tochter litt unter Icterus neonatorum wegen Rhesus-Unverträglichkeit. Gehirnschädigung, Spastik. Keine Intelligenzminderung. Die Tochter hat eine Banklehre gemacht, jetzt berentet, gehbehindert. Zwei stereotaktische Operationen vor einigen Jahren, die zweite im September dieses Jahres, viel Aufregungen.

Frühere Erkrankungen:
Zwischen dem 25. und dem 45. Lebensjahr zahlreiche körperliche Erkrankungen und Operationen. Nach der Geburt des 3. Kindes Ausschabung, Entzündung der Gebärmutter. 1947 Totaloperation mit Uterusexstirpation. 1952 Mandeloperation, 1962 Operation wegen Nierensteinen und 1967 Gallenblasenexstirpation. In den letzten 10 Jahren keine schwereren körperlichen Erkrankungen. Seit einigen Jahren Hypertonus.

Jetzige Beschwerden:
Seit etwa einem Monat verstärkt Müdigkeit, Mattigkeit, Lustlosigkeit, Lethargie, Gefühl von Fatalismus, gelegentlich Reizbarkeit. Die Behandlung erfolgt durch den Hausarzt, der den Blutdruck regelmäßig kontrolliert, wenn er wöchentlich die Tochter besucht.

Gesprächssituation und Befund:
Gespräch in Gegenwart der Tochter. Guter Kontakt mit der Probandin. Im Gespräch keine depressive Symptomatik zu bemerken. Innerlich aber noch deutlich erregt, besonders bei Besprechung der schwierigen beruflichen Situation.

Psychiatrische Diagnose:
Reaktive Depression, ICD 300.4, Schweregrad 2.

Somatische Diagnose:
Hypertonie, ICD 401, Schweregrad 2.

Bemerkung: Es wird der Probandin geraten, die Arbeitsstelle zu wechseln. Meint, sie könne sich schwer dazu aufraffen. Gesprächstherapeutische Behandlung wäre sinnvoll.

3190, weiblich, 17 Jahre

Kindheit und soziale Entwicklung:
2. von 4 Kindern, vertrug sich als einzige mit dem Vater. Scheidung der Eltern, als Probandin 6 Jahre alt war; der Vater riß nach Teneriffa aus, um keine Unterhaltszahlungen leisten zu müssen. Nimmt dem Vater sehr übel, daß er die Familie im Stich ließ, für deren Unterhalt er nicht aufkam.

Mittlere Reife, danach im Haushalt, in Selbstbedienungslokalen und als Bedienung tätig. – Sexuelle Probleme. Im Zusammenhang damit Trennung von ihrem Freund, mit dem sie 2 Jahre zusammen war.

Frühere Erkrankungen:
Mit 5 Jahren Kehlkopfschnitt, wahrscheinlich wegen Croup. Seit 1 Jahr Magenbeschwerden, d.h. Krämpfe bei Nervosität, zu vielem Rauchen und Trinken. Im letzten Jahr ein Suizidversuch mit 50 Schlaftabletten, war anschließend einmal in einer psychologischen Beratungsstelle. Vor 1 Woche „Nervenzusammenbruch", sei ohnmächtig geworden. Derzeit krankgeschrieben wegen der schlechten Allgemeinverfassung. – Medikamenten- und Alkoholmißbrauch (Schlaf-, Kopfschmerz-, Magentabletten).

Jetzige Beschwerden:
Ab und zu Magenkrämpfe, Kopfschmerzen, Schlafstörungen, schlechte Stimmung.

Gesprächssituation:
Etwas mürrisch.

Befund:
17jährige, äußerlich beherrscht erscheinende Probandin, neigt bei Belastungen zu Somatisierung, ist dysphorisch, depressiv verstimmt, neigt etwas zu Selbstmitleid, wirkt leicht patzig.

Psychiatrische Diagnose:
Neurotische Entwicklung, ICD 300.5; Schweregrad 2. Medikamenten- und Alkoholmißbrauch, ICD 304.8; Schweregrad 2.

Somatische Diagnose: Keine.

2355, männlich, 30 Jahre

Kindheit und soziale Entwicklung:
Stammt aus einer kinderreichen, insgesamt 9köpfigen Familie; Jüngster. Vater war Schuster, starb 1969 mit 64 Jahren. Litt seit dem Krieg an Herzasthma, sei sehr streng gewesen. Familienatmosphäre nach dem Krieg sehr schwierig. Mutter nachgiebiger, lebt noch, Hausfrau.

Bis zum 10. Lebensjahr in einem Dorf aufgewachsen. Gelernter Werkzeugmacher. Seit 1957 in einer Kleinstadt, hier in einer Firma für optische Geräte beschäftigt. Seit 1969 verheiratet. Frau ist als Bestückerin in der gleichen Firma tätig. 1 Kind, 2 Jahre alt. Trotz eines verhältnismäßig guten Einkommens wohnt die Familie in einer zu kleinen 2-Zimmerwohnung, mit der die Frau sichtlich nicht zufrieden ist.

Frühere Erkrankungen:
Als kleines Kind habe er Krämpfe gehabt. 1957 Appendektomie. 1970 Commotio bei einem Autounfall. 1971 und 1972 Meniskusoperation (Fußballer).

Jetzige Beschwerden:
Außer Kreuzschmerzen keine. Gelegentliches Auftreten von Kontrollzwängen.

Gesprächssituation:
Mehrfach wird nur die Frau angetroffen, die mitteilt, daß der Mann viele Überstunden mache und erst spät abends zu Hause sei. Schließlich kommt das Gespräch zustande. Proband ist sehr ablehnend, läßt sich aber doch interviewen. Auffällig ist, daß er selbst angibt, überhaupt keine oder kaum Überstunden zu machen.

Befund:
Wirkt kühl, ablehnend, hintergründig, sehr mißtrauisch. Sehr kurz angebunden. Karge Antworten. Litt wohl sehr unter der Strenge des Vaters. Familienatmosphäre wirkt etwas gespannt. Er meint selbst, er sei etwas reizbar, neige zu Kontrollzwängen.

Psychiatrische Diagnose:
Verdacht auf schizoid-zwanghafte Neurose, ICD 300.3; Schweregrad 1.

Somatische Diagnose: Keine.

2473, weiblich, 66 Jahre

Kindheit und soziale Entwicklung:
Stammt aus Niedersachsen. Vater war angestellter Klempner, starb mit 88 Jahren an einer Lungenentzündung, Altersherz. Mutter Hausfrau, mit 82 Jahren an Herzleiden verstorben, Anämie. Das ganze Leben nervlich labil gewesen. Sonst Familienanamnese unauffällig.

Bei den Eltern sehr behütet aufgewachsen. Einziges Kind. Besuchte die Volksschule. Lehre als Schmuckverkäuferin, danach mehrere Semester in einer Kunstgewerbeschule. Konnte nicht Malerin werden und ein vorgeschlagenes Stipendium erhalten, da der Vater dagegen war. Er wollte, daß sie etwas Ernsthaftes täte. 1939 nach langer Bekanntschaft Hochzeit mit einem 3 Jahre jüngeren Mann. Damals mehrere Jahre in Österreich. Während des Krieges mit ihren Kindern im Harz evakuiert gewesen. Seit 1958 mit dem Ehemann im Landkreis Traunstein. Wegen Erkrankung des Ehemannes sei sie in den 60er Jahren wieder beruflich tätig gewesen. Bis 1975 Verkauf von Damenoberbekleidung. Jetzt berentet.

Ehemann, ein egozentrischer strenger Mensch, war Ingenieur, zum Schluß Kontrolleur bei einer Großfirma, beruflich sehr zuverlässig. 1960 Beginn einer „Mischpsychose“ (manisch-depressiv? Schizophrenie?). Stationäre Behandlung in psychiatrischen Krankenhäusern und Allgemeinkrankenhäusern. Poriomanische Episoden. 3 Selbstmordversuche. Mit 54 Jahren Selbstmord mit Tabletten. Nachdem er in der Zeit vorher häufig sehr aggressiv gewesen war, hatte die Probandin aus Angst vor ihm das Haus verlassen und sich bei ihrem Sohn aufgehalten. Als sie nach 3 Tagen zurückkam, hatte der Ehemann sich suizidiert.

2 Söhne: 37 Jahre, verheiratet, Bautechniker; 34 Jahre, geschieden (12jährige Tochter), jetzt wieder verheiratet, 2 Kinder, arbeitet als Lehrlingsausbilder. Mit dem älteren Sohn häufiger Auseinandersetzungen, aber offenes Verhältnis; der jüngere introvertiert, ist schwer zugänglich, auch wohl wegen der Scheidungsgeschichte noch Nachwirkungen. Problematisches Verhältnis zur Enkelin aus erster Ehe, die von der Probandin eher abgelehnt werde. Nachdem sie lange Zeit wegen des Ehemannes Schwierigkeiten mit den Söhnen hatte, die seine Krankheit nicht als solche akzeptiert hätten, stehe sie auch jetzt wieder etwas zwischen den Fronten.

Frühere Erkrankungen:
Keine körperlichen Erkrankungen. Außer den Entbindungen keine Krankenhausaufenthalte. Nervöse Störungen allerdings haben sich durch ihr ganzes Leben gezogen: Als Kind Stimmritzenkrampf bis zum 12. Lebensjahr bei Aufregungen. Mit 23 Jahren schlagender Puls im Arm, nervöse Herzbeschwerden. Vom Nervenarzt Brom erhalten, daraufhin dicke Beine. Nach Buerlecithin Besserung. Später nicht mehr beim Nervenarzt gewesen. 1944 nach Tieffliegerangriff Schreikrampf, da sie nicht zu ihren Kindern konnte. Eigenartiges Zucken, es habe in ihrem ganzen Körper öfter einen Ruck nach vorne gegeben; zugleich Ängste, Straßen zu überqueren; Besserung nach Sanatogen. 1958 hatte ihr jüngerer Sohn Poliomyelitis, danach wiederum Aufflackern der nervösen Beschwerden, zwischenzeitlich Besserung, dann Verschlechterung während der Endphase der Krankheit des Ehemannes. Auftreten von roten Flecken, schließlich schwereloses Hin und Her des Körpers und Angst, über die Straße zu gehen. Auch keine Reisen mehr gemacht.

Prognose des damaligen Hausarztes: „Das werden Sie Ihr Leben lang behalten!“. Die Konsultation eines Heilpraktikers brachte auch keine wesentliche Besserung. Allerlei Eigenmedikation: Buerlecithin, Demestat, Zelloxygen, Kräuterhefe, Kalziumtabletten, das Molkepräparat Sanatogen; mit dem jetzigen Hausarzt sehr zufrieden, da er viel stärker auf ihre Wünsche eingehe; nehme während des Tages manchmal Valium 5.

Jetzige Beschwerden:
Gelegentliches Zusammenziehen am Kopf, gelegentliche Verdauungsstörungen.

Gesprächssituation:
Gemütliche und liebevoll eingerichtete Wohnung in einem Mehrfamilienhaus. Im Stockwerk darunter wohnt der jüngste Sohn mit Familie. Offensichtlich lebhafter Kontakt. Technisch mäßig gut gemalte, aber stimmungsvolle Ölbilder und Aquarelle von der Probandin und Weihnachtsteller, die sie für die Alten in einem Heim bemalt und brennen läßt. Hat einen kleinen Dackel. Viele Zimmerpflanzen. Gleich zum Gespräch bereit. Sehr interessiert an Gesundheits- und Sozialfragen. Sehr freundliches und offenes Gespräch.

Befund:
Etwas weitschweifig und detailliert, im übrigen sehr überlegt wirkende, gut urteilende, introspektiv begabte und selbstkritische Frau. Meint, daß sie die Medikamente und Behandlung wahrscheinlich nicht bräuchte, wenn sie ihren alten Rahmen hätte, womit sie die erst vor einigen Jahren verstorbenen Eltern und den Ehemann meint. Vermißt offenbar etwas stärkere Zuwendung von seiten der Kinder. Geringgradig unterschwellig depressiv, aber nicht stimmungslabil. Persönlichkeitsstruktur: leicht depressiv-hysterisch strukturierte Persönlichkeit mit starken sozialen Impulsen, von gutem intellektuellen Bildungsniveau, künstlerische Interessen. Leichte Restsymptomatik nach offenbar durch die Krankheit des Ehemannes ausgelöster Angstneurose mit phobischen Zügen. Bemüht sich, in kleinen Schritten wieder größere Anforderungen (Beispiel: Omnibusfahren) auf sich zu nehmen.

Psychiatrische Diagnose:
Angstneurose, ICD 300.0, Schweregrad 1, mit leichter Tendenz zur Somatisierung (Kopfbeschwerden). Keine Behandlungsbedürftigkeit. Eine psychotherapeutische Behandlung könnte die Probandin möglicherweise von ihren Medikamenten wegbringen, wenn sie einige zusätzliche Selbstsicherheit gewänne.

Somatische Diagnose: Keine.

3269, männlich, 43 Jahre

Kindheit und soziale Entwicklung:
Proband stammt aus Böhmen. Der Vater war aus Sachsen und als Handschuhmacher in einer Fabrik tätig. 1942 gefallen. Die Mutter stammt aus Böhmen, jetzt 67 Jahre alt, gesund, Rentnerin, Familienanamnese unauffällig, einziges Kind.

Keine besonderen Angaben zur Kindheit. Volksschule, danach Maschinenschlosserlehre im Erzgebirge. 1957 in die Bundesrepublik Deutschland; 15 Jahre als Maschinenschlosser bei einer Elektrofirma. – Seit etwa 5 Jahren als Vorarbeiter im Großschrotthandel beschäftigt. Schwierigkeiten mit dem Chef, der schon verkalkt sei, mit den übrigen Arbeitern gute Beziehungen. Der Chef sei sehr willkürlich, schreie herum, das könne er nicht vertragen; könne sich dann gegen den Chef nicht wehren, werde nicht aggressiv. Habe einen guten Verdienst, denke aber viel an einen eventuellen Wechsel. 1970 die Mutter in die Bundesrepublik Deutschland geholt, während der Zeit seiner ehelichen Krise. Die Heirat erfolgte 1953, die Scheidung 1966. Die frühere Ehefrau starb in diesem Jahr an einem Karzinom.

Sohn 24 Jahre alt. Werkzeugmacher, verlobt. Die Tochter, 20 Jahre alt, als Büroangestellte tätig. – Gute Beziehungen zu seinen Kindern. Habe im übrigen auch eine jüngere Freundin, die berufstätig sei und ihren eigenen Vater zu versorgen habe. Mit dieser Frau zusammen habe er eine gemeinsame Wohnung. Nach der Arbeit komme er meist erst zu seiner Mutter, fahre dann zu seiner Freundin. Gemeinsames Interesse mit der Freundin ist der Motorsport; früher Porsche gehabt. Jetzt habe er einen BMW, habe bis vor kurzem Ralleys gefahren und viele Preise gewonnen.

Frühere Erkrankungen:
Vor einigen Jahren Unfall, Mittelfuß-Knochenbruch, Gips. Nie Krankenhausbehandlung. Seit vielen Jahren (1957) im Frühjahr und Herbst nervöse Magenbeschwerden. Müsse dann sehr vorsichtig sein, dürfe nicht kalt trinken usw. Sodbrennen nach Süßigkeiten. Behandlung früher durch den Hausarzt.

Jetzige Beschwerden:
In den letzten Tagen verschiedentlich starke Magenschmerzen; entsprechende Arztkonsultation und Einnahme von Gelusil-Lac.

Gesprächssituation:
Mehrfacher Versuch, den Probanden zu erreichen, der schließlich extra wegen des Interviews zuhause geblieben ist. Durchgehend freundliche Atmosphäre, antwortet sehr ausführlich, insbesondere wenn man bedenkt, daß seine Mutter daneben sitzt. Offenbar sehr intensives, aber nicht belastendes Verhältnis zur Mutter; diese versteht sich zurückzuhalten.

Befund:
Kräftiger, differenziert wirkender Mann mit guter Introspektionsfähigkeit. Leicht depressive Note im Gespräch, sonst keine Auffälligkeiten. Gewisse Entscheidungsunfähigkeit bzw. Entscheidungsschwäche.

Psychiatrische Diagnose:
Psychosomatische Störungen des Magen-Darm-Traktes, ICD 305.5, Schweregrad 3.

Somatische Diagnose:
Akute Gastritis, ICD 535, Schweregrad 3.

3299, weiblich, 64 Jahre

Kindheit und soziale Entwicklung:
Mutter war 17, Vater 20 Jahre bei Geburt der Probandin. Als sie 8 Jahre alt war, starb der Vater an den Folgen eines Kriegsleidens. Keine Wiederheirat der Mutter. Besuch der Mittelschule, dann der Lehrerausbildungsanstalt. Während der Abschlußprüfung Auftreten von rheumatischem Fieber (Gelenkschwellungen, Herzbeteiligung usw.). Abbruch der Lehrerausbildung. 2 Jahre krankgeschrieben. Heirat mit 24 Jahren. Der Ehemann starb, als Probandin 28 Jahre war. Berufstätigkeit als Angestellte bis zum 47. Lebensjahr. 1960 erneute Heirat. Der Ehemann ist Elektromeister. Er ist 20 Jahre älter als die Probandin. Keine finanziellen Schwierigkeiten. Die Probandin hat keine Freunde in der Nachbarschaft, keine guten Bekannten. Das Ehepaar lebt sehr isoliert.

Frühere Erkrankungen:
Mit 19 Jahren Gelenkrheumatismus, 11 Monate Bettruhe, dann noch ein weiteres Jahr krankgeschrieben und Kuraufenthalt. Herzbeteiligung, seither Herzmuskelschaden. Seit 10 Jahren Digitalispräparate. Jetzt regelmäßig wegen Herzschaden Lanitop und Persumbran, wegen Magenbeschwerden Nervogastrol, wegen Verstopfung Agiolax, wegen Durchblutungsstörungen Complamin. Vor 10 Jahren Eingabe um Rente, was damals abgelehnt wurde. Die Patientin wird seit 15 Jahren vom selben Hausarzt behandelt. Obwohl sie ihm gegenüber erhebliches Mißtrauen empfindet und unzufrieden mit der Behandlung ist, beispielsweise meint, zuviel Digitalis zu bekommen, traut sie sich doch nicht, einen anderen Arzt aufzusuchen. – Auch Vorsorgeuntersuchungen läßt sie aus Ängstlichkeit nicht durchführen, da man „da ja einen Krebs entdecken könnte“. Eine Operation würde sie jedoch wegen ihres schwachen Herzens nicht vornehmen lassen.

Befund:
Sehr ängstliche Probandin. Beträchtliche hypochondrische Befürchtungen, die sich auf das Herz, auf den Magen, auf die gegenwärtige Medikamentation beziehen, zum Teil sicher jedoch auch durch echte körperliche Beschwerden und mangelnde Information mitbedingt sind. Starke Nervosität mit häufigem Lidschlag, geröteten Wangen, etwas glänzenden Augen, erhebliche innere Anspannung. Ehrgeizig.

Psychiatrische Diagnose:
Hypochondrisch-ängstliche Neurose mit Neigung zu psychosomatischen Beschwerden, ICD 300.7, Schweregrad 2.

Somatische Diagnose:
Zustand nach Gelenkrheumatismus mit Verdacht auf Herzmuskelschaden, ICD 435, Schweregrad 2.

Persönlichkeitsstörungen ICD 301; 302: n = 53

Von den in diesen Bereich fallenden Diagnosen fanden wir nur Störungen mit der ICD-Nr. 301 und keine sexuellen Verhaltensabweichungen (302). Jeweils 16 Probanden wurden der Diagnose anankastische Persönlichkeit (301.4) und nicht näher bezeichnete Persönlichkeitsstörung (301.9) zugeordnet. Die Diagnose hysterische Persönlichkeit wurde 6mal, zyklothyme (301.1) und anankastische Persönlichkeit (301.4) je 4mal, schizoide (301.2) und andere Persönlichkeitsstörungen (301.8) je 3mal und asthenische Persönlichkeit (301.6) einmal gestellt.

1094, männlich, 63 Jahre

Kindheit und soziale Entwicklung:
Die Kindheit sei schön gewesen. Arbeitete bis zum Krieg in der elterlichen Landwirtschaft. Dann Soldat, wegen Kriegsfolgen 40% Minderung der Erwerbsfähigkeit. Nach dem Krieg fand der Proband den Anschluß nicht mehr. Er habe nicht mehr arbeiten können. Lebt deshalb seit 25 Jahren von seiner kleinen Rente und verkauft immer wieder Teile seines Hofes. Die frühere Verlobte wendete sich während des Krieges einem anderen zu. Nach dem Krieg zwar intime Beziehungen zu anderen Frauen, jedoch keine feste Bindung mehr. Aus einer Beziehung stammt eine jetzt 25jährige Tochter. Seine damalige Freundin zog jedoch aus der Gegend und heiratete einen anderen. Der Proband lebt seit mehr als 15 Jahren alleine. Gelegentlich geht er auf die Jagd; einmal in der Woche besucht er das Wirtshaus.

Frühere Erkrankungen:
Im Krieg Armdurchschuß und Rippenprellung, Ruhr, schwere Hepatitis, Malaria und rheumatisches Fieber. Nachdem der Proband vor dem Landessozialgericht prozessiert hatte, wurde eine kriegsbedingte Minderung der Erwerbsfähigkeit von 40% anerkannt. Seither keine Besserung seines Zustandes.

Jetzige Beschwerden:
Ständige Bauchbeschwerden. Er fühle sich invalid und könne nicht arbeiten. Früher sei er ein stattlicher Mann gewesen, jetzt sei er nur noch eine halbe Portion.

Gesprächssituation:
Einsamer, deutlich heruntergekommener Hof. Auf mehrmaliges Rufen wird ein weit entferntes Fenster geöffnet, und der Proband fragt unwirsch, was man von ihm wolle. Der Interviewer wird dann durch das ungeheizte Wohnzimmer in die kleine Küche geführt, in der nur wenig geheizt ist. Dort beginnt der Proband sofort deutlich erregt und nicht enden wollend, seinen Leidensweg während des Krieges mit den vielen Krankheiten und die nachfolgende ungerechte Behandlung durch die Ärzte zu schildern.

Befund:
Lärmender Gesprächsstil, sehr weitschweifige Schilderung; der starke Rededrang des Probanden ist durch Fragen nicht zu unterbrechen oder in eine bestimmte Richtung zu lenken. Die Kriegsereignisse werden genauest geschildert. Der Proband geht auf Fragen nur ein, wenn es ihm paßt. Während des Gesprächs zeigt sich seine durchaus überdurchschnittliche Intelligenz mit sehr guter Beobachtungsgabe und Erinnerungsfähigkeit. Dabei versucht er, sich alles von der Seele zu reden. Im Affekt ist er deutlich aggressiv, obwohl er es sicher bei sich nicht so wahrnimmt. Typische Haltung eines Einzelgängers, der endlich einen Gesprächspartner gefunden hat und diesen ambivalent auf der einen Seite abwehrt, auf der anderen Seite jedoch nicht fortgehen lassen möchte. Das Gespräch wird von ihm sehr in die Länge gezogen. Der Abschied gelingt kaum.

Bei der Beschwerdenschilderung werden stark hypochondrische Befürchtungen geäußert. Die Magen-Darm-Erkrankungen können nicht die vom Probanden subjektiv empfundenen Folgen haben. Dafür spricht auch, daß seit 30 Jahren praktisch keine Änderung eingetreten ist. Auf der anderen Seite ist der Proband für sein Alter erstaunlich rüstig, sehr kräftig und muskulös. Auffallend ist, wie der Proband Schwäche und Hinfälligkeit durch sehr männliche Gesten unterstreicht, indem er z.B. den Bizeps spannt oder wütend mit der Faust auf den Tisch schlägt. Leichtere depressive Gedanken wegen der empfundenen Beschwerden.

Psychiatrische Diagnose:
Leicht erregbare Persönlichkeit mit hypochondrischer Grundhaltung, ICD 301.3, Schweregrad 2.

Somatische Diagnose:
Unklare Bauchbeschwerden aufgrund von Kriegsfolgen. ICD 596, Schweregrad 1.

1111, weiblich, 74 Jahre (Kommentar siehe Seite 49)

Kindheit und soziale Entwicklung:
Die Eltern hatten keine Zeit. Viel Arbeit. Der Tod der Mutter bedeutete für die Probandin eine schwere Belastung; damals war sie 6 Jahre alt. Lebt jetzt mit dem Ehemann in einem eigenen Haus. Vermietet im Sommer an Urlauber.

Frühere Erkrankungen:
1930 schwere Geburt. Seither Beschwerden wegen Uterusvorfall. Viele Jahre Periodenschwierigkeiten. Häufig Kopfschmerzen. 1936 Einweisung in eine Universitätsklinik, dann Überweisung in ein psychiatrisches Landeskrankenhaus. Der Einweisungsgrund wird von der Probandin und dem Ehemann unterschiedlich angegeben. Der Ehemann spricht von Schizophrenie. Die Probandin von einem Selbstmordversuch und einem eigentümlichen Verhalten. Sie habe nicht richtig sprechen können und nichts sagen können, obwohl sie alles mitbekommen habe. Deshalb Sterilisation im 3. Reich. Bereits damals bis heute bestehende allgemeine Nervosität. Seit 10 Jahren sucht sie etwa einmal jährlich einen Nervenarzt auf.

Jetzige Beschwerden:
Multiple körperliche Beschwerden. Im Vordergrund stehen jedoch schwere Angstzustände, so daß die Probandin, wenn sie alleine ist, sich nicht traut, das Zimmer aufzumachen. Sie glaube, ein Koreaner, der im Sommer zu Gast bei ihr war, könne ihr nachstellen. Während des Aufenthaltes sei ihr dieser Koreaner so fremdartig erschienen. Jetzt habe sie Angst, er könne etwas von ihr wollen, auch wenn sie dies nicht sicher behaupte. Unvermindert häufig Kopfschmerzen, Gallenbeschwerden. Wegen der Beschwerden werden Tavor, Tranquo-Buscopan, Thomapyrin und andere Medikamente eingenommen.

Gesprächssituation:
Der Interviewer läutete am Nachmittag mehrmals. Die Probandin öffnete jedoch nicht. Als sie später den Interviewer hereinließ, war auch der Ehemann anwesend. Dann jedoch kam es zu einem offenen, freundlichen Gespräch.

Befund:
Sehr nervöse, deutlich agitierte, massiv ängstliche Probandin. Hat momentan eine leichtere Grippe und ist bettlägerig. Häufiger Lidschlag. Verdacht auf leichtere Herz- und Kreislaufinsuffizienz. Keine sichere Feststellung eines Wahns. Keine Halluzinationen.

Psychiatrische Diagnose:
Verdacht auf ängstliche, selbstunsichere Persönlichkeit mit Neigung zu hypochondrischen Beschwerden, jetzt organische Überlagerung (ICD 301.8; Schweregrad 2).

Somatische Diagnose:
Arteriosklerose (ICD 440; Schweregrad 1).

Kurzer Auszug aus der Krankengeschichte der psychiatrischen Universitätsklinik:
Aufnahme am 3.4.36. Die Patientin befand sich bereits wegen psychischer Störungen in nervenärztlicher Behandlung. Ihr Denken sei seit Wochen durch „Wahnbildung, Visionen und Stimmenhören" vollkommen beherrscht. In den Tagen vor der Aufnahme zeigte sich „eine fortschreitende Abstumpfung des Gemütslebens". Ohne Grund stieg sie am Tag der Aufnahme in die Odelgrube. In der Klinik war die Patientin vollkommen ratlos, ängstlich und fast kontaktunfähig. Sie weist deutliche schizophrene Denkstörungen auf, ist zerfahren, im Affekt leer und uneinfühlbar. Außerdem leidet sie bisweilen an optischen und akustischen Halluzinationen. Die Affektstörung, d.h. das stuporöse, kontaktarme Verhalten besserte sich nicht, so daß nach 2 1/2 Monaten eine Verlegung in ein psychiatrisches Landeskrankenhaus erfolgte. Das Erbgesundheitsgericht wurde wegen der Sterilisation zur Verhütung erbkranken Nachwuchses eingeschaltet.

Damalige Diagnose: Schizophrenie.

Alkoholismus und Drogenabhängigkeit 291; 294.3; 303; 304: n = 57

Im Bereich dieser Gruppe fanden wir keine Probanden mit Erkrankungen aus dem Bereich der Alkoholpsychosen (291) oder Psychosen bei Intoxikationen durch Arzneimittel oder Gifte (294.3).

Alkoholismus (303) wurde bei 53 Probanden diagnostiziert, wobei 39mal gewohnheitsmäßiger Alkoholmißbrauch (303.1), 10mal chronischer Alkoholmißbrauch (Trunksucht) und je 2mal episodischer Alkoholmißbrauch (303.0) bzw. nicht näher bezeichnete Formen des Alkoholismus (303.9) diagnostiziert wurden. Bei 4 Probanden wurde eine Medikamentenabhängigkeit (304) festgestellt.

1112, männlich, 70 Jahre

Kindheit und soziale Entwicklung:
Die Kindheit sei problematisch gewesen (lediges Kind), die Familie habe nichts gehabt. Heiratete auf einen Bauernhof ein, wo er jetzt im Austrag lebt. Lebt mit seiner Familie, arbeitet noch voll in der Landwirtschaft; geht regelmäßig auf die Jagd. Gegenüber seiner Familie ist er etwas autoritär.

Frühere Krankheiten:
Nach etwa 20 Jahren chronischer Magenbeschwerden und Magenulzera 1964 2/3 Resektion. Seither beschwerdefrei. Verträgt außer Kuchen alle Speisen. Trinkt seit der Magenresektion täglich mindestens 7 Halbe Bier.

Jetzige Beschwerden: Keine.

Gesprächssituation:
Freundlich, aufgeschlossen.

Befund:
Geistig lebendiger, lebhafter, sehr rüstiger Proband. In bestimmten Bereichen wirkt er etwas starrsinnig, zeigt Angst, als das Gespräch auf Alkoholabusus kommt. Keine Einsicht in dieses Verhalten. Körperlich weitgehend unauffällig. Deutlicher Arcus lipoides.

Psychiatrische Diagnose:
Gewohnheitsmäßiger Alkoholmißbrauch, ICD 303.1, Schweregrad 1.

Somatische Diagnose:
Altersentsprechend gesund.

2319, männlich, 33 Jahre

Kindheit und soziale Entwicklung:
Proband stammt aus der sozialen Unterschicht, der Vater war Keramiker, verstarb vor drei Jahren; die Mutter war 17 Jahre lang Helferin bei einer Elektrofirma. Der Proband ist das jüngste von 4 Geschwistern. Nach Angaben der Mutter gibt es in der Familie keine psychischen Auffälligkeiten, außer bei dem Probanden selbst.

Die Mutter hatte während der Schwangerschaft Gelbsucht, die Geburt und die statomotorische Entwicklung des Probanden verliefen jedoch normal. Der Proband war allerdings immer sehr schwer zu erziehen; ganz im Gegensatz zu seinen Geschwistern war er immer faul, konnte sich nie anpassen, war jähzornig, lief in der Kindheit häufig von zuhause weg. Er war in der Schule ein schlechter Schüler, mußte zweimal eine Klasse wiederholen. Die Mutter berichtet, er sei immer ein Sorgenkind gewesen, habe überall angeeckt, sei auch in der Familie das schwarze Schaf gewesen. Bereits in der Schulzeit sei er dem Alkohol verfallen; so oft er Geld bekam, habe er getrunken, so lange es nur irgend gegangen sei. Eine nach dem Schulende begonnene Bäckerlehre wurde abgebrochen, der Proband war dann 13 Jahre lang bei der städtischen Müllabfuhr, dann arbeitslos, machte Gelegenheitsarbeiten wie zuletzt als Hausmeister und Spüler in einem Gasthaus, ist jetzt aber seit einem Monat arbeitslos. Nach eigenen Angaben hatte er noch nie längere Beziehungen zu Frauen, ist auch ansonsten abgesehen von einigen Bekannten, mit denen er zusammen trinkt, sozial ziemlich isoliert.

Zur Alkoholanamnese gibt der Proband an, daß er zwischen 6 und 15 Halben Bier am Tag trinke, daß er von seiner Mutter schon mehrmals zu einer Entziehungskur gedrängt worden sei, ohne jedoch konkrete Schritte unternommen zu haben.

Frühere Erkrankungen:
Übliche Kinderkrankheiten. Mit 20 Jahren nach Fahrradunfall eine Gehirnerschütterung, ohne Bewußtlosigkeit. Vor 2 Jahren in einem Allgemeinkrankenhaus wegen Fettleber. Im letzten

Jahr 2 stationäre Aufenthalte, zunächst wegen einer Fingerphlegmone, dann jetzt, 1 Woche vor dem Interview, einwöchiger Aufenthalt in einem Allgemeinkrankenhaus, da er Opfer eines Raubüberfalls geworden war und dabei mehrere Platzwunden und eine Rippenfraktur erlitten hatte.

Jetzige Beschwerden:
Der Proband klagt über Kopfschmerzen, Rückenschmerzen, Gliederschmerzen sowie über Konzentrationsschwäche, Vergeßlichkeit, leichte Reizbarkeit.

Gesprächssituation:
Das Gespräch fand in Anwesenheit der sehr besorgten Mutter statt, die offenbar froh war, endlich einen Verbündeten gefunden zu haben. Fortwährend ermahnte sie ihren Sohn, wegen seines Alkoholabusus doch in eine psychiatrische Behandlung einzuwilligen.

Befund:
Der Proband selbst war deutlich angetrunken, noch lädiert von dem Überfall in München (blaues Auge, mehrere blaue Flecken am Unterkiefer). Er wirkte wenig differenziert; niedrige Intelligenz, Konzentrationsschwäche, deutliche Reizbarkeit. Nur geringe Kooperation. Er erschien zwar krankheitseinsichtig, jedoch zu keinerlei Therapie motiviert.

Psychiatrische Diagnose:
Chronischer Alkoholismus, ICD 303.2; Schweregrad 3.

Somatische Diagnose:
Fettleber, ICD 573, Schweregrad 3; Zustand nach Polytrauma.

Oligophrenie ICD 310–315; n = 25

Bei der Mehrzahl der Oligophrenen handelt es sich um Grenzfälle der Minderbegabungen (310), wobei in den meisten Fällen (n = 9) keine Ursache (310.9) angegeben werden konnte. Bei jeweils einem Probanden beurteilte der Interviewer die Minderbegabung als Folgekrankheit von Infektionskrankheiten oder Intoxikationen (310.0), von traumatischen oder anderen physikalischen Schädigungen (310.1), im Zusammenhang mit Stoffwechsel-, Ernährungs- oder Wachstumsstörungen (310.2) und Störungen des psychosozialen Milieus (310.8).

Leichter Schwachsinn wurde zweimal diagnostiziert, wobei keine genaue Ursache ermittelt werden konnte (311.9). Deutlichen Schwachsinn (312) diagnostizierten die Interviewer bei vier, schweren (313) bei zwei und hochgradigen Schwachsinn (314) bei einem Probanden. In drei Fällen lag ein nicht näher bezeichenbarer Schwachsinnsgrad (315) vor.

3410, weiblich, 15 Jahre

Kindheit und soziale Entwicklung:
Wächst als jüngere von zwei Schwestern in geordneten und behüteten Verhältnissen auf. Vater kaufmännischer Angestellter, Lagerleiter. Mutter arbeitet seit einigen Monaten an drei Tagen wöchentlich als Bedienung in einem Café. Geburt und frühkindliche Entwicklung sei normal gewesen. War nie besonders ängstlich, keine Kontaktschwierigkeiten.

Frühere Krankheiten:
In den letzten Jahren Wachstumsverzögerung. Ungeschicklichkeit, Lernschwierigkeiten, Hänseleien durch Klassenkameradinnen. Dadurch insgesamt beeinträchtigt. Vor 4 Jahren Unterschenkelfraktur durch Skiunfall. Im vergangenen Jahr zunehmend nervös, gereizt, schlaflos. Wachstum eines Kropfes, deshalb Strumektomie. Substitutionstherapie mit Thyroxin täglich 150 μg. Kontrolle im Krankenhaus. Einen Monat später durch Ausrutschen auf den Bergen erneut Unterschenkelfraktur. Auch deshalb von Schulkameraden geärgert worden. In den letzten Monaten eher Verbesserung, Stabilisierung der körperlichen Befindlichkeit, besseres Standvermögen in der Schule. Die Mutter beobachtete Wiedereinsetzen des Wachstums. Insgesamt ruhiger geworden, hat vor einem Jahr die Klasse wiederholt. Schulschwierigkeiten mit Konzentrationsstörungen seien in den letzten Monaten vor den Ferien weniger geworden.

Jetzige Beschwerden: Keine.

Gesprächssituation:
Referentin trifft Probandin auf der Straße, wo sie und mehrere Kinder mit Fahrrädern zusammen spielen. Freundlich, kindlich, höflich. Mutter kommt später dazu und redet sehr viel von sich. Die Beziehungen wirken insgesamt freundlich, Wohnungseinrichtung sehr ordentlich, Einrichtung an üblichen Stil angepaßt. Probandin hat ein Meerschweinchen, das liebevoll vorgezeigt wird.

Befund:
Im Verhältnis zum Alter sehr kleinwüchsiges, sehr kindlich wirkendes Mädchen; Mensis vor 3 Monaten eingetreten. Im Verhalten freundlich, kindlich, angepaßt. Etwas verlangsamt und verständniserschwert, sehr willig im Beantworten. Bei Schilderung der Klassensituation mit „bösen Kindern" hilflos-verwirrt berichtend. In freundlicher Umgebung scheint Kontakt gut.

Psychiatrische Diagnose:
Intelligenzstörung nach Schilddrüsenerkrankung (Zustand nach Strumektomie), zusammen mit Wachstums- und Reifungsverzögerung, ICD 310.2; Schweregrad 2.

Somatische Diagnose:
Schilddrüsen-Substitutionstherapie nach Strumektomie; Kropf und Schilddrüsenfunktionsstörung, wahrscheinlich Hypothyreose, ICD 346, Schweregrad 2.

2013, weiblich, 15 Jahre

Kindheit und soziale Entwicklung:
Die Probandin stammt aus einer süddeutschen Großstadt, ist das jüngste Kind eines Steuerberaters, die Mutter ist Hausfrau. Die beiden anderen Geschwister sind gesund, studieren. Psychische Auffälligkeiten in der Familie sind nicht bekannt.

Nach normaler Schwangerschaft kam es offenbar zu einer verzögerten Geburt, bei der eine Hypoxie auftrat. Daran anschließend verzögerte statomotorische Entwicklung. Die Probandin begann erst spät zu laufen (genaue Angaben nicht erhältlich). Mit 2 Jahren begann sie die ersten Worte zu sprechen. Wegen der starken geistigen Retardierung erlangte die Probandin nie die Schulreife, hatte offenbar auch in der Sonderschule große Schwierigkeiten. Mit 14 Jahren wurde sie von ihren Eltern in ein Heim für geistig Behinderte gegeben. Nach Angaben der Therapeutin ist sie nur schwer zu fördern. Ihre Gedächtnisfähigkeit sei sehr gering. Sie wisse am nächsten Tag nicht, was sie am Tag vorher gemacht habe, dabei sei sie jedoch sehr freundlich und von ruhiger Wesensart.

Frühere Erkrankungen:
Außer der bei der Geburt eingetretenen Hypoxie sind der Betreuerin keine ernsthaften Erkrankungen bekannt.

Jetzige Beschwerden:
Von der Probandin wurden keine Beschwerden angegeben.

Gesprächssituation:
Der Probandin selbst war der Grund der Befragung nicht klar. Sie erfaßte die Gesprächssituation nicht.

Befund:
Die Probandin war leicht ablenkbar, unkonzentriert, nahm eigentlich nur zur Betreuerin Kontakt auf. Ihr Bewegungsablauf war langsam, unkoordiniert; sie schielt. Es bestehen erhebliche sprachmotorische Störungen, abgehacktes, teilweise lallendes Sprechen. Nach Angaben der Betreuerin bestehen starke Gedächtnis- und Merkfähigkeitsstörungen sowie Affektlabilität. Der Intelligenzquotient nach Binet-Stanford liegt bei 40. Alle Angaben, die zur Anamnese nötig waren, waren nicht von der Probandin selbst zu erhalten, nur nach Einverständniserklärung des Vaters von der Betreuerin.

Psychiatrische Diagnose:
Debilität, wahrscheinlich aufgrund einer perinatalen Schädigung, ICD 312.1; IQ 40 nach Binet-Stanford.

Somatische Diagnose:
Strabismus divergens; Klumpfuß.

Anhang zu Teil II

Glossar-Anhang zum Interviewbogen

Gravidität, Geburt, Entwicklung

Krankheiten, insbesondere Infektionskrankheiten während der Schwangerschaft ohne Krankenhausaufenthalt

Geburtsdauer: Erste Wehen? Wann ist das Wasser abgegangen? Erste Preßwehe? Wieviele Preßwehen? Abnorm: Geburtsdauer von mehr als 24 Std. bei Erstgebärenden, von mehr als 12 Std. bei Mehrgebärenden.

Geburtsgewicht: Norm: Gewicht von mehr als 2 500 Gramm und weniger oder gleich 4 200 Gramm.

Blau: Zyanose postpartal mit Zeitangabe nach der Geburt Gelbsucht und/oder Blutaustausch.

Trinkschwäche: Nahrungsaufnahme jeweils 1 Stunde oder länger.

Sprechbeginn: Beispiele für Worte nennen (Auto, Ball, Mann, Apfel usw.). Nicht „Papa" oder „Mama"! Ggf. fragen, was das Kind an seinem 2., 3. und 4. Geburtstag konnte.

Sauberkeit: Nach sekundärer Enuresis fragen.

Säuglingskrämpfe.

Glossar zu Achse 1

Das Auftreten von Verhaltensstörungen, die zu einem Symptomkomplex zusammengefaßt ein klinisch-psychiatrisches Syndrom des Status präsens ergeben, bezieht sich auf einen Zeitraum von längstens 3 Monaten. Anamnestische Angaben über Verhaltensstörungen sollen ggf. die Wertigkeit einzelner Symptome erhöhen.

Bei Verhaltensstörungen sollen möglichst 7 Punkte geklärt werden (vergl. Fragebogen Projekt A 15 des SFB 116 der DFG, Prof. Schmidt):

1. Wann und wo das Verhalten auftritt
2. Welchen Schweregrad es hat
3. Wie oft es auftritt
4. Wann es begonnen hat
5. Wodurch es ausgelöst und aufrechterhalten wird
6. Wie sich das Verhalten im letzten Jahr entwickelt hat
7. Was veranlaßt die Mutter, anzunehmen, daß z.B. das Kind eifersüchtig ist.

Körperlicher Bereich:

Tic: Grimassiert er/sie? Zwinkert er/sie mit den Augen? Wirft er/sie die Haare immer wieder aus den Augen? Räuspert er/sie sich immer wieder?

Stereotypien: Sagt er/sie denselben Satz immer wieder? Macht er/sie eine Bewegung immer wieder oder gibt es eine Haltung, die er/sie immer wieder einnimmt? Macht er/sie immer wiederkehrende Bewegungen oder Geräusche mit dem Mund?

Motorische Aktivität: Schaut er/sie häufig zum Fenster hinaus? Ist er/sie immer der erste an der Haustür oder am Telefon? Steht er/sie vor Beendigung der Mahlzeiten auf? Kann er/sie beim Spielen, Lesen, Fernsehen für längere

Zeit ruhig sitzen bleiben? Ist er/sie Ihnen zu unruhig? Ist er/sie unruhiger als andere Kinder?

Verlegenheitsmotorik: Situation: Besuch, fremde Leute, Leistungssituation. Versteckt er/sie sich hinter der Mutter? Hält er/sie die Hände vors Gesicht? Weint er/sie? Tritt er/sie von einem Bein aufs andere?

Knabbern, Beißen: Knabbert er/sie Pulloverränder oder Kissenecken an?

Nägelbeißen: Grundsätzlich Nägel anschauen, auf Nagelbettverletzungen achten.

Bereich der Körperfunktion:

Enkopresis: Hat er/sie gelegentlich Stuhlgang in der Hose? Ist seine/ihre Hose gelegentlich verschmiert?

Kotschmieren: Hat er/sie mit dem Stuhlgang gespielt? Wenn ja, tut er/sie es jetzt noch?

Schwitzen: Hat er/sie vom Schwitzen einen nassen Schlafanzug? Wenn ja, schwitzt er/sie tags, wenn ja, in welchen Situationen?

Hautaffektionen: Ekzem?

Schlaf: Wann geht er/sie abends ins Bett? Wann schläft er/sie ein? Liegt er/sie nach dem Schlafengehen noch mindestens 2 Stunden oder länger wach? Schläft er/sie im eigenen Bett oder wechselt er/sie ins Bett der Mutter?

Atmungsunregelmäßigkeiten: Geht ihm/ihr bei Anstrengung die Luft schneller aus als anderen Kindern?

Emotionaler Bereich:

Angst: Hat er/sie Angst
vor Hunden
vor anderen Tieren
vor Fremden
vor der Dunkelheit
vor Gewitter (bei über 10jährigen)?
Geht er/sie allein einkaufen?
Geht er/sie allein in den Keller?
Bleibt er/sie allein zuhause?
Reagiert er/sie mit Angst, wenn er/sie von der Mutter getrennt werden soll?

Rituale: Ist er/sie besonders eigen oder pingelig? Macht er/sie komische Sachen immer wieder? Legt er/sie die Kleidungsstücke in ganz besonderer und fester Reihenfolge hin? Wäscht er/sie sich immer vom „linken Ohr zum rechten Fuß“ in festgelegter Reihenfolge?
Bei Verdacht Frage nach Verhalten bei Durchbrechung durch äußere Störung.

Wahnvorstellungen: Hat er/sie Fieberphantasien gehabt? Hat er/sie auch ohne Fieber gelegentlich starke Phantasien, die bei ihm/ihr immer wieder vorkommen?

Hypochondrie: Macht er/sie sich je Gedanken um seine Gesundheit?

Suizidabsichten: Hat er/sie schon einmal gesagt: „Ich möchte nicht mehr leben“? Wenn ja, wurden konkrete Suizidmethoden genannt?

Antriebsmangel: Müssen Sie ihn/sie überall mitziehen? Macht er/sie selbst Vorschläge? Ist ihm/ihr immer wieder langweilig? Kann er/sie sich auch alleine gut beschäftigen und hat er/sie eigene Ideen?

Rückzugsverhalten: Wenn Auseinandersetzungen (in der Familie oder außerhalb) stattfinden, zieht er/sie sich dann zurück (nach Hause bzw. in einen anderen Raum)?

Sozialer Bereich:

Schwierigkeiten mit Polizei und Jugendamt.
Stehlen: Hat er/sie schon einmal im Supermarkt etwas mitgenommen? Hat er/sie schon einmal Süßigkeiten mitgenommen, obwohl es verboten war?
Bummeln: Braucht er/sie von der Schule besonders lange nach Hause? Wenn Sie ihn/sie einkaufen schicken, kommt er/sie dann gleich wieder oder trödelt er/sie lange herum?
Demonstratives Verhalten: Setzt er/sie sich vor Besuch oder Fremden besonders in Szene? Hat er/sie es besonders wichtig, wenn Besuch da ist? Kasperlt er/sie herum?
Destruktives Verhalten: Macht er/sie eigenes oder fremdes Spielzeug kaputt?
Mutismus: Gibt es Situationen, in denen er/sie sich schweigend zurückzieht? Wie lange? Spricht er/sie in der Schule/im Kindergarten nicht, während er/sie zuhause oder in anderen Situationen spricht? War das früher der Fall?

Spiel- und Interessenbereich:

Womit spielt er/sie?
Gibt es ein bevorzugtes Spielzeug?
Kann er/sie alleine spielen? Für wie lange etwa?
Kann er/sie zu spielen aufhören oder gibt es jedesmal einen Kampf?
Spielt er/sie beim Essen?
Bei Schulkindern: Was macht er/sie in seiner Freizeit?
Kreative Beschäftigungen: Bastelt er/sie? Malt er/sie?
Zusatzfragen: Vereinszugehörigkeit, Fernsehverhalten, Fernsehzeiten?

Leistungsbereich:

Versagen in bestimmten Situationen: Prüfungsangst? Versagen unter Zeitdruck?
Unselbständigkeit: Bei Vorschulkindern (4.–7. Lebensjahr): Kann er/sie sich selbständig anziehen?
Planungsmängel: Bei Schulkindern Frage nach Einteilung der Hausaufgaben?

Glossar zu Achse 5

01 Waren Sie oder ein anderes Mitglied der Familie (Vater, Kinder) je für längere Zeit im Krankenhaus? Wenn ja, weswegen? Wie lange? Wer?

Haben Sie oder ein anderes Mitglied der Familie (Vater, Geschwister, Kinder) je wegen seelischer Schwierigkeiten einen Hausarzt konsultiert, waren Sie deswegen beim Nervenarzt, Klinik, Anstalt? Wenn ja, weswegen? Verdachtsdiagnose: Hat irgendjemand aus der Familie einmal einen Selbstmordversuch unternommen? Wer? Bestanden bei Ihnen oder Ihrem Mann oder den anderen Kindern irgendwelche Auffälligkeiten in der Entwicklung (Sprache, Motorik)? Bei wem? Wird bei Ihnen in der Familie viel Alkohol getrunken? Was? Wieviel?

02 Gibt es in Ihrer Familie häufig Streit (mindestens 1 x pro Woche)? Wenn ja, weswegen? Wer streitet?
Gibt es in Ihrer Familie einen, der immer der Leidtragende, der Prügelknabe ist? Wer?

Werden die Kinder geschlagen? (mindestens 1 x alle 14 Tage)
Wie kommt er/sie mit den Geschwistern aus?
Wie oft streiten sie sich? Worum geht es dabei meistens?
Kommt es dabei manchmal zu Schlägereien?
Ist er/sie auf die Geschwister eifersüchtig? Woran merken Sie das? Wann hat es begonnen?
Wie kommt er/sie mit Ihnen zurecht?
Wie kommen Sie mit ihm/ihr zurecht?
Wie kommt er/sie mit Ihrem Mann zurecht?

03 *Stadt:* Beschäftigt sich der Vater nach der Arbeit oder am Wochenende mit dem/den Kind(ern)? Was machen Sie zusammen? Würde Ihr Mann Urlaub nehmen, wenn Sie krank sind, um sich um die Kinder zu kümmern?
Land: Würde Ihr Mann mit dem kranken Kind zum Arzt fahren? Spricht Ihr Mann mit Ihnen über ihn/sie? Über die anderen Kinder?
Ist er stolz auf sie?
Spielt die Mutter gelegentlich mit den Kindern?

04 *Bei Vorschulkindern:* Geht er/sie in den Kindergarten?
Dürfen andere Kinder zu Ihnen in die Wohnung kommen?
Besucht Ihr Kind andere Kinder?
Grundschulkinder: Schläft Ihr Kind ein- oder mehrmals pro Woche bei Ihnen im Bett?
Geht er/sie allein zum Schulbus, in die Schule?
Hängt er/sie sehr an Ihnen?
Trifft er/sie sich auch mit Freunden außerhalb der Schule? Wenn ja, wie oft?
Hauptschulkinder: Darf er/sie manchmal allein von zuhause weg?
Gibt er/sie sich lieber mit Gleichaltrigen ab oder lieber mit Jüngeren oder mit Älteren?
Kommen Freunde nach Hause, rufen an?
Wann muß Ihr Kind gewöhnlich zuhause sein?
Darf Ihr Kind bei Freunden übernachten?
Emotionale Überstimulation?

05 Ist er/sie ungehorsam?
Ist er/sie schon einmal weggelaufen? Wie lange? Wie oft?
Wird er/sie manchmal bestraft? Weswegen? Wie?
Erreichen Sie Ihr Erziehungsziel?
Gibt es außer Ihnen und Ihrem Mann noch andere Erwachsene, die jemals geholfen haben oder helfen, das Kind großzuziehen? Wen?
Gibt es Unterschiede in den Erziehungsstilen zwischen Ihnen und diesen Leuten?
Gibt es deswegen Reibereien? Werden alle Kinder gleich erzogen?

06 Ist er/sie häufig alleine zuhause?
Kann er/sie sich gut in die Gemeinschaft einfügen?
Oder macht er/sie lieber alles alleine?
Gibt es außer Ihnen und Ihrem Mann noch andere Erwachsene, denen er/sie nahesteht? Wen? Verhältnis zum Kind?
Woran merken Sie das? Wie oft hat er/sie den Betreffenden in den letzten 3 Monaten gesehen?

Hat er/sie Spielzeuge? Was?
Spielen Sie mit ihm/ihr?
Lebt er/sie im Heim? Hat das Heim häufig gewechselt?

07 Überbelegung: wenigstens 1,5 Personen auf jeden zum Leben, Essen oder Schlafen benutzten Raum.

08 Spielen Sie oder Ihr Mann mit dem Kind?
Sprechen Sie oder Ihr Mann mit ihm/ihr über sein/ihre Probleme?
Diskutieren Sie mit Ihrem Mann über die Erziehung der Kinder?
Ist Ihre Ehe seit Ihrer Heirat besser oder schlechter geworden oder etwa gleich geblieben? (Hinweise bei deutlicher Verschlechterung).

10 Hat er/sie häufig die Schule gewechselt?
Glauben Sie, daß er/sie gut mit anderen Kindern zurechtkommt?
Hat er/sie Freunde in der Schule?
Wird er/sie manchmal von anderen Kindern verhauen?
Mehr als andere Kinder?
Wird er/sie manchmal von anderen Kindern gehänselt? Weswegen? Mehr als andere Kinder?
Neigt er/sie dazu, andere Kinder zu verhauen? Mehr als andere?
Wie kommt er/sie mit den Lehrern an der Schule zurecht?
Glauben Sie, daß er/sie sich manchmal einsam fühlt? Wenn ja, wie oft, bei welchen Gelegenheiten?

11 Fremdarbeiter aus ....
Kind am Wohnort seit ....
Hat er/sie vorher bei anderen Leuten gelebt? In einem Heim gelebt? Seit wann nicht mehr? Trauert er/sie der früheren Umgebung nach und/oder früheren Bezugspersonen?

13 Hat er/sie innerhalb der Familie eines von den folgenden Ereignissen erlebt?
Leidet er/sie noch darunter? Woraus schließen Sie das?

14 Hat er/sie durch oder bei Personen der näheren Umgebung, die außerhalb der Familie stehen, eines von folgenden Ereignissen erlebt (intensiv miterlebt)?
Tod, Unfall, Krankheit, Ablehnung?
Spricht er/sie häufiger davon?
Leidet er/sie darunter? Woraus schließen Sie das?

Freie Verhaltensbeschreibung des Kindes während der Testdurchführung

Raumgröße (und zur Verfügung stehender Bewegungsraum):
Im Raum anwesende Personen:
Kontakt zu Bezugspersonen im Haus während der Tests:

1. Motorik: Tics
   Hyperaktivität
2. Sprachverhalten:
   bei 3;0 bis 3;11jährigen Satzlänge
   spontane Äußerungen

3. Kontaktverhalten:
   Kooperation
   Aufmerksamkeit (Ablenkbarkeit, emotionale Ansprechbarkeit, Distanzlosigkeit)
4. Blickkontakt
   Lächeln

Kommentar und andere während der Tests beobachtete Verhaltensweisen

Zur Definition eines Risikokataloges für Schwangerschaft und Geburt werden vorwiegend 4 größere Studien herangezogen:

1. *Selbmann* et al.: Münchner Perinatalstudie 1975, 1977
2. *Bolte, A.:* Die perinatale Mortalität (Kölner Frauenklinik), 1973
3. DFG-Forschungsbericht: Schwangerschaftsverlauf und Kindesentwicklung, 1977
4. *Korporal, J., A. Zink:* Epidemiologie der Säuglingssterblichkeit (DFG, SFB 29), 1978.

Zusätzlich herangezogen werden Definitionen der WHO sowie Definitionen aus „Geburtshilfe in Stichworten" von *G. Martius* (1972) und „Praktische Geburtshilfe" von *W. Pschyrembel* (1973). In den Risikokatalog werden alle Ereignisse bzw. Umstände während der Schwangerschaft und Geburt aufgenommen, die eine perinatale Mortalität von über 5% in mindestens einer der Studien aufweisen bzw. alle, die nach Definition bzw. Einschätzung der Untersucher als auffällig anzusehen sind.

Auffällige Schwangerschaft

Hypotonie
Anämie
Mißverhältnis Uterus/Schwangerschaftsdauer
vorausgegangene Frühgeburt
Blutungen während der Schwangerschaft (Früh- und Spätschwangerschaft)
pathologische Kindslage/Mehrlinge
Zervixinsuffizienz
vorzeitige Wehen
Diabetes (auch wenn behandelt, auch bei guter Kontrolle)
EPH-Gestose (mindestens 2 Symptome bzw. mindestens Hypertonus + ein weiteres Symptom)
Toxoplasmose im ersten Trimenon
Röteln im 1. Trimenon
Hyperemesis gravidarum mit stationärer Infusionstherapie
große Chirurgie (Baucheingriffe, längerdauernde Narkosen)
schweres Anfallsleiden der Mutter (nicht befriedigend einstellbar)
schwere Unfälle mit Krankenhausbehandlung.

Auffällige Geburt

Fieber während der Geburt
Blutungen während der Geburt
Nabelschnurvorfall
Mehrlinge
Querlage
Beckenendlage
Sektio

vorzeitiger Blasensprung (wenn die Geburtsdauer vom Blasensprung bis zur Beendigung der Geburt auffällig lang ist)
lange Geburtsdauer (über 24 Stunden)
lange Preßwehendauer (über 1/2 Stunde)
Asphyxie (blau-asphyktisch oder Apgar 1–5 oder Angabe „Kind war blau + Sauerstoffgabe)
übergewichtige Neugeborene (Gewicht über 4 200 Gramm = 2-Sigma-Abweichungen vom Durchschnittsgewicht)
Spätgeburt (Überschreitung des Geburtstermins um 14 Tage und mehr)
Frühgeburt (Unterschreitung des Geburtstermins um 14 Tage und mehr)
Hyperbilirubinämie (erfolgter Blutaustausch bei bekannter Rh-Inkompatibilität)
Krankenhausaufenthalt in der Perinatalperiode über 14 Tage Dauer
Saugglocke
Zange.

Auffällige Entwicklung im Säuglings- und Kleinkindalter

Laufen später als 18 Monate
vorhandene Trinkschwäche (wie im Glossar zum Interview definiert)
Sprechbeginn später als 3 Jahre
Sauberkeit später als 4 Jahre.

Schweregrad Achse I

Die Schweregradeinteilung für Achse I geschieht nach der klinischen Einschätzung der Interviewer bzw. Untersucher. Alter des Kindes, Grad der aktuellen Behinderung für das Kind oder die Umgebung sowie das soziale Handicap gehen in die Beurteilung mit ein, ebenso die Frequenz, mit der die Störung auftritt.

Enuresis

Eine Enuresis diurna wird als schwerer eingeschätzt als eine Enuresis nocturna, da a) das soziale Handicap größer ist und sie b) nach *Rutter* häufiger mit psychischen Störungen assoziiert ist.

4– 6 Jahre:	nocturna und/oder diurna nicht täglich		=	leicht
	täglich		=	schwer
6–10 Jahre:	nocturna	$<$ 5mal/Woche	=	leicht
		$\geqslant$ 5mal/Woche	=	schwer
	diurna	$\leqslant$ 1mal/Woche	=	leicht
		$>$ 1mal/Woche	=	schwer
$>$ 10 Jahre:	nocturna	$<$ 10mal/Monat	=	leicht
		$\geqslant$ 10mal/Monat	=	schwer
	diurna	$\leqslant$ 1mal/Woche	=	leicht
		$>$ 1mal/Woche	=	schwer

Enkopresis:

Einschmieren in jeder Altersstufe	=	leicht

Einkoten

4–6 Jahre:	nicht täglich	= leicht
	täglich	= schwer
$>$ 6 Jahre:	$\leqslant$ 1mal/Woche	= leicht
	$>$ 1mal/Woche	= schwer.

Für die im folgenden aufgeführten *monosymptomatischen Störungen* (ICD 307) sowie für die *spezifischen emotionalen Störungen des Kindes- und Jugendalters* (ICD 313) und die *hyperkinetischen Syndrome des Kindesalters* (ICD 314) gelten allgemein folgende Schweregradeinteilungen:

schwer:
Durch die Störung wird mindestens 1mal/Woche:

1. der Besuch des normalen Kindergartens bzw. der Normalschule (also nicht gültig für sonderpädagogische Einrichtungen) verhindert und/oder das Kind kann in der Normalschule nicht geduldet werden;

und/oder

2. die berufliche Aktivität der Eltern eingeschränkt

und/oder

3. die Hausaktivität der Hauptbetreuungsperson ganztags eingeschränkt.

Alle anderen Ausprägungen gelten als *leicht.*

Stottern (ICD 307.0)
Allgemeine Schweregraddefinitionen etwas präzisiert: Schulverlauf ohne Klassenwiederholung aus Mitteilungsgründen = leicht.
Diese Schweregraddefinitionen gelten nicht für Lispeln und Nägelbeißen (ICD 307.9), die auch nicht auf Achse I codiert werden.

Störungen des Sozialverhaltens (ICD 312)
werden grundsätzlich als *schwer* eingestuft, da diese Diagnosen nur bei ausgeprägten Störungen in diesem Bereich gegeben werden.

Akute Belastungsreaktion (ICD 308.0)
Grundsätzlich *leicht*, da sie per definitionem im ICD-Code abklingen und ohne vorausgehende psychische Störungen auftreten. Ausnahme: Suizidversuche mit folgendem chronischen Organschaden oder wenn mindestens 14tägige organische Behandlung anschließend nötig ist, werden als *schwer* eingestuft.

Neurotische Störung mit Zwangssymptomatik (ICD 300.3)
Im Kindesalter grundsätzlich als *schwer* zu beurteilen.
leicht: wenn das Zwangssymptom weniger als 14tägig auftritt und damit die Behinderung des Kindes in der schulischen und der Privatsituation sowie die Beeinträchtigung der Eltern nicht schwerwiegend ist.

Namenregister

Sachregister